鍼灸医療安全ガイドライン

編 集
尾崎昭弘・坂本　歩／鍼灸安全性委員会

医歯薬出版株式会社

編集・執筆者，鍼灸安全性委員会委員一覧

■編　集　　尾崎昭弘・坂本　歩
　　　　　　鍼灸安全性委員会

■執筆者（五十音順）

楳田　高士	関西医療大学・大学院教授
奥田　　学	元関西医療学園専門学校教員
尾崎　昭弘	明治国際医療大学名誉教授
尾﨑　朋文	森ノ宮医療大学教授
北村清一郎	森ノ宮医療大学・大学院教授
吉備　　登	関西医療大学・大学院教授
木村　友昭	東京有明医療大学准教授
小松　秀人	日本鍼灸師会 元副会長
坂本　　歩	東洋療法学校協会会長
古屋　英治	呉竹学園東洋医学臨床研究所所長
森　　俊豪	元森ノ宮医療学園理事長
山下　　仁	森ノ宮医療大学・大学院教授
山本　博司	関西医療大学・大学院教授
吉田　　篤	大阪大学・大学院歯学研究科教授
米山　　榮	米山クリニック院長

●鍼灸安全性委員会委員（五十音順）

楳田高士	編集委員		杉田久雄	（公社）全日本鍼灸マッサージ師会
小川眞悟	（公社）全日本鍼灸マッサージ師会		杉山誠一	（公社）東洋療法学校協会
尾崎昭弘	編集委員		仲野弥和	（公社）日本鍼灸師会
尾﨑朋文	編集委員		藤井亮輔	日本理療科教員連盟
後藤修司	（公社）全日本鍼灸学会		古屋英治	編集委員
小松秀人	（公社）日本鍼灸師会		山下　仁	編集委員
坂本　歩	（公社）東洋療法学校協会/編集委員			

This book was originally published in Japanese under the title of :

SHINKYU-IRYOU ANZEN GAIDORAIN
(Guideline for the treatment by Acupuncture & Moxibustion)

Editors :

OZAKI, Akihiro
　Professor Emeritus, Meiji University of Integrative Medicine
SAKAMOTO, Ayumi
　Japan College Association of Oriental Medicine

© 2007 1st ed.

ISHIYAKU PUBLISHERS, INC.
　7-10, Honkomagome 1 chome, Bunkyo-ku,
　Tokyo 113-8612, Japan

序　文

　鍼灸治療における安全性ガイドライン委員会（現・鍼灸安全性委員会）による『鍼灸治療における感染防止の指針』が発行されてから，十数年の歳月が経過した．この間に，国内外ではエビデンス（科学的根拠）にもとづく感染防止対策や安全対策が強く求められ，病医院においても標準予防策（CDC）等が一般的に行われるようになった．

　一方，鍼灸領域においてもWHOが1999年に「鍼の基礎教育と安全性に関するガイドライン」を発行し，鍼灸医療における安全性のガイドラインを示した．

　これらのことから，国内でもこのような情勢を踏まえた新ガイドラインの刊行が求められるようになった．そこで，鍼灸安全性委員会では新ガイドラインの執筆・編集作業を進め，このたび本書を刊行するに至った．

　本書は，「第1部 鍼灸医療での感染防止対策」「第2部 鍼灸医療事故，有害事象の防止対策」「第3部 付録（消毒剤の選択と適応）」から構成されている．全体的には，安全性の確保を最優先し，患者中心の鍼灸医療を行うことを基本としている．

　このため，第1部では感染に関わる病原体，感染経路，感染症，感染の予防対策，国内の感染症法，手洗い・手指消毒，施術野の消毒，刺鍼・抜鍼時の清潔操作，鍼や器具の洗浄や滅菌・保管，快適な鍼灸医療環境の構築・保持や省エネルギー，廃棄物の処理などに関する基本的知識を持ち，感染予防を適切に行うことで，すべての患者さんに一定の質の鍼灸医療を提供できるように構成している．

　第2部では，医療事故の防止対策，鍼灸治療の禁忌と注意すべき病態，重要臓器の傷害事故の防止，鍼灸医療事故や有害事象対策，鍼灸カルテの意義と管理，鍼灸医療機器の安全管理，施術者の定期検診と感染予防などに関する基本的知識を持ち，鍼灸医療事故や有害事象の発生を未然に防ぎ，且つ自らへの感染防止も図るように構成している．

　鍼灸医療では，これらの対策を適切に実施することが，安全な鍼灸医療に繋がる．個々の対策が一つでもおろそかになると，（他の防止対策が完全に行われても）全体としての安全性は乏しくなる．本書に示す防止対策を身につけ，安全で事故のない鍼灸医療を行う．

　鍼灸医療は，今や世界的な広がりをみせ，安全な鍼灸治療の実施は国際的な潮流である．鍼灸治療で生命の危険や病状の悪化が予測されたり，効果がまったく期待できない場合には，施術を避けなければならない．さらに，安全な鍼灸治療を行うためには，事故の発生に関わる人的要因やシステム要因等に関する基本的な知識を持ち，「人は過ちを犯す」という前提に立ち，常に危機意識を持って，（鍼灸治療での）リスク回避に努めなければならない．

　きわめて少数の鍼灸医療従事者が起こす鍼灸医療事故，有害事象が，本人のみでなく，鍼灸医療界全体に対する社会的不信感をもたらしたり，安心して受療しにくい医療という風評等に繋がることも銘記すべきである．反対に，安全で且つ安心，快適な清潔環境で受療できるという鍼灸界全体の潮流は，鍼灸医療の社会的評価を高めることに繋がるのはいうまでもない．

安全な鍼灸医療の実施では，基本的な事項を正しく理解・修得し，一定水準に達すれば応用が可能となり，肝心な対策もはっきりと見え，過剰な心配や対策，過剰な経済的負担等もなくなる．

　本書は，これから鍼灸を学ぶ学生，鍼灸医療従事者を対象にしており，全章の冒頭（付録を除く）に「基本（ねらい）」「point（要点）」を統一的な短文で記載し，各章のねらいや要点を明確にしている．本文は二色刷りであり，必要に応じてカラー刷りとすることで，読みやすく，わかりやすいように構成している．本書に示す内容を熟読・体得し，より安全な鍼灸医療を実施されることを願ってやまない．

2006年11月吉日

明治鍼灸大学名誉教授　尾崎昭弘
呉竹学園理事長・校長　坂本　歩

目　　次

序　文 …………………………………………………………………………ⅲ

第1部　鍼灸医療での感染防止対策

Ⅰ 序：医療における感染予防の基本 …………………………………… 1

1. 病原体 ……………………………………………………………… 1
   - ●病原体の種類と大きさ/1
   - ●ウイルスと細菌の増殖/1
2. 病原体の侵入門戸，侵入のしかたと感染の成立 ………………… 3
3. 感染経路 …………………………………………………………… 3
4. 感染症 ……………………………………………………………… 5
   - ●一般感染症/5
   - ●日和見感染症/5
5. 感染の予防対策 …………………………………………………… 6
   - ●標準予防策/7
   - ●感染経路別予防策/8
6. 感染症法とは ……………………………………………………… 9
   - ●旧来の感染症予防関係の法律の廃止と感染症法（感染症新法）の制定・施行/9
   - ●感染症法の一部改正/10
   - ●感染症の類型と対象疾患/10
   - ●感染症の入院または入院勧告，健康診断，就業制限の概要と行政による強権的な措置/11
   - ●医師，指定届出機関の管理者の届け出/12

Ⅱ 手洗い・手指消毒 …………………………………………………… 15

1. 手洗い・手指消毒による感染予防 ……………………………… 15
   - ●手指衛生/15
   - ●手洗い・手指消毒の分類/15
2. 手洗い・手指消毒のしかた ……………………………………… 17
   - ●手洗い・手指消毒上の注意/17
   - ●日常手洗いのしかた/18
   - ●衛生的手洗いのしかた/19
3. 手荒れ対策 ………………………………………………………… 20

Ⅲ 施術野の消毒 ………………………………………………………… 23

1. 鍼灸治療の安全性を保つための施術野の消毒 ………………… 23

2. 施術野の皮膚消毒に用いられる消毒剤 ………………………………… 23
- アルコール類（消毒用エタノール，イソプロパノール）/24
- 四級アンモニウム塩系/24
- ビグアナイド系（グルコン酸クロルヘキシジン）/25
- ヨウ素系（ポビドンヨード）/26
- 鍼灸治療前後の施術野の皮膚消毒で推奨されている消毒剤/26

3. 消毒綿花の作製と管理 ………………………………………………… 26
- 消毒綿花の作製と管理の注意点/27
- 使い捨てタイプのアルコール綿花入りの製品/28

4. 刺鍼前の施術野の消毒のしかた ……………………………………… 29
- 刺鍼前の消毒綿花による施術野の清拭/29
- これまでの清拭方向の提唱と鍼灸治療での清拭方向のあり方/29

5. 刺鍼後と施灸前後の施術野の消毒操作 ……………………………… 30
- 刺鍼後の消毒操作/30
- 施灸前後の消毒操作/31

Ⅳ 刺鍼・抜鍼時の清潔操作 ……………………………………………… 33

1. 単回使用毫鍼（JIS 適合）の滅菌済み鍼の活用 ……………………… 33
- ディスポーザブル鍼から単回使用毫鍼への移行/33
- 改正薬事法におけるリスク区分の再編/34
- 単回使用毫鍼の滅菌済み鍼に対する品質保証/36
- 単回使用毫鍼の滅菌済み鍼の活用/37

2. 消毒した施術野を手指等で汚染した場合の再消毒 …………………… 38
- 施術野の再消毒/38
- 鍼治療前に消毒した部位を誤って触れた場合の再消毒/38

3. 鍼のクリーンテクニック（指サック・手袋の装着を含む）………… 38
- 毫鍼の伝統的な刺入・抜去操作の特徴と感染のリスク/39
- 推奨される手術用グローブや指サックの使用/39
- 指サック等の使用上の注意/42
- 毫鍼以外の刺鍼操作の注意点/42
- 抜去操作の注意点/43
- クリーンニードルテクニックに準拠した製品の開発/43
- 鍼治療の清潔操作の基本/45

4. 出血時の処置 …………………………………………………………… 46

Ⅴ 鍼や器具の洗浄，滅菌と保管 ………………………………………… 47

1. 滅菌処理 ………………………………………………………………… 47
- 滅菌法/48
- 滅菌処理のフローチャート/48
- 洗浄器/49
- 滅菌のための包装（滅菌バッグ等）/52
- 滅菌器/53

2. 単回使用毫鍼の未滅菌鍼の滅菌 ……………………………………… 57
3. 特殊な鍼や器具などの滅菌 …………………………………………… 57
4. 既滅菌物の保管 ………………………………………………………… 57

Ⅵ 快適な鍼灸医療環境の構築・保持と省エネルギー ･････････ 59

1. 鍼灸院の新築，リフォーム ･････････････････････････ 59
- ●建築材料・内装材／59
- ●バリアフリー／60
- ●玄関／60
- ●床／62
- ●受付／63
- ●待合室／64
- ●診察・治療室／64
- ●手洗い設備／65
- ●トイレ／66

2. 室内空気の清浄化，温度・湿度，照明と省エネルギー ･････ 67
- ●室内空気の清浄化，温度・湿度／67
- ●照明／67

3. クリーンメンテナンス（清潔清掃） ･････････････････ 69
- ●院内環境の清掃／69
- ●血液，体液による環境表面汚染時の清掃／70

4. リネン類の処理 ･･･････････････････････････････ 70
- ●一般リネン類の処理／70
- ●汚染リネン類の処理／70

5. 鍼灸院の省エネルギー ･････････････････････････ 70
- ●省エネルギー（省エネ）／71
- ●グリーン購入（グリーン調達）／71
- ●エネルギー消費効率の向上を義務づけた特定機器の指定（省エネ法）／72
- ●国際標準化機構（ISO）の環境ラベルに関する規格／72
- ●（省エネラベリング制度に基づいた）省エネラベル／72

Ⅶ 廃棄物の処理 ･･････････････････････････････････ 75

1. 廃棄物処理法に基づいた廃棄物の適正処理 ･･････････ 75
2. 廃棄物 ････････････････････････････････････ 75
3. 感染性廃棄物と非感染性廃棄物 ･･････････････････ 76
- ●感染性廃棄物とは／76
- ●感染性廃棄物と非感染性廃棄物の判断基準／77

4. 廃棄物の処理方法：分別・梱包・表示・保管 ･･････････ 78
- ●院内廃棄物の分別／78
- ●梱包（容器への収納）／78
- ●表　示／79
- ●保　管／80

5. 専用廃棄容器への鍼の廃棄 ･････････････････････ 80
6. 廃棄物処理業者への委託 ･･･････････････････････ 80
- ●委託契約の締結／80
- ●マニフェスト（産業廃棄物管理票）／81
- ●収集・運搬容器の設置／82
- ●収集運搬業者・中間処理業者・最終処分業者／82

第2部　鍼灸医療事故，有害事象の防止対策

Ⅰ　序：医療事故の防止対策 …… 83

1. 患者中心の医療 …… 83
   - インフォームド・コンセント/83
   - 個人情報の保護/85
2. 医療事故の発生につながる要因 …… 86
   - 人的要因/88
   - システム要因/88
3. 鍼灸におけるリスクマネジメント …… 89
   - リスクマネジメントとは/89
   - 鍼灸医療におけるリスクマネジメントの基本/89
   - 鍼灸臨床でのリスクマネジメント/91

Ⅱ　鍼灸治療の禁忌と注意すべき病態 …… 93

1. 鍼通電の禁忌と一般的注意 …… 93
   - 鍼通電の禁忌/93
   - 安全な鍼通電を行うための一般的注意/93
2. レーザー鍼の禁忌と一般的注意 …… 94
   - レーザー鍼の禁忌/95
   - 安全なレーザー鍼を行うための一般的注意/95
3. 埋没鍼の禁止 …… 95
4. 鍼灸治療で注意すべき病態 …… 95
   - 鍼治療で注意すべき病態/95
   - 灸治療で注意すべき病態/96
5. 刺鍼，施灸を避ける部位と注意 …… 96
   - 刺鍼を避ける部位と（刺鍼による）臓器の刺傷の禁止/96
   - 施灸を避ける部位/97
   - 顔面部の刺鍼ならびに間接灸の注意/97

Ⅲ　重要臓器の傷害事故の防止 …… 99

1. 刺鍼を避ける部位 …… 99
2. 重要臓器付近での刺鍼による傷害事故の防止 …… 99
3. 主要経穴の安全深度の目安について …… 100
   - 肺および胸膜の傷害事故（主に気胸）の防止/100
   - 心臓の傷害事故の防止/101
   - 肝臓などの傷害事故の防止/101
   - 腎臓の傷害事故の防止/104
   - 中枢神経の傷害事故の防止/104
   - その他の危険性のある部位での刺鍼による傷害事故の防止/105

Ⅳ 鍼灸医療事故，有害事象対策 ・・・・・・・・・・・・・・・・・・・・・・・・・・109

1. 鍼灸医療における安全性の確保 ・・・・・・・・・・・・・・・・・・・・・・・109
2. 気胸 ・・・109
    - ●外傷性気胸を回避するための注意点／110
    - ●外傷性気胸を回避する対策／110
    - ●刺鍼による外傷性気胸の発生例／111
3. 折鍼，埋没鍼，抜け鍼 ・・・・・・・・・・・・・・・・・・・・・・・・・・・・114
    - ●折鍼の予防対策／114
    - ●埋没鍼の予防対策／115
    - ●抜け鍼の予防対策／115
    - ●折鍼，埋没鍼，抜け鍼の発生例／115
4. 鍼の皮膚埋没や金粒・銀粒の皮膚へのくい込み，絆創膏かぶれ ・・・116
    - ●鍼の皮膚埋没や金粒・銀粒の皮膚へのくい込み，絆創膏かぶれの予防対策／117
    - ●円皮鍼の皮下埋没，粒鍼（銀粒）の皮膚へのくい込みの発生例／117
5. 神経障害 ・・・・・・・・・・・・・・・・・・・・・・・・・・・・・・・・・・・・・・117
    - ●刺鍼による神経障害／118
    - ●刺鍼による神経障害の予防対策／118
6. 感染 ・・・119
    - ●鍼治療による感染／119
    - ●鍼灸治療での感染の予防対策／119
    - ●関節内刺鍼での感染の予防対策／119
7. 症状の増悪と鍼感の残存 ・・・・・・・・・・・・・・・・・・・・・・・・・・119
    - ●症状の増悪，鍼感の残存の発生／120
    - ●症状の増悪，鍼感の残存の予防対策／120
8. 出血 ・・・120
    - ●皮下出血／120
    - ●四肢の太い血管損傷による出血／121
    - ●誤刺による特殊な出血／122
    - ●出血傾向／123
9. 熱傷・灸痕の化膿等 ・・・・・・・・・・・・・・・・・・・・・・・・・・・・・123
    - ●灸頭鍼による熱傷／123
    - ●艾炷・線香・ライターや医療器具による熱傷／127
    - ●灸痕の化膿など／129
10. 神経原性ショックによる失神（いわゆる脳貧血）・・・・・・・・・・・130
    - ●予防対策と処置／130
    - ●鍼による失神／130
11. 抜鍼困難 ・・・・・・・・・・・・・・・・・・・・・・・・・・・・・・・・・・・・・131
    - ●予防対策と処置／131
    - ●鍼による抜鍼困難／131
12. その他 ・・・・・・・・・・・・・・・・・・・・・・・・・・・・・・・・・・・・・・・131
    - ●鍼の抜き忘れ／131
    - ●ベッドからの転落／131
    - ●顔面上での操管操作中の鍼の落下／132
    - ●タオルかけに起因した鍼の刺入深度の変化／132
    - ●鍼通電時の注意／133

Ⅴ 鍼灸カルテの意義と管理 ……………………………………………… 135

1. 鍼灸カルテの記載と保存の必要性 …………………………………… 135
   - ●重要な情報の申し送り／135
   - ●証拠資料／135
   - ●その他の意義／136
2. カルテ記載の際の注意事項 …………………………………………… 136
3. 医療事故が発生した際の記録事項 …………………………………… 136
4. 記録の管理と個人情報保護 …………………………………………… 137

Ⅵ 鍼灸医療機器の安全管理 ……………………………………………… 139

1. 医療機器 ………………………………………………………………… 139
   - ●医療機器のクラス分類と品目／139
   - ●特定保守管理医療機器の品目／141
2. 鍼灸医療機器の安全管理 ……………………………………………… 141
   - ●医療機器に起因する事故発生の防止／141
   - ●医療機器による事故発生への対応／142
3. 鍼電極低周波治療器の安全管理 ……………………………………… 142
   - ●鍼通電治療器の購入業者の選定／142
   - ●安全管理の要点／142
   - ●鍼通電治療器の修理／146

Ⅶ 施術者の定期検診と感染予防 ………………………………………… 147

1. 定期検診 ………………………………………………………………… 147
   - ●定期検診の必要性／147
   - ●定期健康診断の内容／148
2. ワクチン接種による肝炎などの予防 ………………………………… 148
   - ●HBワクチン／148
   - ●HCV，HIVへの対応／149
   - ●インフルエンザワクチン／149
3. 針（鍼）刺し事故の対策 ……………………………………………… 150
   - ●注射針による針刺し事故／150
   - ●鍼治療での鍼刺し事故／150
   - ●一般的な注意事項／151
   - ●針刺し事故が起こってしまったときの対応／151

第3部　付　録

消毒剤の選択と適応 ………………………………………………………… 155
   - ●消毒剤の効果と使用条件／156
   - ●消毒剤の副作用・毒性／159
   - ●消毒剤の保管・廃棄／159

索引 …………………………………………………………………………… 161

第1部 鍼灸医療での感染防止対策

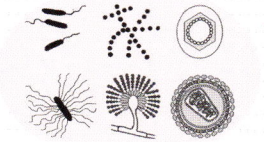

Ⅰ 序：医療における感染予防の基本

基本 1 ● 感染の予防対策の基礎となる知識を正しく修得し，実践する．
　　2 ● 感染症法の基本的事項を理解し，感染予防対策の法的整備の動向を把握する．

point

● 感染の予防対策では，①病原体の種類や特徴，生体侵入のしかたや感染の成立，②主要な感染経路（空気・飛沫・接触・一般媒介物・昆虫など），③感染症（一般感染症，日和見感染症），④感染の予防対策（標準予防策，感染経路別予防策）などの基本的知識が必須である．

● 一方，感染予防対策に関する国内の法的整備の動向も，正しく把握する必要がある．国内では平成10年9月に「感染症の予防及び感染症の患者に対する医療に関する法律（感染症法）」が制定され，平成11年4月1日に施行されている．

● これに伴って，従来の伝染病予防法，性病予防法，エイズ予防法（後天性免疫不全症候群の予防に関する法律）は廃止された．その後，感染症法は平成17年までに5回の一部改正が行われ，さらに総合的な感染予防対策が行えるように，一部改正が図られつつある．

1 病原体

病原体とは，疾病（感染症）の原因となるものをいう．

病原体の種類と大きさ

病原体には，微生物とプリオンのような無生物（蛋白質）とがある．微生物には，ウイルス，マイコプラズマ，クラミジア，リケッチア，細菌，真菌，原虫・寄生虫がある．病原体の大きさは，種類によって異なる．

ウイルスは300nm以下，マイコプラズマは0.1〜0.3μm，クラミジアは0.3〜0.4μm，リケッチアは0.3〜0.8μm，細菌1.0〜3.0μm，真菌2.0〜30μm，原虫2.0〜50μmである（図Ⅰ-1）．

ウイルスと細菌の増殖

ウイルスと細菌では，増殖のしかたがまったく異なる．

1）ウイルスの増殖

ウイルスは，核や細胞質を持たないので，培地などの環境では増殖できない．増殖は，ウイルスが宿主細胞に吸着・侵入し（寄生），その細胞の代謝酵素や材料などを利

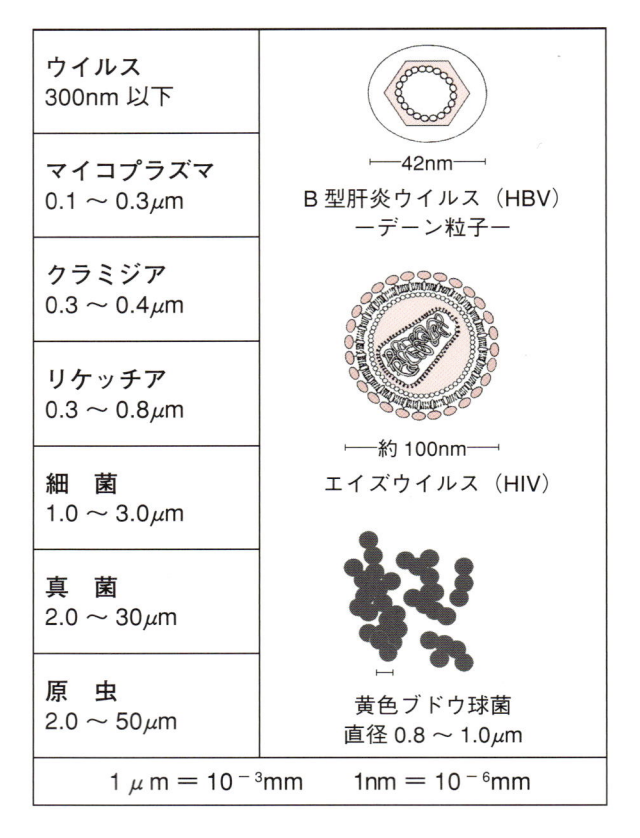

ウイルス 300nm 以下	B型肝炎ウイルス（HBV） ーデーン粒子ー ├─42nm─┤
マイコプラズマ 0.1～0.3μm	
クラミジア 0.3～0.4μm	エイズウイルス（HIV） ├─約100nm─┤
リケッチア 0.3～0.8μm	
細　菌 1.0～3.0μm	
真　菌 2.0～30μm	黄色ブドウ球菌 直径 0.8～1.0μm
原　虫 2.0～50μm	

$1\mu m = 10^{-3}mm$　　$1nm = 10^{-6}mm$

図Ⅰ-1　病原体の大きさ

用して脱殻を図り，リボソームで自らの組み立てに必要な物質を複製または生合成することによって行われる．ウイルスは，これらの物質を用いて，自らと同じウイルス（ウイルス粒子）を多数組み立てる．

　ウイルスの病原性は，細胞内に多数作り出された子孫ウイルスが宿主細胞を破壊し，死滅させる点にある．ウイルスが吸着・侵入した1個の感染細胞では（ウイルスや宿主細胞の種類により異なるが），一般的には10時間程度で数百～数千個の子ウイルスを作り，宿主細胞の外へ放出する．

2) 細菌の増殖

　細菌は，水分，栄養素（炭素，窒素，無機塩類など），酸素または二酸化炭素などがあり，適切な温度，水素イオン濃度（pH）であればどこにでも生息する．細菌は，外界から栄養分などを摂取し，自ら2分裂を繰り返しながら増えていく．

　1個の細菌が分裂・増殖を繰り返して一定の時間が経過すると，生菌数はほとんど増減しない状態になる（静止期：**図Ⅰ-2-A**）．この時期の細菌は，塊（集落：コロニー，colony）を形成するので，肉眼でも観察できる．1個のコロニーの生菌数は，約10^7～10^8個である．

　細菌の世代交代時間（2分裂に必要な時間）は，菌種によって異なる．2分裂に必要な時間は，早いもので5～8分（腸炎ビブリオ）である．

　黄色ブドウ球菌の分裂・増殖は，メチシリン感受性黄色ブドウ球菌（MSSA；methicillin sensitive *Staphylococcus aureus*）で約30分，メチシリン耐性黄色ブドウ球

図Ⅰ-2 菌量の増加と黄色ブドウ球菌(MSSA)の経時的な増殖

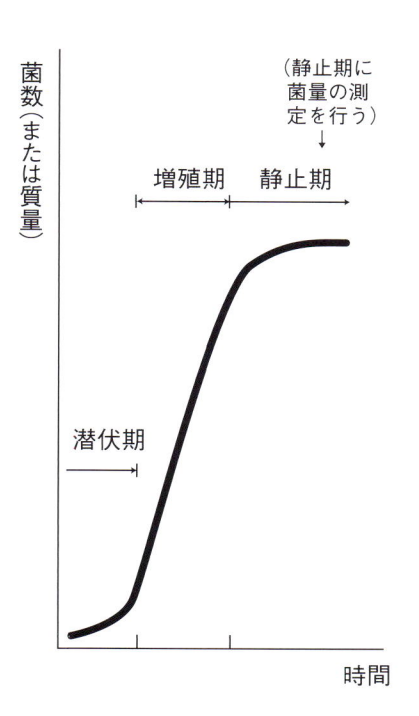

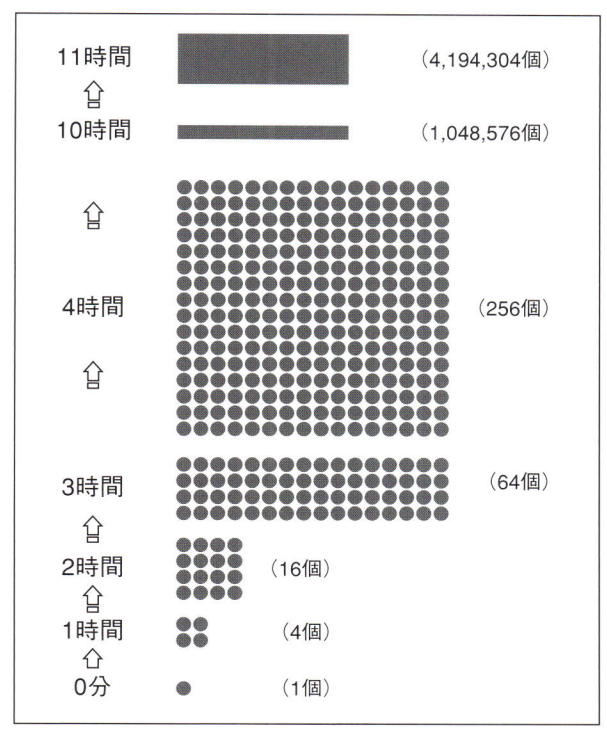

A. 細菌の増殖

B. 黄色ブドウ球菌(MSSA)の経時的増殖

菌（MRSA；methicillin resistant *Staphylococcus aureus*）の場合は90～120分で2分裂を繰り返し，増殖する．1個のMSSAは（増殖に適した良い条件では），10時間もあれば100万個以上になる（図Ⅰ-2-B）．

2 病原体の侵入門戸，侵入のしかたと感染の成立

宿主への病原体の侵入門戸は，口，鼻，気道，目，泌尿生殖器，皮膚の傷口などである．

病原体の宿主への侵入のしかたには，①空気感染，②飛沫感染，③接触感染，④針（鍼）刺し事故感染，⑤性行為感染，⑥昆虫等媒介感染，⑦一般担体感染（食中毒感染），⑧垂直感染などがある．

一般的に感染の成立は，宿主の体内に侵入する病原体の量が少ないほどしがたい．ただし，病原体の種類，宿主の状態（免疫力）などによっても感染の成立は異なる（ウイルスは微量でも感染が成立する）．

3 感染経路

感染は，感染源，感染経路，宿主の三者によって成立する．

感染の予防対策では，感染源，感染経路，宿主のいずれもが対象となるが，感染源，宿主の二者は予防対策が困難である．したがって，感染の予防対策では感染経路を断つことが基本となる．

米国疾病予防センター（CDC；centers for disease control and prevention）では，主要な感染経路として空気（airborne），飛沫（droplet），接触（contact），一般媒介物

(common vehicle), 昆虫 (vectorborne) の5つをあげている[1].

1) 空気感染 (airborne transmission)

病原体を含む飛沫核が長時間空気中を漂い, 空気の流れに乗って病室から廊下, 他の病室等へと拡散し, 伝播するのをいう.

飛沫核は, 咳などにより空気中に飛散した飛沫の周囲の水分が蒸発してできた直径5μm以下の小粒子をいう. 飛沫核のサイズは小さく, 重さも空気とあまり変わらないので, 長時間空中を漂う（図Ⅰ-3）. このため, 病原体を含む飛沫核を他の人が吸うと, 飛沫核は空気とともに肺胞まで直接に吸入され, 感染を起こす.

2) 飛沫感染 (droplet transmission)

病原体を含む飛沫が, 咳, くしゃみ, 会話などに伴って空気中に飛散し, 宿主の口腔粘膜, 咽頭粘膜, 鼻腔粘膜などに沈着して起こる感染様式をいう.

飛沫感染の飛沫は, 水分に富む直径5μm以上の粒子をいう. 咳, くしゃみ, 会話などに伴って空気中に飛散した飛沫は, 通常では1m以下の短い距離を飛んで落下する（図Ⅰ-3）. 飛沫は空気より重いため, 空気中に長時間漂うことはない.

3) 接触感染 (contact transmission)

患者に接触した手や, 白衣などを介して他の患者に感染する直接接触感染と, 汚染された物品または汚染された環境表面との接触によって起こる間接接触感染がある.

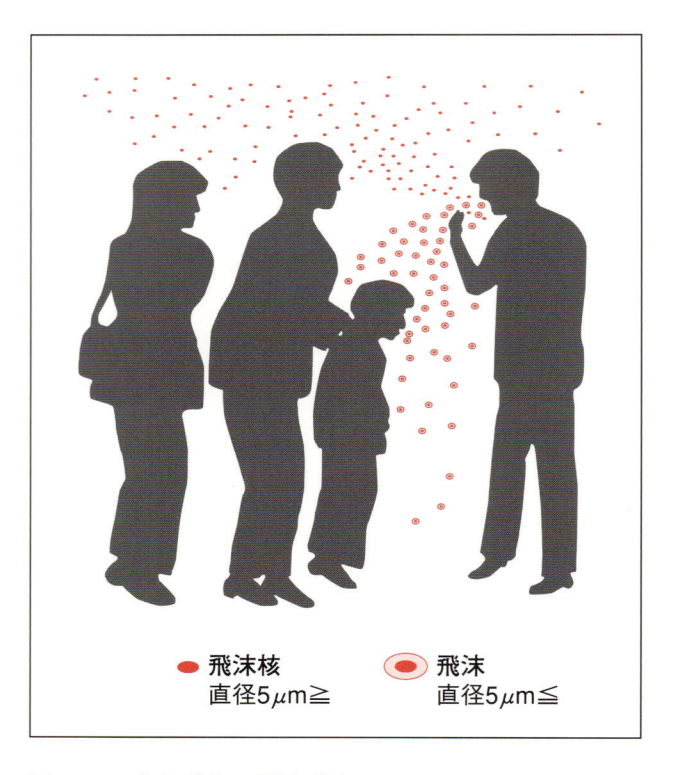

図Ⅰ-3　空気感染, 飛沫感染

4）一般媒介物感染（common vehicle transmission）

病原体に汚染された食物，飲料水，装置・器具などにより媒介され，伝播する感染様式をいう．

予防策の対象となる病原体は，腸炎ビブリオ，サルモネラ菌，赤痢菌，コレラ菌など．

5）昆虫媒介感染（vectorborne transmission）

ノミ，ダニ，蚊，ゴキブリなどの節足動物，ネズミなどのげっ歯類等によって病原体が媒介され，伝播する感染様式をいう．

予防策の対象となる病原体は，ペスト菌，マラリア原虫，日本脳炎ウイルス，リケッチアなど．

4 感染症

感染は，ヒト（宿主）の体内に病原体が入り，発育・増殖し，定着している状態をいう．定着は，病原体を認めるが感染症状を起こしていない状態をいう．

感染症は，感染によって正常な感染防御機構がそこなわれ，種々の感染症状が発生している状態のことである．

感染症には，自らが持っている微生物によって感染症の発症をみる内因性感染症と，体外から病原体が侵入し，感染症の発症をみる外因性感染症がある．

一般感染症

感染症は，宿主に病原体が侵入し，発育・増殖して発症する．しかし，感染症は感染したすべての宿主が起こすものではない．宿主の感染防御機構の状態によって，感染症の発症をみる者とみない者（健康保菌者）がある．

院内感染を起こしやすい細菌，真菌，ウイルスは表Ⅰ-1の通り．ただし，一般感染症の病原体にならないような弱毒菌や平素無害菌も，日和見感染症では病原体になることがあるので注意が必要である（表Ⅰ-2）．

日和見感染症

日和見感染症（opportunistic infection）は，宿主の感染防御能（皮膚や粘膜のバリア，免疫応答など）の弱い者に起こる．このような感染防御能の弱い者を易感染性宿主という．

易感染性宿主には，高齢者，未熟児，新生児，免疫不全状態にある患者（悪性腫瘍や糖尿病などの患者，免疫抑制剤や抗癌剤投与の患者など），抗生物質の長期投与の患者，腎不全などの臓器不全の患者，意識障害のある患者，白血球が減少した患者，侵襲の大きい手術後の患者や移植手術後の患者，広範囲の熱傷や外傷の患者などがある．

易感染性宿主では，健常者で感染症を起こさないような弱毒あるいは非病原性微生物（平素無害菌）によっても感染症の発症をみる．

院内感染で問題となる日和見感染症の病原体には，細菌（グラム陽性菌，グラム陰性菌），真菌，ウイルス，原虫などがある（表Ⅰ-2）．

表Ⅰ-1　院内感染を起こしやすい細菌・真菌・ウイルス

種　類	病原体（微生物）
●細菌	① 好気性のグラム陽性菌 　　黄色ブドウ球菌（院内感染では特にメチシリン耐性黄色ブドウ球菌），表皮ブドウ球菌（特にCNS；coagulase negative staphylococci），エンテロコッカスなど ② 好気性のグラム陰性菌 　　レジオネラ，緑膿菌，病原大腸菌，セラチア，エンテロバクター，セパシア（セパチア），フラボバクテリウム，カンピロバクター，サルモネラなど ③ 嫌気性のグラム陽性桿菌 　　クロストリジウム属のディフィシレ菌（クロストリジウム・ディフィシレ）など ④ スピロヘータ 　　梅毒トレポネーマなど
●真菌	カンジダ，クリプトコッカス，アスペルギルスなど
●ウイルス	B型肝炎ウイルス（HBV），C型肝炎ウイルス（HCV），ヒト免疫不全ウイルス（HIV），インフルエンザウイルス，単純ヘルペスウイルス，水痘・帯状疱疹ウイルス，ロタウイルス，アデノウイルス，エンテロウイルス，麻疹ウイルス，風疹ウイルス，流行性耳下腺炎ウイルスなど

表Ⅰ-2　日和見感染症の主な病原体

種　類		病原体（微生物）
細菌	グラム陽性菌	黄色ブドウ球菌（MRSA，MSSA） 表皮ブドウ球菌（CNSなど）
	グラム陰性菌	緑膿菌 ブドウ糖非発酵グラム陰性桿菌群 （緑膿菌以外のブドウ糖非発酵菌） レジオネラ セラチア クレブシェラ エンテロバクター プロテウス グラム陰性腸内細菌群（大腸菌など）
真　菌		カンジダ アスペルギルス クリプトコッカス
ウイルス		サイトメガロウイルス 単純ヘルペスウイルス 水痘・帯状疱疹ウイルス
原　虫		トキソプラズマ ニューモシスチス

5 感染の予防対策

　感染の予防対策の基本は，感染経路を遮断することである．米国疾病予防センター（CDC）では，感染経路を遮断するための予防策として，標準予防策（standard precautions，SP－米国－またはuniversal precautions，UP－欧米－）と感染経路別予防策（transmission-based precautions）を定めている[1]．感染経路別予防策には，空気感染予防策，飛沫感染予防策，接触感染予防策の三者が区別される（後述）．

標準予防策

標準予防策は，同定または未同定の病原体によって起こる患者間，患者と医療従事者間の交差感染を防止するための基本的な予防策である．

感染症の病態（推定される病態を含む）に関係なく，すべての患者のケアに適用される．

1）対　象

血液，体液・体物質（汗・唾液・涙液を除く分泌物，嘔吐物を含む排泄物など），創のある皮膚（皮膚の傷口からの滲出液），粘膜など．

2）予防対策

予防対策には，患者の湿性生体物質（血液，体液・体物質，創のある皮膚，粘膜）との接触による感染伝播の防止（手袋の着用，適切な手洗いなど），血液や体液・体物質などの付着物の適切な処置，医療従事者自身の感染予防（ワクチン接種などによる安全対策）などがある．

具体的な感染の予防策は，以下の通り．

① 患者の湿性生体物質に触れるとき，または触れる可能性があるときは手袋を装着する．手袋の使用後は，（装着した状態で）汚染されていない物や環境表面に触れない．触れるとき，他の患者のところに行くときは手袋をはずす．

② 患者や患者の湿性生体物質に触れた後，手袋をはずした後には必ず石けんと流水による手洗いを行う．目に見える汚染がない場合は，速乾式手指消毒剤を用いる．

③ 患者の湿性生体物質が飛散して，口，鼻，目を汚染するおそれがある場合はマスク，ゴーグルなどを装着する．

④ 白衣などの衣服が汚染されるおそれがあるときは，防水性のエプロン（プラスチックエプロン）またはガウンを着用する．汚れたガウンはすぐに脱ぎ，手洗いをする．

⑤ 汚染されたリネンを取り扱うときは，皮膚や暴露された粘膜，衣服，環境などを汚染しないように操作し，移送，処理する．

⑥ 汚染された器具を取り扱うときは，皮膚や暴露された粘膜，衣服，環境などを汚染しないように操作する．

⑦ 患者の湿性生体物質が付着した物品，ディスポーザブルの製品は感染性廃棄物として適切に処理する．

⑧ 手などが頻繁に触れる環境表面の日常的な清掃・消毒を適切に行う．清掃は，毎日行う．

⑨ 環境を汚染するおそれのある患者等は，個室に収容する．

⑩ 針（鍼）刺し事故を起こさないように，対策を十分に行う．

⑪ 医療従事者は，B型肝炎ワクチンなどを接種して，自らへの感染を予防する．

感染経路別予防策

標準予防策に追加して行われる予防対策であり，感染力が強く，重篤な病態を示す疾患に適用される．このような感染予防のしかたは，（予防策の）二段階構造または二重防御と呼ばれる．

米国疾病予防センター（CDC）では，感染経路別予防策として空気感染予防策（airborne precautions），飛沫感染予防策（droplet precautions），接触感染予防策（contact precautions）の三者をあげている[1]．感染経路別予防策では，患者の隔離等を行い，感染の伝播を阻止する．

1）空気感染予防策

空気感染予防策の対象となる主な病原体は，結核菌，水痘・帯状疱疹ウイルス，麻疹ウイルスである．患者の隔離，患者を収容する病室，医療従事者の対応は，以下のように行う．

① 患者の隔離

個室に隔離し，病原体の伝播を防止する．個室がない場合は，他の感染症がない同じ病原体に感染した患者と同室にする．ドアは閉じたままで，行動は病室内のみと制限する．

② 患者を収容する病室

陰圧に保ち，換気を1時間に6回/時間以上（2001年以降の建築物では12回/時間以上）行う．循環式空調の場合は，ダクトの回路内にHEPAフィルターを設置する．

③ 医療従事者

N95微粒子用マスクを着用してケアにあたる．患者が病室を出たり，移送するときは（患者に）サージカルマスクを装着させる．

2）飛沫感染予防策

飛沫感染予防策の対象となる病原体は，B型インフルエンザ菌，ジフテリア菌（咽頭ジフテリア），百日咳菌，髄膜炎菌，ペスト菌，A群溶血性連鎖球菌，インフルエンザウイルス，ムンプスウイルス，アデノウイルス，風疹ウイルス，マイコプラズマである．

患者の隔離，患者の病室からの移動・移送，医療従事者の対応は，以下のように行う．

① 患者の隔離

（原則として）個室に隔離する．同じ病原体に感染した患者と同室にする集団隔離（コーホート管理：同一の病原微生物に感染した患者が多数の場合に，感染患者をグループにまとめ，病棟全体または多床室を使用する隔離方法）や技術的隔離（technical isolation：隣の患者または面会人と少なくとも1mの空間距離を保つ隔離方法）も行われる．病室のドアは開けたままでよい．特殊な空調・換気は必要でない．

② 患者の病室からの移動・移送

移動・移送は，必要最小限に制限する．移動・移送を行うときは，患者にマスクを装

着させる．

③ 医療従事者

患者の1m以内で働くときは，サージカルマスクを装着する．

3）接触感染予防策

接触感染予防策の対象となる病原体は，多剤耐性菌（メチシリン耐性黄色ブドウ球菌－MRSA－など），ジフテリア菌（皮膚ジフテリア），腸管出血性大腸菌，赤痢菌，クロストリジウム・ディフィシレ，黄色ブドウ球菌，A型肝炎ウイルス，ロタウイルス，RSウイルス，単純ヘルペスウイルス，アデノウイルス，風疹ウイルス，水痘・帯状疱疹ウイルス，エンテロウイルス，パラインフルエンザウイルス，マールブルグウイルス，エボラウイルス（エボラ出血熱ウイルス），ラッサウイルス，しらみ，ヒゼンダニ（疥癬）などである．

病原体にかかわりなく，膿痂疹，大きな（封じ込められていない）膿瘍，蜂窩織炎，褥瘡なども対象となる．

患者の隔離，患者の病室からの移動・移送，医療従事者の対応は，以下のように行う．

① 患者の隔離

（原則として）個室に隔離する．同じ病原体に感染した患者と同室にする集団隔離（コーホート管理）も行われる．

② 患者の病室からの移動・移送

移動・移送は，必要最小限に制限する．移動・移送を行うときは，患者にマスクを装着させる．

③ 医療従事者

ディスポーザブルの防御具（手袋，サージカルマスク，防水のエプロンまたはガウンなど）を装着してケアにあたり，手洗いや清掃を厳重に行う．患者に使用する聴診器，体温計，血圧計などの器具は（原則として）患者個人の専用とする．共有する場合は，同一の病原体に感染した患者のみとする．

6 感染症法とは

感染症法は，「感染症の予防及び感染症の患者に対する医療に関する法律」の別称．これまでの感染症予防関係の法律を見直し，新しい感染症対策を構築するために制定・施行された．

旧来の感染症予防関係の法律の廃止と感染症法（感染症予防法）の制定・施行

1970年以降に新興感染症（エボラ出血熱，エイズ，O157，C型肝炎など）が出現し，さらに結核，マラリアなどの再興感染症が再び脅威を与える状況を呈してきた．また，国内の感染症を取り巻く状況も大きく変化した．

このため，旧来の伝染病予防法，性病予防法，エイズ予防法（後天性免疫不全症候群予防に関する法律）では対応が困難となった．

そこで，伝染病予防法，性病予防法，エイズ予防法を廃止し，平成10年9月に「感染

症の予防及び感染症の患者に対する医療に関する法律（感染症法，感染症予防法，感染症新法ともいう）」を新たに制定して，平成11年4月1日に施行した．

感染症法の一部改正

　感染症法は，平成12年4月1日，平成13年1月6日に一部改正された法律が施行された．しかし，その後に東アジアを中心に世界各国でまん延した新興感染症の重症急性呼吸器症候群（SARS；severe acute respiratory syndrome）の発生（平成15年3月〜7月）や，国際的な生物テロ（痘そう−天然痘−，炭疽等）などへの対応の必要性，さらに国際交流による人や物の移動の活発化に伴う病原体の国内移入，保健医療を取り巻く環境の変化などが生じた．このため，感染症法の一部改正が行われ，平成15年11月5日に施行された．

　感染症法は，平成16年6月と平成16年12月にも一部改正され，平成17年4月1日に施行されている．平成18年以降も総合的な感染症予防対策を推進するため，一部改正が行われ，平成19年4月1日と6月1日に施行された．この改正では，感染症の類型別の対象疾患等も見直された．結核予防法は廃止され，感染症法に統合された．また，平成20年5月12日の施行では，新たに新型インフルエンザ等感染症の分類等が定められた（表Ⅰ-3）．

感染症の類型と対象疾患

　感染症法による感染症の類型には，一類〜五類感染症，新型インフルエンザ等感染症，指定感染症，新感染症がある[2]．

1）一類〜五類感染症・新型インフルエンザ等感染症

　一類感染症には7疾患，二類感染症には5疾患，三類感染症には5疾患，四類感染症には41疾患，五類感染症には42疾患，新型インフルエンザ等感染症には2疾患がある[2]（表Ⅰ-3）．

2）指定感染症

　既知の感染症（一類感染症〜三類感染症，及び新型インフルエンザ等感染症を除く）であって，感染症法の第3章（感染症に関する情報の収集及び公表），第4章（健康診断，就業制限及び入院），第5章（消毒その他の措置），第6章（医療）までの規定の全部または一部を準用しなければ，国民の生命および健康に重大な影響を与えるおそれがあるものとして，政令で定めるもの．

3）新感染症

　人から人に伝染すると認められる疾病であって，既知の感染症とその病状または治療の結果が明らかに異なるものであり，当該疾病にかかった場合の病状の程度が重篤で，当該疾病のまん延により，国民の生命および健康に重大な影響を与えるおそれがあると認められるもの．

表 I-3 感染症の類型と対象疾患（感染症の予防及び感染症の患者に対する医療に関する法律，同施行令，同施行規則）[2]

一類感染症（7疾患）	エボラ出血熱，クリミア・コンゴ出血熱，痘そう，南米出血熱，ペスト，マールブルグ病，ラッサ熱
二類感染症（5疾患）	急性灰白髄炎，結核，ジフテリア，重症急性呼吸器症候群（病原体がコロナウイルス属SARSコロナウイルスであるものに限る），鳥インフルエンザ（病原体がインフルエンザウイルスA属インフルエンザAウイルスであってその血清亜型がH5N1であるものに限る）
三類感染症（5疾患）	コレラ，細菌性赤痢，腸管出血性大腸菌感染症，腸チフス，パラチフス
四類感染症（41疾患）	E型肝炎，ウエストナイル熱，A型肝炎，エキノコックス症，黄熱，オウム病，オムスク出血熱，回帰熱，キャサヌル森林病，Q熱，狂犬病，コクシジオイデス症，サル痘，腎症候性出血熱，西部ウマ脳炎，ダニ媒介脳炎，炭疽，つつが虫病，デング熱，東部ウマ脳炎，鳥インフルエンザ（鳥インフルエンザ（H5N1）を除く），ニパウイルス感染症，日本紅斑熱，日本脳炎，ハンタウイルス肺症候群，Bウイルス病，鼻疽，ブルセラ症，ベネズエラウマ脳炎，ヘンドラウイルス感染症，発しんチフス，ボツリヌス症，マラリア，野兎病，ライム病，リッサウイルス感染症，リフトバレー熱，類鼻疽，レジオネラ症，レプトスピラ症，ロッキー山紅斑熱
五類感染症（42疾患）	アメーバ赤痢，ウイルス性肝炎（E型肝炎及びA型肝炎を除く），急性脳炎（ウエストナイル脳炎，西部ウマ脳炎，ダニ媒介脳炎，東部ウマ脳炎，日本脳炎，ベネズエラウマ脳炎及びリフトバレー熱を除く），クリプトスポリジウム症，クロイツフェルト・ヤコブ病，劇症型溶血性レンサ球菌感染症，後天性免疫不全症候群，ジアルジア症，髄膜炎菌性髄膜炎，先天性風しん症候群，梅毒，破傷風，バンコマイシン耐性黄色ブドウ球菌感染症，バンコマイシン耐性腸球菌感染症，風しん，麻しん，RSウイルス感染症，咽頭結膜熱，A群溶血性レンサ球菌咽頭炎，感染性胃腸炎，水痘，手足口病，伝染性紅斑，突発性発しん，百日咳，ヘルパンギーナ，流行性耳下腺炎，インフルエンザ（鳥インフルエンザ及び新型インフルエンザ等感染症を除く），急性出血性結膜炎，流行性角結膜炎，性器クラミジア感染症，性器ヘルペスウイルス感染症，尖圭コンジローマ，淋菌感染症，クラミジア肺炎（オウム病を除く），細菌性髄膜炎，ペニシリン耐性肺炎球菌感染症，マイコプラズマ肺炎，無菌性髄膜炎，メチシリン耐性黄色ブドウ球菌感染症，薬剤耐性緑膿菌感染症
新型インフルエンザ等感染症（2疾患）	新型インフルエンザ，再興型インフルエンザ

感染症の入院または入院勧告，健康診断，就業制限の概要と行政による強権的な措置

　一類感染症では，行政による入院または入院勧告，一類〜三類感染症，新型インフルエンザ等感染症では行政による健康診断の勧告，就業制限などの強権的な措置がとられる[2]．四類，五類感染症は行政の強権的な措置の対象ではない．

　感染症の予防及び感染症の患者に対する医療に関する法律に定める感染症の入院または入院勧告，健康診断の勧告，就業制限の概要は以下の通り[2]である．

1）一類感染症の入院または入院勧告

　感染力，罹患したときの重篤性などの観点から，その危険性がきわめて高い感染症であり，原則として入院加療を行う．

　都道府県知事は，一類感染症のまん延を防止するために必要と認めたとき，特定感染症指定医療機関，若しくは第一種感染症指定医療機関へ10日以内の期間を定めて入院，または入院させるべきことを当該感染症の患者（または保護者）に対して勧告することができる．

緊急その他やむを得ない理由があるときは，10日以内の期間を定めて指定機関以外の病院または診療所への入院，または入院させるべきことを勧告することができる．

勧告に従わないときは，前述の指定医療機関(緊急その他やむを得ない理由の場合は，指定機関以外の病院または診療所)に入院させることができる．

2) 健康診断の勧告

都道府県知事は，一類感染症，二類感染症または三類感染症のまん延を防止するために必要と認めたとき，当該感染症にかかっていると疑うに足りる正当な理由のある者(または保護者)に，医師の健康診断を受けることを勧告することができる．

勧告に従わないときは，当該感染症にかかっていると疑うに足りる正当な理由のある者について，当該職員に健康診断を行わせることができる．

3) 就業の制限

一類感染症の患者，二類感染症または三類感染症の患者または無症状病原体保有者(または保護者)が，都道府県知事より書面で通知を受けた場合には，感染症のまん延を防止するため，感染のおそれがなくなるまでの期間(厚生労働省令の定める期間)は業務に従事してはならない．

医師，指定届出機関の管理者の届け出

医師は，感染症法で定められた感染症を診断した場合には最寄りの保健所長を経由して都道府県知事に届け出なければならない．

届け出には，診断した医師のすべてが必ず届け出なければならない全数把握対象疾患(全数報告)と，厚生労働省令で定める病院または診療所(指定届出機関)の管理者が届け出を行う定点把握対象疾患(定点報告)がある．

1) 届け出の期間

① 医師の届け出の期間

医師が届け出を必要とする感染症には，診断後に直ちに届け出なければならない感染症と，7日以内に届け出る感染症がある．

直ちに届け出る感染症には，一類感染症〜四類感染症の患者ならびに無症状病原体保有者及び新感染症にかかっていると疑われる者がある．

7日以内に届け出る感染症には，厚生労働省令で定める五類感染症の患者(厚生労働省令で定める五類感染症の無症状病原体保有者を含む)がある．

② 指定届出機関の管理者の届け出の期間

指定届出機関の管理者が行う五類感染症(定点把握対象疾患)の届け出には，週単位または月単位で行う疾患がある．

指定届出機関の管理者は，医師が厚生労働省令で定める五類感染症の患者または死体を検案した場合は，その日の属する翌週の月曜日に届け出を行う．

ただし，性器クラミジア感染症，性器ヘルペスウイルス感染症，尖圭コンジローマ，

淋菌感染症，ペニシリン耐性肺炎球菌感染症，メチシリン耐性黄色ブドウ球菌感染症，薬剤耐性緑膿菌感染症は，診断した日の属する翌月の初日に届け出を行う．

2）届け出の内容

① 医師の届け出事項

一類～四類感染症の患者，新型インフルエンザ等感染症，無症状病原体保有者及び新感染症が疑われる者または感染症により死亡した者を検案した医師は，直ちに都道府県知事に氏名，年齢，性別，その他厚生労働省令で定める事項を，最寄りの保健所長を経由して届け出る．

厚生労働省令で定める五類感染症の患者（後述の16疾患）ならびに厚生労働省令で定める五類感染症の無症状病原体保有者（2疾患：後天性免疫不全症候群，梅毒）または感染症により死亡した者を検案した医師は，7日以内に都道府県知事に年齢，性別，その他厚生労働省令で定める事項を，最寄りの保健所長を経由して届け出る[2]．

② 指定届出機関の管理者の届け出事項

当該指定届出機関の医師が，厚生労働省令で定める五類感染症の患者または死体を検案した場合は，所在地を管轄する都道府県知事に年齢，性別，その他厚生労働省令で定める事項を，最寄りの保健所長を経由して届け出る[2]．

3）感染症の発生状況及び動向の把握のための五類感染症，疑似症の届け出

医師ならびに指定届出機関の管理者は，厚生労働省令で定める五類感染症の患者（無症状病原体保有者を含む），疑似症（①摂氏38度以上の発熱及び呼吸器症状で，明らかな外傷又は器質的疾患に起因するものを除く．②発熱及び発しん又は水疱）を診断または死体を検案したとき，最寄りの保健所長を経由して都道府県知事に届け出なければならない[2]．

① 医師が届け出る感染症（16疾患：全数把握対象疾患）

アメーバ赤痢，ウイルス性肝炎（E型肝炎及びA型肝炎を除く），急性脳炎（ウエストナイル脳炎及び西部ウマ脳炎，ダニ媒介脳炎，東部ウマ脳炎，日本脳炎，ベネズエラウマ脳炎及びリフトバレー熱を除く），クリプトスポリジウム症，クロイツフェルト・ヤコブ病，劇症型溶血性レンサ球菌感染症，後天性免疫不全症候群，ジアルジア症，髄膜炎菌性髄膜炎，先天性風しん症候群，梅毒，破傷風，バンコマイシン耐性黄色ブドウ球菌感染症，バンコマイシン耐性腸球菌感染症，風しん，麻しん．

② 指定届出機関の管理者の届け出る感染症（25疾患：定点把握対象疾患）

【週単位で届け出る感染症（18疾患）】

RSウイルス感染症，咽頭結膜熱，A群溶血性レンサ球菌咽頭炎，感染性胃腸炎，水痘，手足口病，伝染性紅斑，突発性発しん，百日咳，ヘルパンギーナ，流行性耳下腺炎，インフルエンザ（鳥インフルエンザ及び新型インフルエンザ等感染症を除く），急性出血性結膜炎，流行性角結膜炎，クラミジア肺炎（オウム病を除く），細菌性髄膜炎，マイコプラズマ肺炎，無菌性髄膜炎．

【月単位で届け出る感染症（7疾患）】

性器クラミジア感染症，性器ヘルペスウイルス感染症，尖圭コンジローマ，淋菌感染

症，ペニシリン耐性肺炎球菌感染症，メチシリン耐性黄色ブドウ球菌感染症，薬剤耐性緑膿菌感染症．

(尾崎昭弘)

≪参考文献≫
1) 向野賢司・訳：病院における隔離予防策のためのCDC最新ガイドライン．メディカ出版，1996，pp.33,45-46．
2) 基本医療六法編纂委員会・編：基本医療六法(平成21年版)．中央法規出版，2009，pp.997-1005, 1032, 1037-1041．

第1部 鍼灸医療での感染防止対策

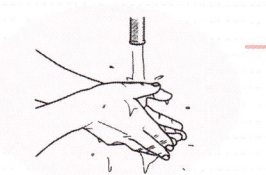

II 手洗い・手指消毒

基本 ● 手を介する交差汚染を予防し，患者や医療従事者を感染から守るために，正しい手洗い・手指消毒の知識を修得し，実践する．

point
- 標準予防策（CDC）は，すべての患者に一定の質のケアを提供し，医療従事者の保護を図るための重要な予防対策である．標準予防策では，医療従事者の手指を介する交差汚染の防止，患者から医療従事者への感染防止を図るための重要な手段の一つとして，「手洗い・手指消毒」を位置づけている．
- 手洗い・手指消毒の実施では，「一処置一手洗い」を原則とする．

1 手洗い・手指消毒による感染予防

感染の予防対策では，感染経路を断つことが基本である．手洗いや手指消毒は，院内感染を予防する最も有効な手段の一つであり，手を介する交差汚染を予防し，患者や医療従事者を感染から守る．

手指衛生

手指の微生物を除き，汚れを落とすことを手指衛生という．手指衛生には，手洗い，手指消毒（手洗い消毒），擦式手指消毒，手術時手指消毒がある．

手洗い（handwashing）は，石けん（非抗菌性）と流水による手の洗浄をいう[1]（狭義）．手指消毒（hand antisepsis）は，石けんや消毒剤配合の製剤と流水を用いる洗浄・殺菌をいう[1]．しかし，国内の手洗い分類では，手指消毒を含み「手洗い」と呼称（衛生的手洗い，手術時手洗いなど；後述）される（広義）．擦式手指消毒（antiseptic hand rub）は，近年，手に目に見える汚れがない場合に最も活用されている手指消毒法である（後述）．

米国疾病予防センター（CDC；centers for disease control and prevention）の「医療現場における手指衛生のためのガイドライン」では，手洗い，擦式手指消毒を行うときの状況をあげ，その適切な実施を勧告している（**表II-1**）[1]．

手洗い・手指消毒の分類

手洗い・手指消毒の目的の相違などから，日常手洗い，衛生的手洗い，手術時手洗いに分類される．

1）日常手洗い

石けん（液体石けん）と流水による手洗いをいう．手の汚れや一部の皮膚通過菌など

表Ⅱ-1 手洗いと手指消毒のための指針：医療現場における手指衛生のためのガイドライン（CDC，2002）の勧告[1]より抜粋

非抗菌性石けんあるいは抗菌性石けんと流水による手洗いを行う場合
① 患者と接触前の手の汚染の除去 ② 手指に目に見える汚れや，汚染がある場合 ③ 血液，体液などで汚染されている場合 ④ 炭疽菌が疑われる場合 ⑤ 食事の前，トイレの使用後
擦式手指消毒剤（速乾性擦式消毒用アルコール製剤）による手指消毒
① 日常的に手の汚染を除去する場合（すべての臨床の場） ② 患者に直接接触する前 ③ 中心静脈カテーテル挿入時に滅菌手袋を着用する前 ④ 導尿用カテーテル，末梢血管カテーテルなど，外科的処置を要しない他の侵襲的医療器具を挿入する前 ⑤ 患者の健常皮膚に接触した後 ⑥ 体液，排泄物，粘膜，非健常皮膚，創処置の後で目に見える汚染のない場合 ⑦ 同一患者のケア中に，身体の汚染部位から清潔部位に移る場合 ⑧ 患者の近傍物品に接触した後 ⑨ 手袋をはずした後

＊抗菌性石けんと流水による手洗いは，すべての臨床の場で行ってよい．
＊高い消毒効果を得るためには，手洗いと擦式手指消毒を併用する．
＊擦式手指消毒剤の使用量については，その薬剤製造元の推奨に従う．
＊アルコールを主成分としない手指消毒剤は，勧奨されていない．

を除去する目的で行われる．

　食事の前，トイレの後，見た目に汚れているとき，一般清掃の後，手袋をはずした後，などに行われる．

2）衛生的手洗い

　消毒用スクラブ剤と流水による手指消毒法（手洗い消毒法）と，擦式手指消毒法がある．手の皮膚通過菌の除去（表層の皮膚常在菌の減少も含む）を目的に行われる．

　患者と密接に接触する際（診察，処置）の前後，無菌操作を行う前後，血液・体液などで汚染された器具・器械を取り扱った後，汚染されたリネン類を取り扱った後，などに行われる．

　鍼灸治療では，患者の皮膚と密接に接触し，人為的に皮膚のバリアを破り，無菌的に体内へ鍼を刺入する行為を行う．これらのことから，鍼灸治療では衛生的手洗いを行う．

① 手指消毒法（手洗い消毒法）

　石けん（液体石けん）と流水による洗浄で汚れを除去し，石けん分を十分に洗い落としてから，消毒用スクラブ剤（商品名：ヒビスクラブ®，手術用イソジン®など）を用いて手指消毒を行う方法である．

　手に，汚れが付着したままの状態で消毒剤を使用すると，効果が低下する．

② 擦式手指消毒法

　手に目に見える汚れがない場合で，医療行為を行う前後，無菌操作を行う前後，周辺環境に触れた後などに速乾性擦式消毒用アルコール製剤（商品名：ウエルパス®，ヒビ

ソフト®，イソジンパーム®など）を用いて手指消毒を行う方法である．

手に汚れがある場合は，先に石けんと流水で汚れを落としてから擦式手指消毒を行う．血液などの汚染物に触れた後は，先にポビドンヨードスクラブと流水で洗浄消毒を行ってから擦式手指消毒をする．

3）手術時手洗い

洗浄剤や消毒剤が配合された手術用消毒剤，使い捨ての滅菌ブラシなどを用い，時間をかけて行う手指消毒をいう．手術前に行われる．皮膚の通過菌のみでなく，皮脂腺などに存在する表層・深層の皮膚常在菌の減少も目的とする．

消毒用スクラブ剤には，4w/v％クロルヘキシジン（商品名：ヒビスクラブ®，マスキンスクラブ®など），7.5w/v％ポビドンヨード（商品名：手術用イソジン®），などが用いられる．

2 手洗い・手指消毒のしかた

手洗い・手指消毒は，「一処置一手洗い」が原則である．日常手洗いにするか，衛生的手洗いにするかは，状況によって異なる．状況に応じた手洗い・手指消毒を実行する．

CDCの勧告では，手洗い・手指消毒を効果的に行うための石けんと流水による洗浄時間は，少なくとも15秒間必要としている[1]．無意識的に行うと，15秒間以下の短い時間で終えてしまうことがあるので注意を要する．

また，漫然と手洗い・手指消毒を行っていると，手洗いミス（十分に洗浄されていない部位＝洗い残し）を生じる．手洗い・手指消毒では，手洗いミスの起こりやすい部分を常に意識し，洗い残しを生じないこと．

手洗い・手指消毒上の注意

1）装身具

手洗い時は，指輪，腕時計などの装身具をはずす．

2）流水の使用

必ず流水を使用して洗う．ゴム栓（チェーン付きゴム栓）や，ポップアップ式の栓（栓が上下に動いて排水口を開閉する方式）を利用した貯水での手洗いは，行ってはならない．

3）水栓金具（蛇口）による吐水・止水

水栓金具（蛇口）による吐水・止水が，自動式でなく，ハンドル式やレバー式の場合は水栓金具への細菌・真菌付着や，汚染水栓金具からの手の汚染を生じる．このため，ハンドル式やレバー式の水栓金具（蛇口）には，直接手を触れてはならない．

ハンドル式の場合は，ペーパータオルを用いて水栓金具（蛇口）を操作し，吐水・止水を行う．レバー式の場合は，手の甲や肘でレバーを操作して吐水・止水を行う．

4）手洗いミス

手洗いミス（十分に洗浄されていない部位＝洗い残し）は，指先，指の付け根の間，親指の背面などで一番起こりやすい．次いで，手の甲，手首などで起こりやすい．手洗いにあたっては，漫然と行わず，手洗いミスを生じないように常に意識して行う．

5）ペーパータオルの使用

手洗い後の水分の除去には，ペーパータオルを使用する．布タオルを繰り返し使用する手拭きは，交差汚染の防止の観点から行ってはならない．

日常手洗いのしかた

日常手洗いは，以下の手順で行う（図Ⅱ-1）．
① 装身具（指輪，時計など）をはずす．
② 水道水を2～3秒間流す．
③ 流水で手掌・手背・手首・前腕下部を濡らす．
④ 両手に石けん（液体石けん）をつけて擦り合わせ，さらに手全体に擦りつける．
⑤ 親指，指の間，指先，手の甲や手首など，手洗いミスが生じやすい部位に注意しながら，手全体を15～30秒間以上かけて洗う．
⑥ 流水ですすぐ（水が指先から落ちるような状態ですすぐ）．
⑦ ペーパータオルで水分を除き，十分に乾燥させる．

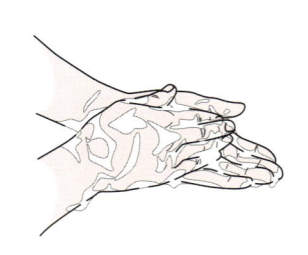

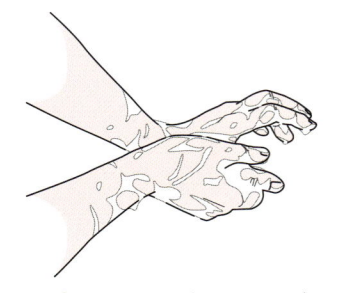

① 両手を擦り合わせて洗う　② 親指を手のひらで包み，ねじるように洗う　③ 指の間を洗う

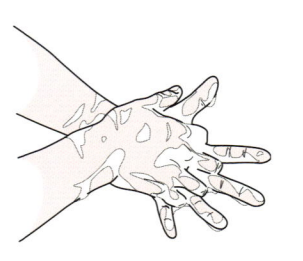

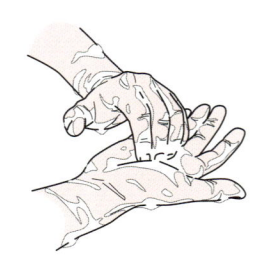

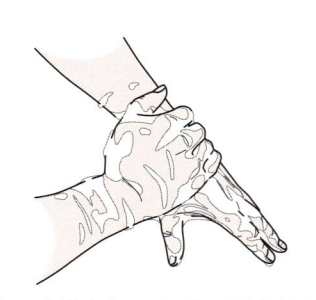

④ 指先を洗う　⑤ 手首上部から手の甲を洗う　⑥ 流水ですすぐ

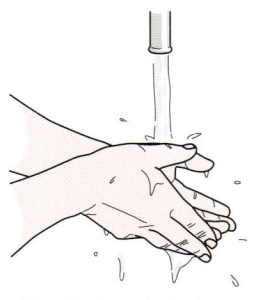

図Ⅱ-1　手洗いのしかた（手順）

衛生的手洗いの しかた

衛生的手洗いには，手指消毒法と擦式手指消毒法によるしかたがある．以下にその手順を示す．

1）手指消毒（手洗い消毒）のしかた

最初に，日常手洗い（①～⑥）を行い，手の汚れなどを落としてから以下を行う．
① 消毒用スクラブ剤を適量手に取り，両手で擦り合わせてから手全体に擦りつける．
② 手の各部位で，やや強めに擦り合わせる．
③ 流水ですすぐ（水が指先から落ちるような状態ですすぐ）．
④ ペーパータオルで水分を除き，十分に乾燥させる．

2）擦式手指消毒のしかた，製剤とその使用上の注意

ラビング法（擦式法，rubbing method）で行う手指消毒法であり，使用する消毒剤は擦式消毒剤，ラビング剤，エタノールローションなどと呼ばれる．原液のままで使用する．水を使用せず，ペーパータオルによる手拭きも必要としない．速効的な殺菌効果をみる．

① **擦式手指消毒のしかた**

手指消毒では，速乾性擦式消毒用アルコール製剤を適量（約3ml）手に取り，消毒剤が乾燥するまで十分に手に擦り込む（図Ⅱ-2）．手を擦り合せる際は，手全体に消毒液が行き渡るように注意しながらよく擦り込む．乾燥するまでには，15～20秒間かかる．

手に目に見える汚れや有機物がある場合には，前述の日常手洗い（①～⑦）を行ってから，速乾性擦式消毒用アルコール製剤を手に取り，手全体に十分擦り込む．

② **速乾性擦式消毒用アルコール製剤（速乾性擦式擦り込み式手指消毒剤）**

製品には，ポンプ式やスプレー式などが市販されている．ポンプ式の容量は，500mlまたは1lである．スプレー式の容量は，80ml，100ml，200mlである．センサー組み込みの製品では，ノズルの前に手を出せば，自動的に一定量の消毒剤が出る．

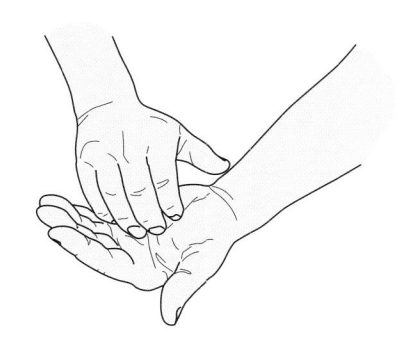

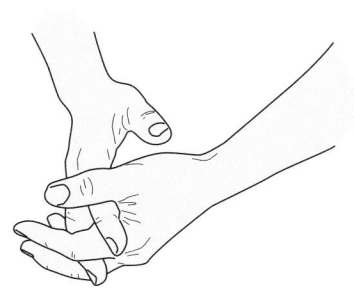

① 指先に擦り込む　② 指の間に擦り込む　③ 手の甲に擦り込む

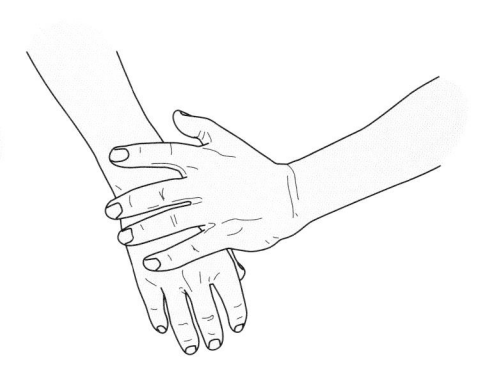

図Ⅱ-2　速乾性擦式消毒用アルコール製剤の擦り込み

表Ⅱ-2 速乾性擦式消毒用アルコール製剤（例）

主な成分	商品名
0.2w/v％塩化ベンザルコニウム ＋消毒用エタノール	ウエルパス®，カネパス®，ザルコラブ®，ビオシラビング®，ベルコムローション®，ラビネット液®，ハンドコール® など
0.2w/v％グルコン酸クロルヘキシジン ＋消毒用エタノール	アセスクリン®，ヒビスコール液A®，ヒビソフト®，イワコールラブ®，ヘキザックハンドゲル0.2％®，ウエルアップ® など
0.5w/v％ポビドンヨード ＋消毒用エタノール	イソジンパーム®，ネオヨジンラブ®

　速乾性擦式消毒用アルコール製剤には，消毒剤＋消毒用エタノール＋手荒れ防止用の皮膚保護剤（エリモント剤など）または湿潤剤の配合が行われており，種々の製剤が市販されている（表Ⅱ-2）．

③ 使用上の注意

　手の汚れや有機物は，使用前に十分に洗い落としてから使用する．石けん使用後は，石けん分が残っていると殺菌効果が低下する．石けん分を十分に洗い落としてから使用する．創傷部や粘膜には使用しない．頻繁に使用すると，脱脂作用により手荒れを起こすことがあるので注意する．

3 手荒れ対策

　診察・治療の際，施術者の手指が荒れていると，触診時に痛みが出たり，体表を触れたときにザラツキ感などが出て，患者に不快感を与える．自らの皮膚を守り，患者に不快感を与えないためにも手荒れ対策を行う．

1）手荒れの原因

　石けんや洗浄剤を用いて頻繁に手洗いを行ったり，硬いブラシでブラッシングを反復すると，皮膚表層の角質層が損傷し，手荒れ（皮膚炎）を起こす．手荒れを起こした部位では，細菌汚染などが生じやすくなる．

2）手荒れの症状

　皮膚のザラツキ，かさつき，亀裂，皮膚の紅斑，乾燥性，灼熱感，などをみる．

3）手荒れの対策

① 消毒用スクラブ剤は，手荒れ防止用の保湿剤などを配合した製剤を用いる．
② 手洗い・手指消毒後にハンドローション，クリームなどの保湿剤，保潤剤を使用する．クリームは，香料などの添加物を含まないものを用いる．
③ 皮膚を保護し，標準的な手洗いでは取り除かれないようなバリア機能（保護層の形成）を持つ特殊な皮膚保護クリーム（デルマシールド®など）を使用する．
④ 手洗い後の乾燥状態が悪いと保湿剤の効果も悪くなるので，ペーパータオルで水

分を十分に除き，完全に乾燥させる．
⑤ 爪の間などの汚れを落とすためにブラシを用いるときは，硬いブラシの使用を避け，柔らかいブラシを使用する．
⑥ 手荒れがひどい場合は，手袋などを使用して手指を保護する．

（尾崎昭弘・山本博司）

≪参考文献≫
1) 大久保憲・訳；小林寛伊・監訳：医療現場における手指衛生のためのCDCガイドライン．メディカ出版，大阪，2003，pp.17-18，91-93.

第1部　鍼灸医療での感染防止対策

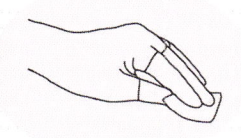

Ⅲ　施術野の消毒

基本　刺鍼・施灸前後の施術野の消毒に関する知識・技術を正しく修得し，安全な鍼灸治療を行う．

point
- 感染を防止するためには，すべての予防対策が適切に実施されなければならない．施術野の消毒は，刺鍼・施灸時の感染予防対策であるが，これをおろそかにすると他の予防対策が完全に行われても，全体としての感染予防の効果が乏しくなる．
- 適切な「施術野の消毒」を行うためには，施術野の皮膚消毒に用いられる消毒剤に関する基本的知識を持ち，どのような消毒剤が最も適切であるのかを正しく認識する．さらに，適切な消毒綿花の作製と管理，刺鍼・施灸前後の施術野の消毒操作を正しく行い，刺鍼・施灸時の安全性の確保を図る．

1 鍼灸治療の安全性を保つための施術野の消毒

　病院感染では，平素無害な菌による易感染患者の日和見感染症が重大な問題になっている[1]．院内感染を起こす病原体には，メチシリン耐性黄色ブドウ球菌（(MRSA；methicillin resistant *Staphylococcus aureus*)やグラム陰性菌であるセパシア，緑膿菌を始め，多くの弱毒菌が知られている．

　感染の問題は，医療現場だけではなく鍼灸臨床の現場においても問題になっている[2,17]．鍼治療後のウイルス・細菌感染では，B型肝炎ウイルス（HBV；hepatitis B virus）[3]，A群レンサ球菌[4]，黄色ブドウ球菌[5]などによる感染の報告がある．

　院内感染の予防対策では，手洗い，施術野の消毒，器具の滅菌・管理，ベッド周辺環境の衛生管理などの徹底が重要である．しかし，手洗いで手指を清潔にし，鍼器具の滅菌管理，院内環境の衛生管理などを徹底しても，施術野が不衛生の状態では感染予防が正しく行われたことにならない．

　世界保健機関（WHO）の「鍼の基礎教育と安全性に関するガイドライン（1999）」には，鍼治療の安全性について「最も一般的な鍼治療は，皮膚に鍼を刺入するもので，皮下注射や筋肉注射に類似している．しかしながら，その行為には少ないながらHIVや肝炎などの患者間感染や，その他病原菌の侵入の危険性をはらんでいる．そのため，鍼治療の安全性を保つためには，滅菌および消毒の技術，および清潔の維持に常に注意をはらうことが要求される」と記載している[6]．

2 施術野の皮膚消毒に用いられる消毒剤

　皮膚消毒に用いられる消毒剤には，アルコール類（消毒用エタノール，イソプロパノール），四級アンモニウム塩（ベンザルコニウム塩化物，ベンゼトニウム塩化物），ビ

グアナイド系（クロルヘキシジングルコン酸塩），ヨウ素系（ポビドンヨード）がある（第3部付録，付表2）．

消毒剤には，それぞれ濃度，使用法が定められており，適切な使用が行われなければ，効果的な消毒効果は期待できない．消毒剤の使用時は，適正な濃度，時間，温度を守る（消毒の三要素）．

以下に，施術野の消毒に用いられる消毒剤の特徴を示す．

アルコール類（消毒用エタノール，イソプロパノール）

アルコール類には消毒用エタノール（76.9 〜 81.4vol％），イソプロパノール（50vol％，70vol％）などがある．アルコール類の用途は，手指消毒，刺鍼・施灸時の施術野の消毒，体温計・聴診器・ワゴンの消毒などである．

アルコール類は，消毒効果が高く，芽胞菌を除く細菌・真菌，一部のウイルスに殺菌作用が認められている．速乾性であり，効果は短時間で発現する（多くの一般細菌は，10秒程度で殺菌される）．

1）使用濃度

濃度は，一般的に消毒剤の濃度が高いほど消毒効果が高い．しかし，エタノールの100％原液では，かえって殺菌効果が低下し，脱脂作用も強くなる[7]．日本薬局方では，使用濃度76.9 〜 81.4vol％を適切としている．

また，アルコール濃度は50％以下になると有効な消毒効果が期待できない[8]．フタを開閉して用いる湿布管や万能つぼなどの使用では，アルコールの揮発により消毒液の濃度が経時的・経日的に低下する．このため，新しく作製したアルコール綿花は7日以内に使い切るか，または全交換し，7日を超えたアルコール綿花は使用しない．

2）使用上の注意

施術野の皮膚消毒には，70vol％エタノールもしくは70vol％イソプロパノールの使用が勧められている[6]．これは，耐性菌がないことや，広い抗菌スペクトルを有することなどによる．

イソプロパノールは，エタノールよりも殺菌力が強いという報告があるが，皮膚や眼に対する刺激性が強く，吸入毒性がエタノールに比べて2倍ほど高いので，乳幼児への使用は制限されている[7,14]．

また，アルコール系の消毒剤は粘膜への刺激性が強いので，粘膜や損傷部位への使用は避ける．脱脂作用による手荒れもみられる．頻繁に使用する場合は，手荒れに注意する．

四級アンモニウム塩系

ベンザルコニウム塩化物とベンゼトニウム塩化物があり，逆性石けんとも呼ばれる．四級アンモニウム塩系の用途には，手指・皮膚の消毒，医療器具や床などの院内環境の消毒がある．

生体皮膚・粘膜に対する刺激性が少なく，臭いがほとんどない，価格が安い，金属製

品や繊維製品に対する腐食性が少ないという長所がある[8]．

グラム陽性菌，陰性菌，一部の真菌には有効である．しかし，芽胞菌，大部分の真菌，結核菌，ウイルスには効果が期待できない．速乾性でなく，殺菌効果の出現までに数分間を必要とする．

1）使用濃度

手指・皮膚の消毒に用いる常用濃度は，0.05～0.1 w/v％である．医療器具や床などの室内環境の消毒に用いる常用濃度は，0.1 w/v％である．

リネン類（亜麻の繊維で作った糸や布製品）などは本剤を吸着するので，消毒液に浸漬するときは有効濃度の低下に注意する．

2）使用上の注意

石けん成分が混ざると殺菌力が低下する．手洗い後に本剤で手指消毒を行うときは，流水で十分に石けん成分を洗い落とす．

本剤には，抵抗性を示す菌が多いので，開閉する容器に消毒綿花を作り置いたり，未滅菌の綿花を補充して使用すると容器内での汚染が起こりやすい．皮膚消毒では，使用時に本剤を適量入れた容器に，滅菌済みの綿花や綿球などを浸して用いる．

皮膚消毒時に，搔痒感や発疹などの過敏症をみることがある．この場合は，使用を中止する．

ビグアナイド系（クロルヘキシジングルコン酸塩）

ビグアナイド系の消毒剤には，クロルヘキシジングルコン酸塩（クロルヘキシジン）がある．本剤の用途は，基本的には手指・皮膚などの生体消毒である．しかし，医療器具や院内環境の消毒にも用いられる．

皮膚に対する刺激性が少なく，臭いはほとんどなく，毒性が少なく，器具・布の腐食も少ないという長所がある[8]．

1）使用濃度

手指・皮膚の消毒，医療器具，室内環境の消毒に用いる常用濃度は，0.1～0.5 w/v％である．皮膚の創傷部位の消毒では，0.05 w/v％を用いる．

希釈後の消毒剤は，すぐに使用する．やむを得ず，長時間使用する場合は微生物汚染を防ぐため，エタノール（7 vol％以上）を添加する．

綿球やガーゼ，リネン類などは本剤を吸着するので，本剤に浸漬して用いるときは有効濃度の低下に注意する．

2) 使用上の注意

石けん成分が混ざると殺菌力が低下する．手洗い後に本剤で手指消毒を行うときは，流水で十分に石けん成分を洗い落とす．

皮膚への刺激性は低いが，皮膚塗布でまれに悪心・嘔吐・冷汗・めまい・胸内苦悶・呼吸困難・発赤などのショック症状，発疹，蕁麻しんなどの過敏症，肌荒れをみることがある．

また，粘膜に使用して，アナフィラキシーショックが起きたという報告があり，粘膜への適用や創傷，熱傷への適用は厳禁とされている．

ヨウ素系（ポビドンヨード）

ヨウ素系の消毒剤には，ポビドンヨードなどがある．ヨウ素系の用途は，皮膚・粘膜・創傷・熱傷部位の消毒である．手術時の手指消毒にも用いられる．

広い抗微生物スペクトラムを持つ，生体への刺激性が低い，粘膜にも適用が可能，持続的な殺菌効果を発揮するという長所がある[1]．殺菌力が強力で，塗布時に色が着くので皮膚消毒を行った範囲がわかりやすいが，アルコール類に比して高価であり，鍼灸臨床ではあまり用いられていない．

1) 使用濃度

皮膚・粘膜・創傷・熱傷部位の消毒では，ポビドンヨード（10％液：イソジン®，ネオヨジン®，ポピヨドン®など）の原液を塗布する．

2) 使用上の注意

皮膚に塗布後，まれに掻痒感や灼熱感，ヨード疹などの過敏症状が出現することがある．このときは，使用を中止する．

鍼灸治療前後の施術野の皮膚消毒で推奨されている消毒剤

鍼灸治療での施術野の皮膚消毒には，アルコール類（消毒用エタノール，イソプロパノール）が推奨されている[6]．アルコール類の使用濃度は，消毒用エタノール76.9～81.4 vol％，イソプロパノール70 vol％が適切である．

3 消毒綿花の作製と管理

消毒綿花（綿球を含む）を湿布缶や万能つぼなどの密閉できない容器に作製し，蓋の開閉が頻回に行われる場合もしくは長期間綿花を使用しない場合などには，消毒剤が蒸発し，殺菌効果が低下する．

著しく濃度が低下した場合は，細菌や真菌が容器中で増菌することがある[9]．そこで，近年，このような欠点を克服する様々な使い捨てタイプのアルコール綿花入りの製品などが開発され，販売されている．

以下，アルコール綿花の作製と管理の注意点，使い捨てタイプのアルコール綿花入りの製品などの特徴を示す．

消毒綿花の作製と管理の注意点

消毒剤は，未開封の消毒剤もしくは，開封後長期間経過しておらず，且つきちんと密閉されている消毒剤を用いる．

綿花（または綿球）は，滅菌済みのものを使用する．容器も滅菌された密閉容器を使用する．また，作製済みの容器内に，新たに綿花を追加したり，消毒剤の補充を行って使用してはならない．

消毒綿花を作製する際は，作製者の手指からの汚染を防ぐために手袋を装着するか，もしくは滅菌ピンセットを用いる．

1）消毒綿花の作製

綿花に含有させる消毒剤の量については，綿花1枚に対して2g程度とする（日本薬局方）．鍼灸分野でも，綿花1枚あたり2g程度が適当なアルコール含有量とした報告がある[10]．この値は，綿花を絞ったときにアルコールが少し漏出する量である．

綿花に含有している消毒剤が少量の場合は，皮膚面を清拭してもすぐに揮発してしまい，逆に多量の消毒剤が含有している場合は，揮発するまでに相当の時間を要する．どちらも正しい皮膚消毒とはいえず，適切な消毒にはならない．

万一，作製上のミスで消毒綿花に多量の消毒剤が含有してしまった場合は，容器外で消毒綿花を絞り，適切な消毒剤の含有量にして使用する．

消毒綿花をシャーレなどに取り分ける際は，保管容器中に直接素手を入れてはならない．この場合にも手袋（または指サック）を装着して行うか，滅菌ピンセットを使用して衛生的に行う必要がある（図Ⅲ-1）．

また，一度取り分けた未使用の消毒綿花を再度，保管容器内に戻したり，容器中でアルコールを絞ったりしてはならない．

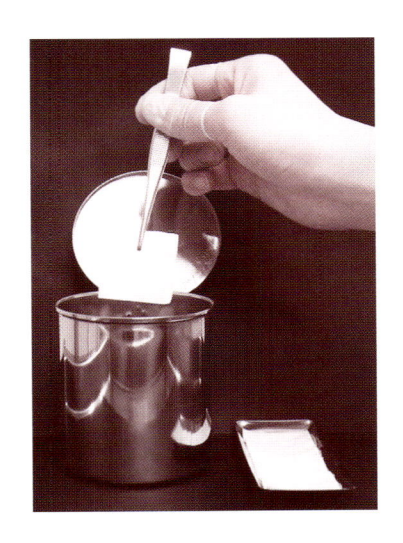

図Ⅲ-1 消毒綿花のシャーレなどへの取り分け

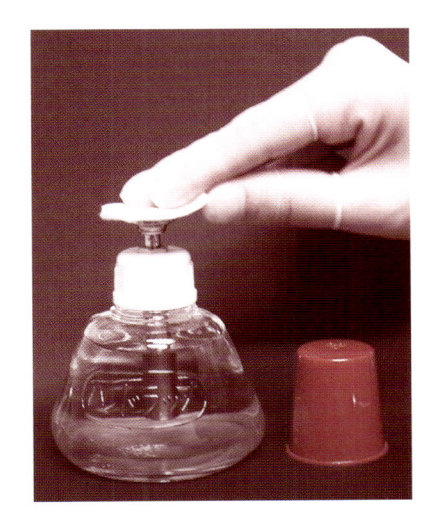

図Ⅲ-2 密閉容器（ハンドラップ®）の使用

2）密閉容器（ハンドラップ®）の使用

消毒剤の揮発を防ぐ容器には，ハンドラップ®がある（図Ⅲ-2）．これは，揮発性の液体を保存するのに用いられる．

ハンドラップ®の使用にあたっては，皮膚消毒を行う直前に綿花をハンドラップ®上部のサイフォン部にあてて下に押し，綿花に消毒剤を含ませる．容器内の消毒剤は，ハンドラップ®上部を何度か下に押し続けると，上部に液が溢れ出し，綿花に液が滲みる．

ハンドラップ®は，密閉されており，消毒剤の揮発を防ぐと同時に使用する分量だけ液が出て，消毒綿花を作製することができるのが長所である．しかし，使用する直前に消毒綿花を作製するので手間がかかる，綿花を直接器具に接触させるので汚染される可能性がある，などの短所がある．

3）保管，その他の注意

消毒綿花を作製後，長期間保管した場合は，消毒綿花に含有する消毒剤が揮発して消毒効果が低下するので，なるべく作製日中に使用することが望ましい．濃度の低下を補うために，作製後のアルコール綿花に消毒剤を継ぎ足したり，不足した綿花を補充するのは，（継ぎ足し時や補充時に）容器内の汚染が起こる危険があるので厳禁である．

保管する場合は，完全密閉し，7日以内を目安として使用する．使用後の容器を再使用する場合は，洗浄し，滅菌する．

使い捨てタイプのアルコール綿花入りの製品

使い捨てタイプのアルコール綿花入りの製品は，予め消毒剤を含有しているので，アルコール綿花を作製する手間が省ける．また，アルコール綿花を作製する際の細菌・真菌の混入や汚染などといったリスクがない．アルコール綿花を使いたいときに，使いたい分量をすぐに使用できるので，利便性がある．

これらの製品には，アルコール綿花が1包ずつ単包されているもの（個別包装式）と，ある一定量の綿花に消毒剤が含有してあり，気密性のある容器に保管されているもの（パック式）がある．

個別包装式は，アルコール綿花が1包ずつの個別包装なので，必要枚数を取り分ける必要がなく，持ち運びに便利である．また，アルコール濃度も低下しないので衛生的である．

パック式も同様に手軽に使用できるが，個別包装ではないので，開封後のアルコールの揮発や必要枚数を取り分ける際の細菌・真菌の混入などによる容器内汚染のおそれがある．しかし，個別包装式に比し，コストが安価であり，消毒綿花を多量に使用する場合には適している．

パック式の使用にあたっては，使用期間，使用枚数を考慮し，適した枚数のものを選択すると同時に，必要量を取り分ける際にはパック内に直接

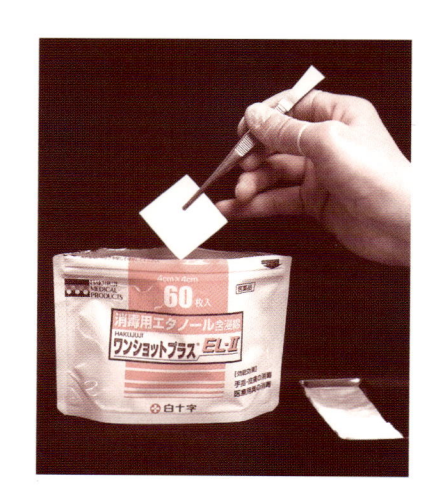

図Ⅲ-3 パック式消毒綿花のシャーレなどへの取り分け

素手を入れて取り分けるのではなく，滅菌ピンセットを用いて衛生的に行うなどの点に注意する（図Ⅲ-3）．

4 刺鍼前の施術野の消毒のしかた

鍼を刺入する部位を施術部（施術点）という．施術野は，施術部を含み，押手の範囲をも含めた広範囲を意図する．施術野には，様々な種類の微生物が存在しており，皮膚消毒はこれらの微生物の殺菌を目的に行われる．

刺鍼前の施術野の消毒操作は，消毒綿花を用いて施術野の皮膚を拭くのが一般的である．この消毒のしかたは，綿花に含有している消毒剤の殺菌効果と，皮膚を拭く清拭の両作用で消毒効果を高めている．

刺鍼前の消毒綿花による施術野の清拭

刺鍼前の施術野の清拭消毒では，
① 清拭圧（清拭時に消毒綿花を皮膚上に押しつける圧力）
② 清拭回数（消毒綿花で皮膚上を拭く回数）
③ 清拭方向（消毒綿花で拭き取る方向）
の三者が大切である．

清拭圧と清拭回数については，前額部で皮膚消毒の効果を検討した報告がある[11]．清拭圧は，200g（軽く皮膚を拭う程度）と，800g（皮膚が少し発赤する程度），清拭回数は1回，2回，3回の条件を設定している．その結果，消毒効果は清拭圧が強く，清拭回数も2～3回の方が効果が高いと報告している．

清拭方向については，様々な方向の記載が見られ，統一した見解が示されていない．しかし，次項に示すこれまでの提唱の検討，鍼灸治療での清拭範囲の検討などから一方向性の清拭消毒が推奨される．

したがって，施術野の皮膚消毒にあたっては，まず押手が触れる範囲を考慮して一方向性に広範囲に強めの清拭消毒を行い，その後に刺鍼直前の刺入部をもう一度皮膚消毒する．皮膚消毒を行った後は，消毒剤が揮発するまで施術するのを待ち，消毒剤との接触時間を十分に取る．

消毒綿花による施術野の望ましい清拭操作を表Ⅲ-1に示す．

これまでの清拭方向の提唱と鍼灸治療での清拭方向のあり方

世界保健機関（WHO）では，施術中心部から円を描くように拭くとしている[6]．

東洋療法学校協会編のテキスト（実技編）では，施術点を中心として，外側に皮膚の毛流に逆らうように渦巻き状に，やや強めに描きながら拭うとしている[12]．また，同・理

表Ⅲ-1　消毒綿花による施術野の清拭操作

清拭方法	清拭手技
清拭圧	皮膚が少し発赤する程度の圧力
清拭回数	2～3回繰り返す
清拭方向	一方向性に清拭し，同一部位で後戻りしない

論編では，一方向性，つまり左から右へ同一方向に下方へ少しずつずらしながら拭き，施術部位の中心から渦巻き状に少しずつ外方へ回転させながら拭くとしている[13]．

注射部位の生体消毒の基本としては，中心から外に向かって，渦巻き状に拭くしかたが推奨されている[14,15]．この理由は，一度清拭した場所を再び汚染しないことを重要視しているためである．

しかし，これらの記載は，どれも施術部に限局した清拭を示したもので，広範囲の施術野については具体的に記載されていない．また，渦巻き状の清拭操作は，注射時のような限局された範囲の皮膚消毒には適するが，広範囲の皮膚消毒には適しない．

一方，肘関節内側部で，①中心から外側に向かって円を描きながら清拭する，②上から下に清拭する，③下から上に清拭する，の3方法の清拭消毒を比較検討した報告もある．その結果，3方法間に消毒効果の差を認めなかったとしている[16]．

これらのことから，鍼治療時の施術野の消毒は，広範囲におよぶことが多いことから，一方向性の清拭を選択した方が現状に即していると思われる．

5 刺鍼後と施灸前後の施術野の消毒操作

感染予防の観点から，刺鍼後，施灸前後の施術野の皮膚消毒は刺鍼前と同程度に大切である．施灸前後の施術野の皮膚消毒の具体的な方法は，これまで明確に示されてはいない．しかし，不完全な皮膚消毒は感染のおそれがあり，適切に消毒を行わなければならない．

刺鍼後の消毒操作

刺鍼前の皮膚消毒は，感染を防ぐ目的で重要である．刺鍼前と同様に，刺鍼後に行う皮膚消毒もまた重要である．

刺鍼後の皮膚消毒では，刺鍼点を中心に軽めの清拭圧で拭う．微出血時は，消毒綿花でその部に少し圧を加えて押さえる．出血は，この方が止まりやすい．完全に出血が止まった後に刺鍼点を中心に清拭消毒を行う．

抜鍼する際は，鍼体を消毒綿花で挟み（図Ⅲ-4），その後に鍼を抜く．抜鍼後は，鍼体を挟んでいた消毒綿花で，抜鍼と同時に後揉法を兼ねて清拭消毒する．この方法は，抜鍼後に出血した場合にも，直接血液に触れることなく，施術者に対する感染リスクも

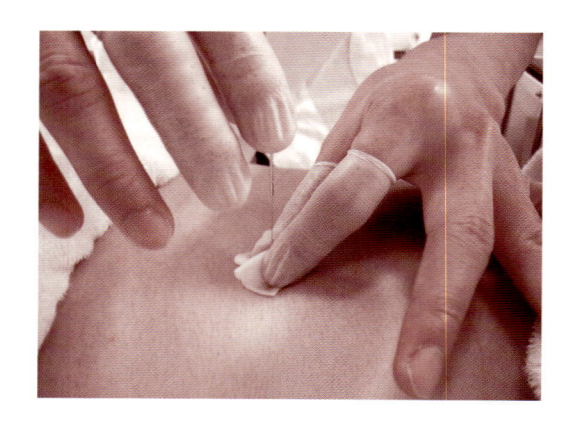

図Ⅲ-4　抜鍼時の消毒操作

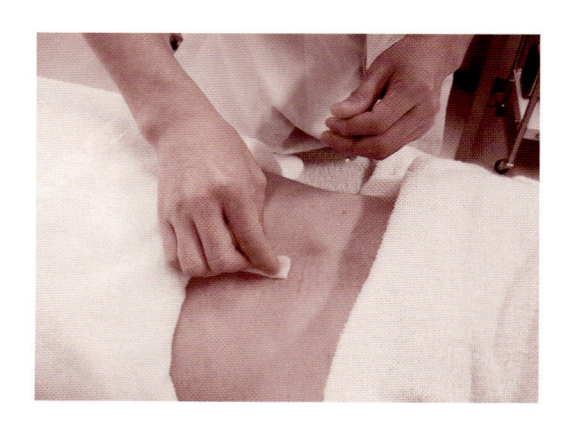

図Ⅲ-5　施灸前の消毒操作

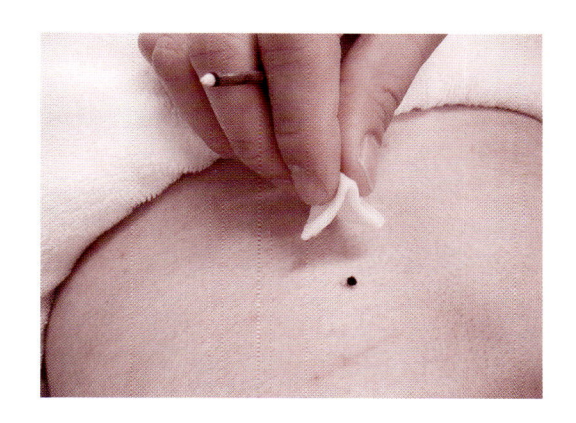

図Ⅲ-6　施灸後の灰の除去

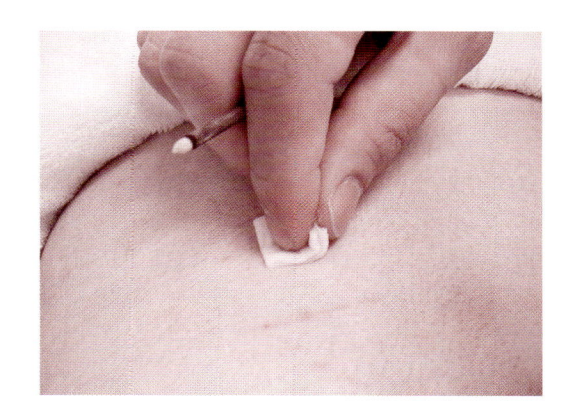

図Ⅲ-7　施灸点の軽い圧迫

小さくなる．

施灸前後の消毒操作

　　施灸部の消毒方法については，「施灸部の消毒を行う」[12]という記述がみられるが，施灸前後の具体的な消毒方法は記されていない．

　　施灸前後の消毒は，これまでもおろそかにされがちな風潮をみるが，施灸部は施灸前，施灸後ともに正しく皮膚消毒を行わなければならない．これは，施灸で熱傷が生じ，その傷が化膿する場合や，その部から感染するおそれがあるためである．

　　施灸前と施灸後の消毒の具体的な操作を示す．

1）施灸前の消毒操作

　　施灸部は，皮膚上を軽く拭う程度の清拭圧で，施術点を中心に一方向性に清拭する（図Ⅲ-5）．広範囲の清拭消毒は必要でない．清拭回数は，1回以上でよい．

2）施灸後の消毒操作

　　施灸後の灸灰を，消毒綿花でつまむようして完全に取り除き（図Ⅲ-6），その後に新しい綿花を用いて施灸点を中心に軽く圧迫する（図Ⅲ-7）．施灸後に熱傷がみられる場合には，強い圧迫は行わず，2～3回軽く叩くような清拭を行う．

（奥田　学・楳田高士）

≪ 参考文献 ≫
1）小林寛伊・他編：消毒剤テキスト．協和企画，2005，p.2．
2）山下　仁・他：国内で発生した鍼灸有害事象に関する文献情報の更新（1998～2002年）および鍼治療における感染制御に関する議論．全日鍼灸会誌，54(1)：55-64，2004．
3）塩道信一・他：HBV genotype Cの急性感染後にキャリア化した1成人例．肝臓，43(1)：28-32，2002．
4）鬼塚智子・他：針治療後に発症した劇症型A群レンサ球菌感染症（Toxic shock-like syndrome）の1例．感染症学雑誌，72(7)：776-780，1998．
5）松本恭子・他：骨まで及んだ右鎖骨部MRSA皮下腫瘍の1例．日本皮膚科学会雑誌，112(7)：1004，2002．
6）World Health Organization（WHO）：Guidelines on basic training and safety in acupuncture. World Health

Organization, 1999, pp17-18.
7) 東洋療法学校協会・編：衛生学・公衆衛生学．医歯薬出版，2005, p.208.
8) 小林寛伊・他編：改訂 消毒と滅菌のガイドライン．へるす出版，2005, pp. 85-86, 89.
9) 尾崎昭弘：図解鍼灸臨床手技マニュアル．医歯薬出版，2003, pp.365.
10) 田口静江・他：針治療における皮膚消毒法の検討．関西鍼灸短期大学年報，15：81-89, 1999.
11) 奥田 学・他：鍼治療における皮膚消毒法の検討（第2報）．関西鍼灸短期大学年報，16：56-62, 2000.
12) 東洋療法学校協会・編：はりきゅう実技〈基礎編〉．医道の日本社，1999, pp.2, 36.
13) 東洋療法学校協会・編：はりきゅう理論．医道の日本社，2002, p.39.
14) ICHG研究会・編：院内感染予防対策のための滅菌・消毒・洗浄ハンドブック．メディカルチャー，1999, pp.20,48.
15) 伊東朋子・他：エタノール湿潤度と塗擦方法の違いによる消毒効果．大分看護科学研究，5(1)：1-7, 2004.
16) 藤田麻里子・他：皮膚消毒の効果についての検討．血液事業 Blood Programme, 15(3)：480-482, 1992.
17) 楳田高士・他：鍼灸の安全性に関する和文献（6）―鍼治療による感染に関する報告について―．全日鍼灸会誌，51(5)：111-121, 2001.

第1部　鍼灸医療での感染防止対策

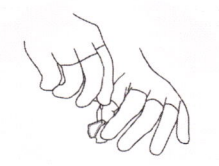

Ⅳ　刺鍼・抜鍼時の清潔操作

基本 ● 単回使用毫鍼に関わる基本的な事項，鍼のクリーンテクニックを理解・修得し，安全な鍼治療を行う．

point
- 鍼治療での感染予防を図るためには，安全な毫鍼の刺入・抜去操作が必須である．国内では，伝統的に鍼の刺抜操作時に「押手（おしで）」が用いられている．素手での押手は，患者の血液や体液などに手指が直接触れるので，標準予防策としての手袋や指サック装着の励行が求められる．
- 毫鍼の刺入・抜去操作時の安全性確保にあたっては，改正薬事法で医療機器として取り扱われる単回使用毫鍼，単回使用毫鍼の日本工業規格（JIS），鍼のクリーンテクニック実施の背景ならびに手法（しかた），鍼のクリーンテクニックに用いられる製品，抜去後の出血の処置などに関する基本的知識を持ち，適切な刺入・抜去操作を行う．

1 単回使用毫鍼（JIS適合）の滅菌済み鍼の活用

　平成17年4月から改正薬事法が施行され，単回使用毫鍼は医療機器として扱われるようになった．これに伴い，単回使用毫鍼の滅菌済み鍼はクラスⅡに分類され，厳しい品質管理が要求されるようになった．

　単回使用毫鍼の使用は，鍼治療におけるリスクマネジメントを医療の水準に導き，より安全な鍼灸医療の確保に連なる．

ディスポーザブル鍼から単回使用毫鍼への移行

　改正薬事法[1]が平成17年4月1日に施行され，従来までの「医療用具」は「医療機器」に名称が変更され，品質，有効性および安全性を確保するとともに，医療上必要性の高い医療機器の研究開発を促進するのに必要な措置を講じることが盛り込まれた．これは，鍼治療に用いる鍼に対しても適用されている．

　改正薬事法では，従来までの使い捨て鍼を意味するディスポーザブル鍼を「単回使用」の表現にかえ，1回の使用に限り品質を保証することとした（図Ⅳ-1）．ここでいう単回使用とは，毫鍼の設計・製造の過程で，同一の毫鍼を2回以上使用することを想定していない．

　すなわち，この規定は鍼を使用する側が，その鍼を何回使うかを規定したものではなく，作る側の品質保証の範囲を限定したもので，PL法の責任の範囲を規定したものと理解するべきである．

　単回使用毫鍼の滅菌済み鍼は，単回使用毫鍼を滅菌して製品化したもので，清潔な製

品として鍼治療に提供されるものである．このように，単回使用毫鍼の滅菌済み鍼は従来までのディスポーザブル鍼のように「使い捨てにする鍼」という意味とは大きく異なり，単回使用を目的とした毫鍼で，この使用方法に限り薬事法に基づく品質保証がなされるものである．

改正薬事法におけるリスク区分の再編

1）単回使用毫鍼のリスク分類

医療機器の特性に応じた安全対策の見直しをはかるため，改正薬事法では医療機器のリスクに応じた分類を導入した．これらは，高度管理医療機器（クラスⅢ・Ⅳ），管理医療機器（クラスⅡ），一般医療機器（クラスⅠ）とされ，単回使用毫鍼の滅菌済み鍼はクラスⅡに分類されている（表Ⅳ-1）．

クラスⅡでは，厚生労働大臣の承認にかわって第三者認証制度が導入され，これに伴って日本工業規格（JIS；Japanese industrial standard）[2]による規格化が行われた．JIS規格は，5年ごとに改正が義務化されており，これを継続するためには再度申請が必要となる．

また，製造業者においては，単回使用毫鍼の滅菌済み鍼は滅菌が施された製品である

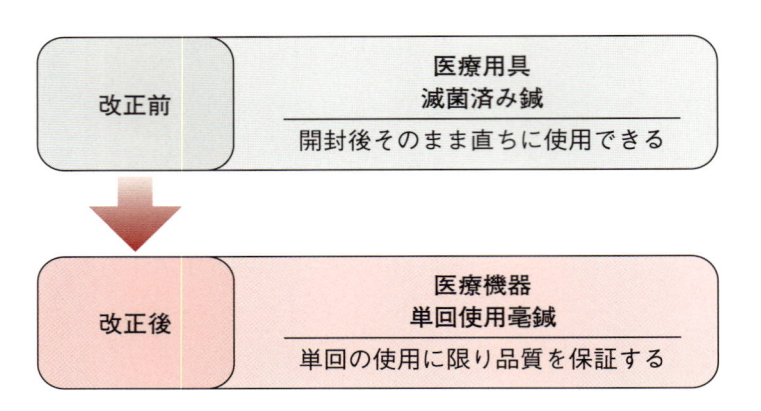

図Ⅳ-1　薬事法の改正

表Ⅳ-1　医療機器のクラス分類

クラス分類	リスク	許可・届出
高度管理医療機器（クラスⅢ・Ⅳ）	不具合が生じた場合，**生命の危険に直結するおそれがあるもの**，又は**人体へのリスクが比較的高い**と考えられるもの	大臣承認 販売許可
管理医療機器（クラスⅡ）	不具合が生じた場合でも，**人体へのリスクが比較的低い**と考えられるもの	第三者認証 販売届出
一般医療機器（クラスⅠ）	不具合が生じた場合でも，**人体へのリスクが極めて低い**と考えられるもの	製造承認不要 販売規制なし

リスク大 ↑↓ リスク小

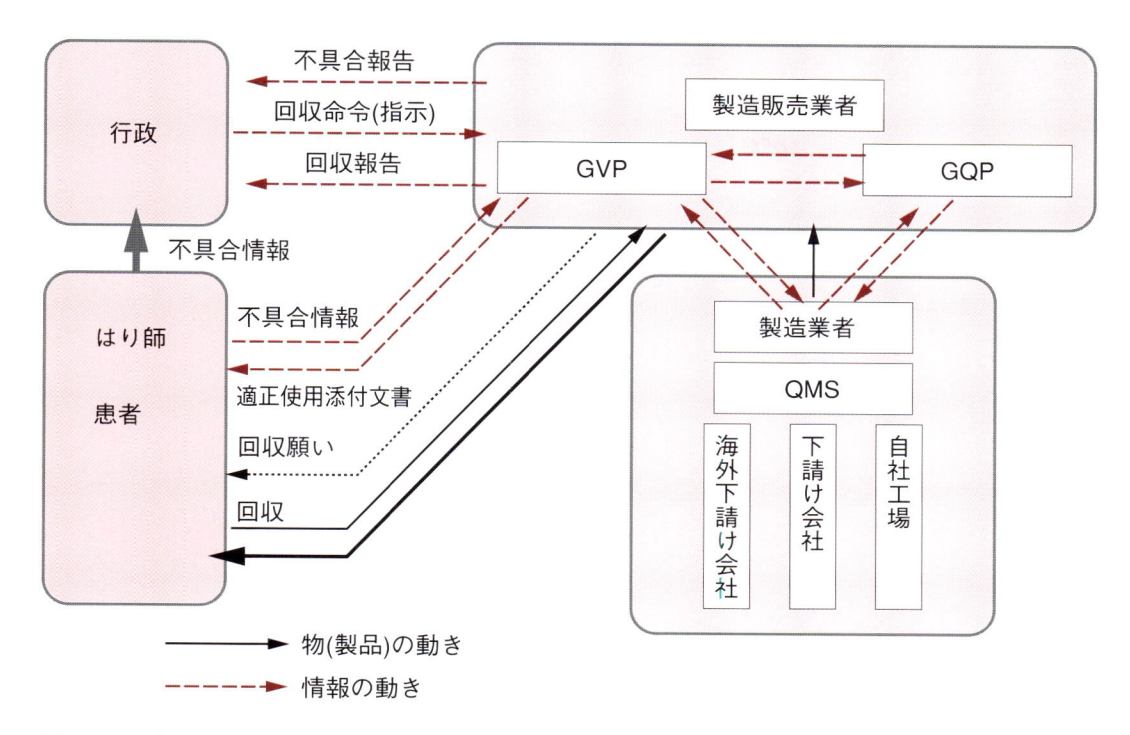

図Ⅳ-2　改正薬事法の規定するはり師と行政及び製造業者との関係

ことから，品質マネジメントシステム（QMS；quality management system）基準が認証要件となり，製造過程における人為的な誤りや，汚染，品質の変化などが排除されることで，高度な品質を保証している．

さらに製造販売業者に対しては，品質保証基準（GQP；good quality practice）によってクレームに対しての対応や回収などによる適切な処置，社内教育による社員の品質意識の向上，内部監査によって設定している品質保証体制が十分機能していることの確認を行う基準が設けられている．

製造販売後安全管理基準（GVP；good vigilance practice）では，製造販売業者が製品による副作用や不具合の発生情報を収集して，安全性情報を出して製品の適正使用を注意喚起することなどが製造販売業者の許可用件として盛り込まれている．

さらに，これらの基準は改正薬事法により，国内製造製品ばかりでなく，輸入製品にも適用されるため，国内に流通する医療機器は製造場所が国の内外にあるかどうかを問わず，医療機器に対する責任を負うことが一層明確になっている．

図Ⅳ-2に，改正薬事法の規定するはり師と，行政及び製造業者との関係を示す．

2）医療機器の添付文書

すべての医療機器には，添付文書[3]がつく．医療機器を使用するには，添付文書に記載されている使用方法，禁忌，注意事項等を十分理解して，適正な使用を心がけなければならない．

また，添付文書の内容として単回使用の医療機器については「再使用禁止」の記載がある．したがって，鍼治療に用いる単回使用毫鍼も当然のことながら再使用が禁止となる．

単回使用毫鍼の滅菌済み鍼に対する品質保証

1) 物理的特性

鍼治療に用いられる毫鍼の材質は，医療機器として適合していなければならない．現在，毫鍼の鍼体の材料としてステンレス鋼線が最も多く使用されているが，この表面は血液や体液などに対して侵食されにくく，表面の酸化が浸透しにくい特徴[4]がある．

現在使用できるステンレス鋼線は，JISによって規定されている．さらに，今まで基準のなかった金線および銀線についても規格化され，ステンレス鋼線と同様に強度試験の対象として引張強度試験，折れ曲がり強度試験が実施されている．

毫鍼の特殊な使用方法として，灸頭鍼や毫鍼を電極とした鍼通電療法がある．

灸頭鍼の特徴は，鍼柄が艾の燃焼で高温になるため，熱に強い材質を用いることである．操作上の注意点としては，艾球への着火は炎が鍼体に近づかないようにすること，などである．

鍼通電療法での安全性の確保は，電極として用いる毫鍼に対する規制ではなく，低周波治療器等の通電機器の特性と使用上の注意事項を守った操作により，行われるようになっている．

2) 無菌性の保証

滅菌方法には，高圧蒸気滅菌，エチレンオキサイドガス滅菌または放射線滅菌等がある．無菌保証をした医療機器を製造する上で，どの滅菌方法を選択したにせよ，無菌性保証の方法として，わが国の滅菌バリデーション（validation；確認する）基準またはこれと同等以上の基準に従って無菌性を保証しなければならない．

医療機器のバリデーション基準では，「医療機器の無菌性保証水準（SAL；sterility assurance level）は原則として 10^{-6} 以下にしなければならない」とされ，毫鍼等の製造の設備，手順，工程，製造管理など，品質管理の方法が基準に則っているか否かを検証して，総合的に製品の無菌性保証水準が保証されなければならない．

単回使用毫鍼の滅菌済み鍼は，この基準で製造され，品質保証に対する責任の所在が明らかになっている．

3) 毫鍼の構造

平成17年3月25日に制定されたJIS T9301の「単回使用ごうしん（毫鍼）」の規定[2]によれば，毫鍼は鍼体と鍼柄からなり，鍼体の先端を鍼尖という（図Ⅳ-3, 4）．

鍼体は，まっすぐで傷や折れがあってはならない．鍼尖の形状は，鋭利に研磨され，傷や異物の付着，先端部の偏位などがないことが条件となる．また，鍼柄の中心に鍼体が装着されていること，鍼柄の外端は切断面の角がなく，切皮で叩打したときの感触が良いことなどが条件となる．

毫鍼の構造では，鍼柄からの鍼体引き抜き強さ試験[2]の実施を規定しており，両者が容易にはずれないことの確認を義務づけている．

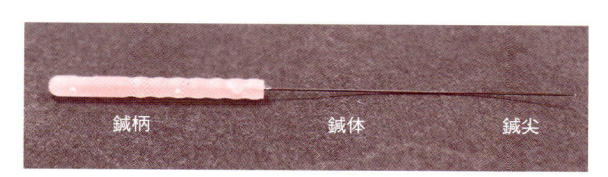

図Ⅳ-3　毫鍼の構造
　鍼体は，まっすぐで傷や折れがあってはならない．また，鍼柄の中央に鍼体が装着されていなくてはならない．

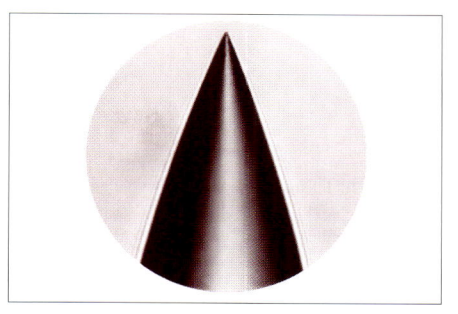

図Ⅳ-4　鍼尖の形状
　鍼尖は鋭利に研磨され，傷や異物の付着，先端部の偏位があってはならない．

表Ⅳ-2　単回使用毫鍼の滅菌済み鍼の表示（薬事法からの抜粋）

法定表示事項（薬事法63条）
①製造販売業者の氏名または名称及び住所
②名称（製品名）
③製造番号又は製造記号
④内容量（単回使用毫鍼は適用されない）
⑤，⑥基準において定められた事項　　（JIS T9301単回使用毫鍼の13，表示に規定されている事項）
⑦使用の期限（単回使用毫鍼は適用されない）
⑧その他厚生労働省令で定める事項（薬事法施行規則222条）　（管理医療機器，単回使用医療機器の表示）

法定表示項以外	医療機器の認証番号

4）包装と表示

　滅菌後の清潔保持には，毫鍼の包装が重要である．単回使用毫鍼の滅菌済み鍼は，無菌保証が必要なため，外部から容易に汚染されない，開封後は未開封のものと区別がつき，容易にもとの状態に戻せない等の構造が必要である．

　包装の持つもう一つの機能に，医療機器の表示がある．表示は，製品の使用者に対するメーカーからの情報提供の一部であると位置づけられ，薬事法で義務づけられている．なかでも承認番号や許可番号の表示は，製造に関わる工程や品質保証として重要である．包装への記載事項を確認し，適正な製品を選ばなければならない．

　表Ⅳ-2に，薬事法（第63条）から抜粋した単回使用毫鍼の滅菌済み鍼の表示を示す．

単回使用毫鍼の滅菌済み鍼の活用

　単回使用毫鍼の滅菌済み鍼は，鍼治療で用いる毫鍼が医療機器として品質保証されたものであり，リスクマネジメントの基本となるものである．

　はり師は，鍼治療のすべてにおいて安全管理の責任を担っているため，毫鍼が媒体となり，患者から患者もしくは患者から施術者への感染を防止する方法を実施しなくてはならない．また，使用した毫鍼の不具合によって折鍼事故が発生するようなことは，どのような場合においても防止しなくてはならない．

鍼治療を医療の分野で定着させ，さらに伸ばすためには他の医療従事者にもわかりやすい方法で鍼治療のリスクマネジメントを説明し，理解を求める必要がある．この第一歩として，鍼治療に使用する毫鍼はクラスⅡの基準に則ったものであり，単回使用として製造された鍼は再使用禁止であることをアピールし，安全かつ安心できる治療であることを広く啓発していくことが肝要である．

❷ 消毒した施術野を手指等で汚染した場合の再消毒

鍼治療の直前に，施術野の消毒を実施する．消毒後に，施術野に触れた場合は，再度消毒を行う．

施術野の再消毒

鍼治療では，面接から治療にいたる手順のなかで，皮膚の状態，熱感，冷感，圧痛や硬結などの反応を観察することが，治療プランを立てる上で重要な情報となる．さらに，鍼治療では診断点がそのまま治療点になることがある．このため，消毒後の施術野に触れて，圧痛や硬結部位を探しあて，その部位に鍼治療を実施することもある．

施術野は，予め消毒を施していたとしても，施術野に触れた場合は鍼治療の直前に必ず再度，施術野の消毒をする．

鍼治療前に消毒した部位を誤って触れた場合の再消毒

鍼治療では予め施術野を広く消毒するが，消毒した部位を誤って手指で触れることもある．消毒後に術者の手指等が施術野に誤って触れてしまった場合には必ず再度，消毒を行う．

❸ 鍼のクリーンテクニック（指サック・手袋の装着を含む）

鍼治療では，鍼を介した患者から患者への感染，患者から施術者への感染を防がなければならない．

鍼治療では，一般的に毫鍼を用いて皮膚を破り，穿刺刺入する．毫鍼の刺入操作，抜去操作の繰り返しはヒト免疫不全ウイルス（HIV；human immunodeficiency virus），B型肝炎ウイルス（HBV；hepatitis B virus），C型肝炎ウイルス（HCV；hepatitis C virus）などの患者から患者への感染，患者から施術者への感染の危険性がある．

世界保健機関（WHO）のガイドラインでは，鍼治療の安全性を確保するため，感染防止策[5]として清潔な環境，清潔な手指，無菌的な手法などを記している．そこでは，毫鍼による患者から患者への感染防止，毫鍼の抜去操作による施術者への感染防止の重要性を述べている．

現在，米国で一般化されたクリーンニードルテクニック（CNT；clean needle technique）[6]（表Ⅳ-3）では，施術者が鍼体に触ることは禁じられている．毫鍼を介したこれらの感染を防ぐためには，有効と考えられる方法を可能な限り積極的に行わなければならない．

表Ⅳ-3　クリーンニードルテクニック

- 施術者の手指消毒
- 鍼を置く清浄な場所の確保
- 1本の鍼で1回の刺入施術
- 鍼体に触らない
- 鍼を捨てる特別な専用容器
- 脱脂綿を捨てる専用袋

毫鍼の伝統的な刺入・抜去操作の特徴と感染のリスク

わが国の伝統的な撚鍼法または管鍼法では，押手や片手挿管法が行われているが，これらには，感染のリスクがある．このため，刺入・抜去操作にあたってはクリーンニードルテクニックが必要である．

1）押手の感染リスク

わが国の伝統的な刺法である撚鍼法および管鍼法では，毫鍼の刺入・抜去操作に押手が使用されている．一般的な押手は，施術者の母指と示指で鍼体を挟むようにして，鍼体を保持している．

この方法は，刺入鍼操作において鍼体に施術者の手指が直接触れ，抜去操作では患者の血液や体液が付着している鍼体に，施術者の手指が直接触れることになる．したがって，押手の使用は患者から患者，患者から施術者への感染リスクが存在している．

さらに，押手の一連の操作として，抜去後に刺鍼部位を押さえて後揉法を行うのが，一般的である．これは，たとえ肉眼的に確認できない微量の出血であっても，患者の血液や体液に直接触れるため，感染リスクが非常に高くなる危険な行為である．

2）片手挿管法の感染リスク

管鍼法には，1本の毫鍼を繰り返して使用する操作として片手挿管法がある．これは，患者から抜去した毫鍼を再び刺入するための方法である．この操作では，施術者が触れた鍼柄が鍼管の内部に接触して，その後に鍼体が接触する．この方法を用いて，再度，患者に同一の毫鍼を刺入することは，汚染された毫鍼を用いることになる．したがって，片手挿管法によって繰り返して用いられる毫鍼は，無菌的な状態が維持されていないことを理解しなくてはならない．

推奨される手術用グローブや指サックの使用

鍼治療の感染リスクは高リスクなため，滅菌された毫鍼を用いる．体内から抜去した鍼は，血液や体液が付着しているため，感染の可能性がある．鍼治療では，標準予防策が必要である．

手術用グローブや指サックは，術者の手の汚染予防に有効である．手術用グローブや指サックは，病原体の伝搬を減少させることができる．血液や体液に触れる可能性がある場合には，手術用グローブや指サックを一定の手順に従って正しく装着し，使用後ははずさなければならない．

1）鍼治療による感染リスク

感染予防対策は，鍼治療の現場において業務と密接に関わる重要事項である．鍼治療では，治療に用いる毫鍼が皮膚を通過して直接体内に挿入されるため，感染リスクでは高リスクに分類され，毫鍼の消毒レベルは滅菌が必要なレベルである．

しかしながら感染予防ばかりを考えると，消毒の範囲の拡大，使い捨て品の増加など

過度な対策に陥りやすく，業務が煩雑となり，結果的に対策がとられずに感染を成立させることになる．鍼治療の感染リスクに見合った感染予防対策が必要である．

2）鍼治療と標準予防策

　鍼治療で行う標準予防策[7]は，毫鍼を介して起こる患者から患者への感染を予防することであり，患者が保有している可能性のある病原体から施術者を保護することにある．

　すなわち，患者が保有している可能性がある病原体に対して，確認がとれたものばかりでなく，たとえ確認がとれなくても感染の可能性があるものとして取り扱うことになる．

　はり師が，標準予防策を理解して実施することは，他の医療従事者と共通の認識を得ることになる．すなわち，標準予防策の実施は鍼治療の治療技術以前の問題であり，鍼治療の質を保証するための最も基本的な事項である．このため，鍼治療では手術用グローブや指サック（以下，指サック等）の使用が推奨される．

3）指サック等の使用

　患者や施術者を保護する方法として推奨されているのは，指サック等の使用である．これにより，滅菌された毫鍼の鍼体に施術者の手指が直接触れることがなくなり，刺入前の鍼体の汚染は回避しやすくなる．

　しかし，指サック等を使用したからといって，すべての汚染が回避できるものではなく，これらの装着方法の手順も熟知しなければ滅菌を維持した状態での刺入操作を行ったことにはならない．

　指サック等は，感染防止策の一つであるが，この効力を発揮させるためには施設ごとに作業内容に照らし合わせて脱着方法を吟味する必要がある．図Ⅳ-5に，単回使用毫鍼および指サックの取り扱い例を示す．

　指サック等の使用は，学校教育のなかでも取り入れられ，「鍼灸治療における感染防止の指針」[4]においても，その必要性が説かれている．手指に傷がある場合や，感染リスクが高いHIV感染症，HBV感染症，HCV感染症患者への鍼治療では必然的に指サック等を装着しなければならない（図Ⅳ-6, 7）．

　しかし，日常の鍼治療では操作性が悪い，コスト高，装着が面倒といった理由で普及していない[8]のが現状である．

　施術者の意識として，一般的予防対策に加え，血液や体液による汚染事故を防ぐ標準予防策を，鍼治療のすべての工程に導入し，その具体策として指サック等の装着の必要性を認識すべきである．

　医療従事者は，患者の血液や体液に接触する可能性がある行為では手袋を装着する[9]ことになっている．鍼治療で指サック等を使用することは，他の医療従事者からはり師が標準予防策を実施する医療従事者として認められることになる．

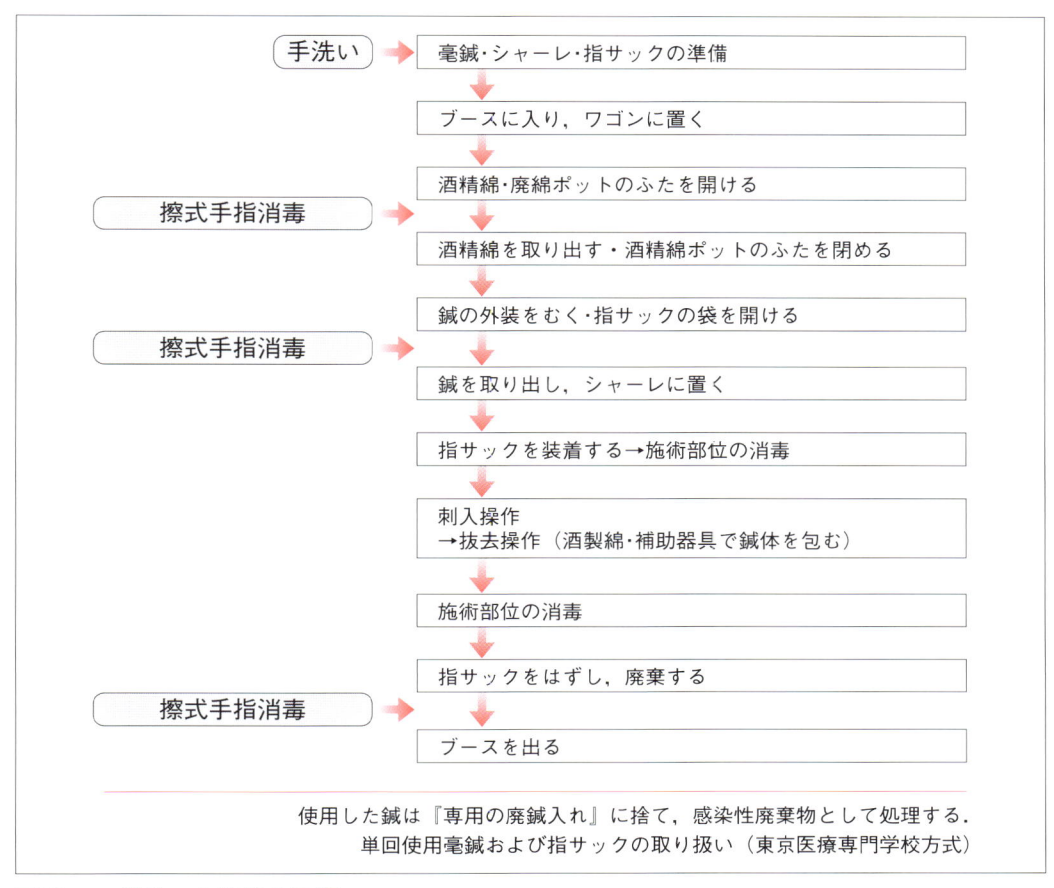

```
 手洗い  → 毫鍼・シャーレ・指サックの準備
              ↓
           ブースに入り，ワゴンに置く
              ↓
 擦式手指消毒 → 酒精綿・廃綿ポットのふたを開ける
              ↓
           酒精綿を取り出す・酒精綿ポットのふたを閉める
              ↓
           鍼の外装をむく・指サックの袋を開ける
 擦式手指消毒 →    ↓
           鍼を取り出し，シャーレに置く
              ↓
           指サックを装着する→施術部位の消毒
              ↓
           刺入操作
           →抜去操作（酒製綿・補助器具で鍼体を包む）
              ↓
           施術部位の消毒
              ↓
           指サックをはずし，廃棄する
 擦式手指消毒 →    ↓
           ブースを出る
```

使用した鍼は『専用の廃鍼入れ』に捨て，感染性廃棄物として処理する．
単回使用毫鍼および指サックの取り扱い（東京医療専門学校方式）

図Ⅳ-5 指サック装着の手順

指サックの装着は，毫鍼の刺鍼準備に伴い衛生的に行われなければならない．そのためには，事前に擦式手指消毒を行う．

指サックや毫鍼の包装の開封，酒精綿入れ，廃綿ポットの蓋の開閉時は消毒されていない部分に手指が触れるため，擦式手指消毒を適時行う．手指消毒回数を最小限にした手順を示す．

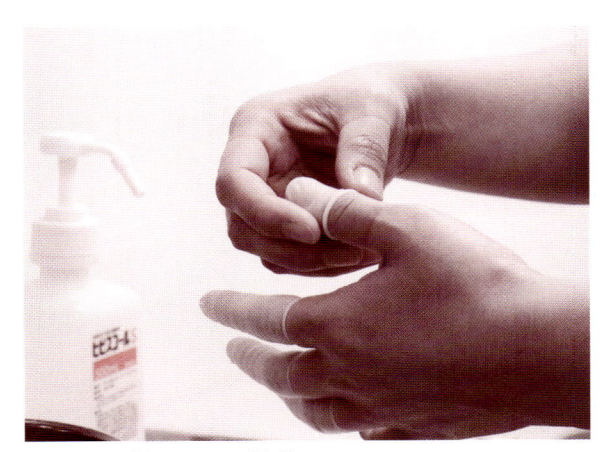

図Ⅳ-6 指サックの装着

左右4指ずつ指サックを装着した．母指と示指の2指だけの装着の場合もある．

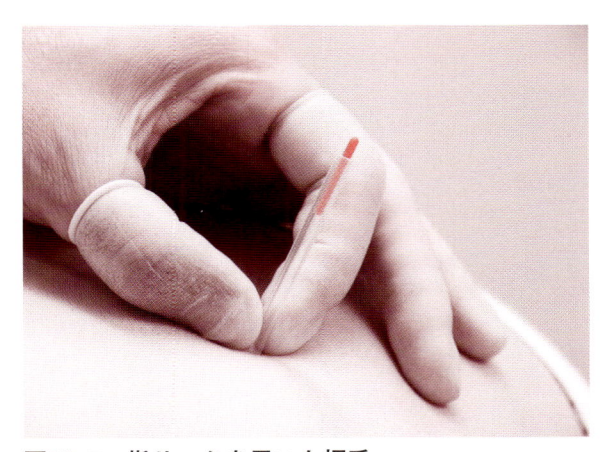

図Ⅳ-7 指サックを用いた押手

指サックを装着して，立管した．指サックの装着が緩いと指先が余り，立管がしにくいばかりでなく，指サックの上から切皮を行ってしまい，鍼体が指サックを貫通した状態になることがある．

これを防ぐためには，装着時に指腹面にたるみがでないよう，爪面を引っ張って指と指サックが密着するように装着する．この装着ができると，毫鍼の操作性は格段に向上する．

指サック等の使用上の注意

　指サック等は，患者ごとに取り換えなくては使用目的と一致しないため，患者の目の前で脱着する習慣をつける．これは，指サック等を交換しないで他の患者の治療を行わないようにするためである．

　また，患者に対して積極的に標準予防策を実施していること，衛生的な鍼治療を心がけていることをアピールするためでもある．

　しかし，施術者が指サック等の装着を理解したとしても業務の手順のなかで扱いやすくしなければ，時間の経過とともに使用頻度は低下する．したがって，それらを防止する意味で施術所内部には指サック等が眼につき，取りやすい場所に3サイズ（L，M，S）を配置して，いつでも装着できる工夫も必要である（図Ⅳ-8）．

　指サック等をはずした後には，必ず手を洗う習慣をつける．これは，指サック等にピンホールがある可能性があること，これらの血液や体液が施術者の手に付着する可能性があること，汗をかいて指サック等の内部で微生物が繁殖している可能性があることに対する対策である．

毫鍼以外の刺鍼操作の注意点

　鍉鍼，小児鍼，皮内鍼および円皮鍼など毫鍼以外の操作時においても指サック等の装着を推奨する（図Ⅳ-9）．鍉鍼，小児鍼は患者の体内に刺入することはないが，施術方

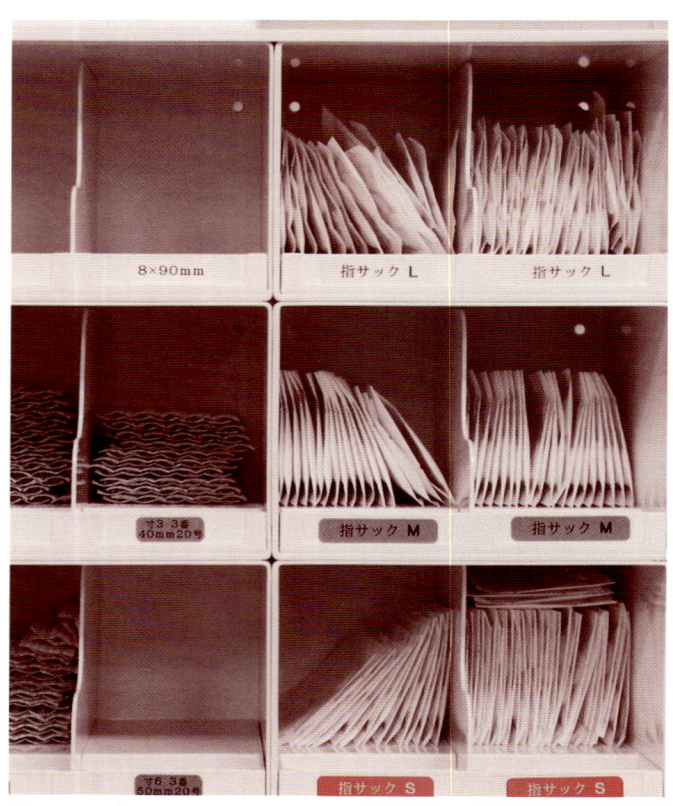

図Ⅳ-8　指サックの保管

　指サックは，毫鍼の保管棚に一緒に配置する．治療に用いる毫鍼を準備する段階で，同時に指サックを取ることが可能になる．棚には，複数の施術者にあわせて3サイズ（L・M・S）を配置する．

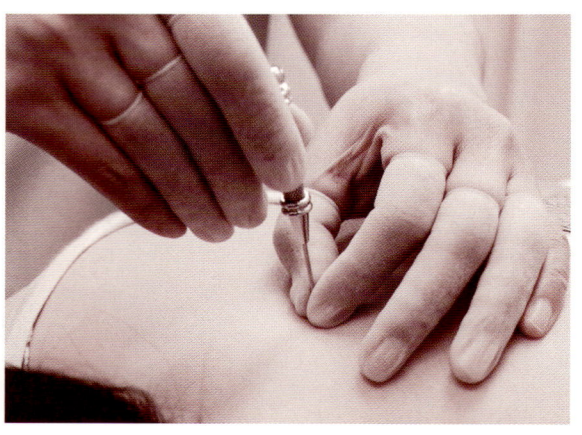

図Ⅳ-9　鍉鍼の操作

　鍉鍼の操作時にも，指サックの装着を推奨する．たとえ皮膚を穿刺することがなくても，鍼治療として扱わなければならない．同様にピンセットを用いる皮内鍼や，絆創膏に装着された円皮鍼の操作においても指サックの装着が推奨される．

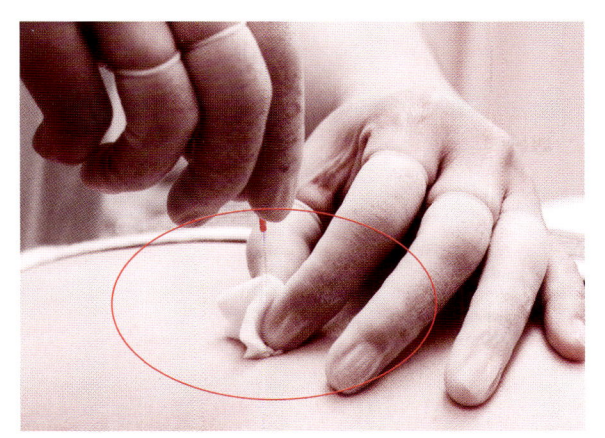

図Ⅳ-10　毫鍼の抜去操作における酒精綿の使用

毫鍼の抜去操作では，指サックを装着した状態でも，酒精綿で鍼体を包み込み抜去する．これは，施術者への感染を防止するために必要な方法である．

法として皮膚を押圧もしくは擦過した後，他の手指で患者の皮膚の状態を観察するため，体液に触れる可能性がある．

皮内鍼では刺入操作にピンセットを用いるため，また円皮鍼では予めシールに固定された短い鍼体をシールごと貼付するため，直接施術者が鍼体に触れる可能性は低いが，これらの操作を行うときには医療従事者として感染予防対策を実施していなければならない．

抜去操作の注意点

押手の母指と示指で，鍼体を挟むように抜去操作を行えば，両指の指腹で患者の血液や体液を拭い落とすことになる．また，抜去直後の鍼孔を閉じる後揉法は患者の血液や体液に直接触れるリスクがある．

そこで，指サック等の装着に加えて，抜去時は施術者の感染防止策として鍼体を酒精綿で包み込むようにして抜去する（図Ⅳ-10）．

抜去後は，酒精綿で鍼孔を閉じ，後揉法を行う．この酒精綿による抜去操作後の後揉法を一連の動作として行うことで，伝統的な刺入・抜去操作によって生じる感染リスクは大きく軽減できる．

クリーンニードルテクニックに準拠した製品の開発

1）補助器具を使用した毫鍼の刺入・抜去操作

毫鍼の刺入・抜去操作の補助器具が開発されている（図Ⅳ-11）．これは，患者の皮膚上に鍼管を立てたあとで，鍼管を包み込むように補助器具を使用するものである（図Ⅳ-12）．その後は，通常の切皮操作を行い，鍼管を除去した後は滅菌された毫鍼の鍼体を補助器具で包み込み，刺入操作を行う．

施術者は，滅菌された毫鍼の鍼体に直接触れることなく刺入操作が可能となる．これは，WHOのガイドラインや鍼のクリーンニードルテクニックにある「鍼体を触らない」という条件を満たすことになる．一つの補助器具で数カ所の刺入を続けて行う場合は，同様の手順を繰り返して行う．

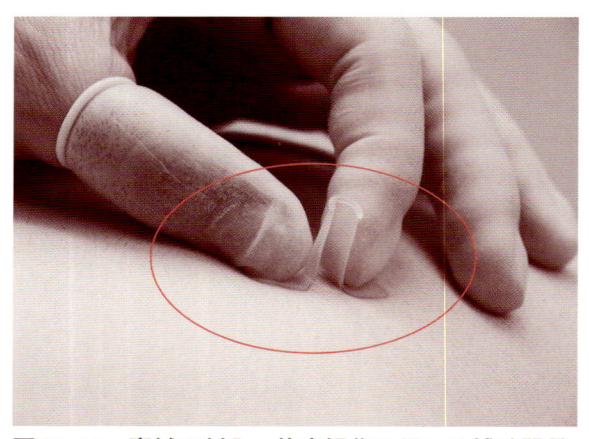

図Ⅳ-11　毫鍼の刺入・抜去操作に用いる補助器具

毫鍼の刺入・抜去操作に補助器具を用いる．鍼体に，直接施術者の手指が触れないようにするためである．この器具は，毫鍼の連続した刺入・抜去操作を容易にするため，鍼管もしくは刺入された鍼体に横から使用できるよう半円状の形状になっている（セイリン：商品名 ツバース®）．

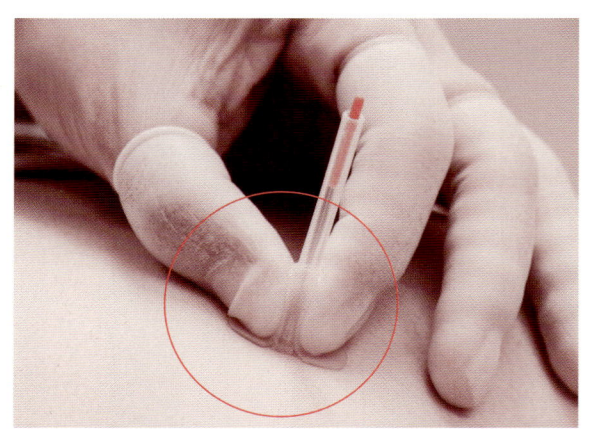

図Ⅳ-12　補助器具を使用した毫鍼の刺入操作

切皮時に使用した補助器具（ツバース®）は，そのまま毫鍼の刺入操作にも使用できる．

毫鍼の抜去操作は，補助器具で鍼体を再び包み込み，通常の操作を行う．補助器具を使用した場合においても，指サック等の使用は必要である．また，間歇術や雀啄術などで，患者の体内に刺入した毫鍼を上下に動かす手技においても，補助器具を使用して操作することで感染の防止策となる．

2）シャーレの代替え品

毫鍼は，使用するとき包装から取り出し，シャーレに移動させる方法が一般的であるが，清潔な操作をより簡便に行うための方法の一つとして，毫鍼を包装から取り出さずに台座（鍼立て）に固定する方法が考案されている（図Ⅳ-13）．

これは，包装の上部を剥がした状態で専用の台座に挟み込み，使用するたびに台座に挟み込んだ包装から1本ずつ抜いて治療に供するもので，材質，形状の検討も行われている．衛生的な指サック等の装着手順を簡便化することにもつながる可能性がある．

3）クリーンニードル

感染防止の一環として，新たな毫鍼の開発が種々行われている．いずれも，管鍼法で切皮した後の刺入・抜去操作を，清潔な状態で行えるように工夫しているものである．

その一つに，微細な移動式のチューブが鍼尖側に固定されていて，刺入時はこのチューブが鍼柄方向へとスライドする毫鍼が開発されている（図Ⅳ-14）．この仕組みにより，押手の母指と示指が直接鍼体に触れないようになっている．

また，抜去時は通常の操作と同様に押手を作り，抜去することができる．この際にも，チューブによって施術者の手指が鍼体に直接触れることはない．しかし，抜去後に刺入部位から血液や体液の滲出を起こすこともあるため，指サック等の防御策は必要である．

また，このチューブは刺入時において，チューブ下端が患者の皮膚と接触し，上端が

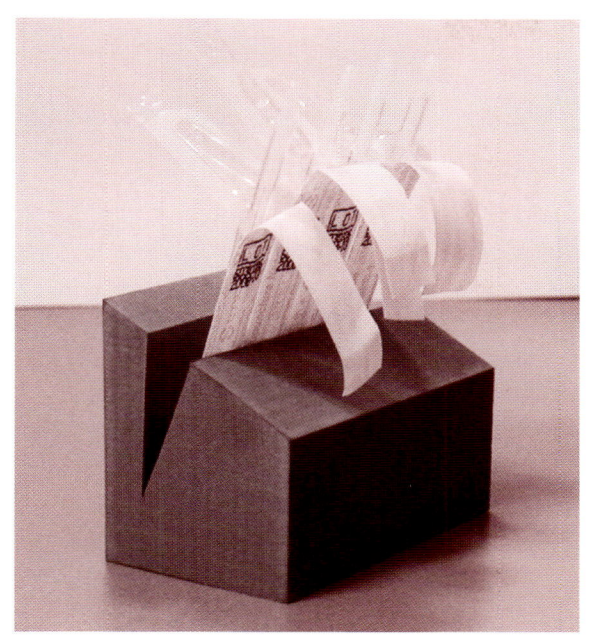

図Ⅳ-13 シャーレの代替え品（鍼立て）

包装の上部を開封した状態で，台座（鍼立て）にセットする．包装の紙側が前面になるよう固定し，鍼柄をつまんで手前に押しながら上方へ動かすとスムーズに取り出せる．毫鍼を包装から取り出し，シャーレに移す手間が省ける．毫鍼は，この状態で1本ずつ治療に供することができる．
（明治鍼灸大学　今井賢治氏考案）

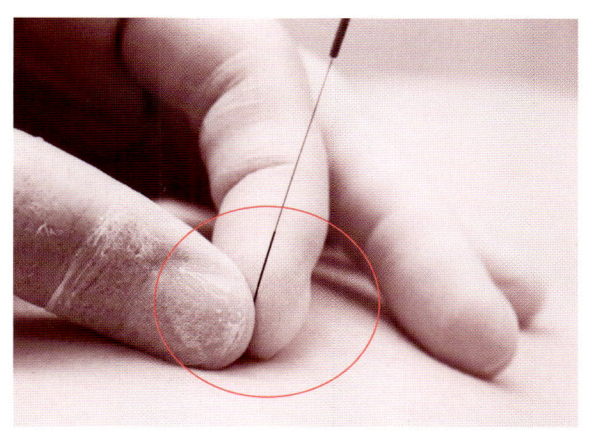

図Ⅳ-14 クリーンニードル（今井式）

毫鍼の刺入・抜去操作で，施術者の手指が直接鍼体に触れないように，微細なチューブ（赤丸内）を鍼体に装着したものである．さらに，このチューブがストッパーの役目をして，鍼体の適正な刺入深度を確保することにもなる．
（明治鍼灸大学　今井賢治氏考案）

鍼柄に接触するため，一定の深度に達するとストッパーの役目をする．したがって，それ以上の刺入ができなくなるので，毫鍼の鍼体の長さに見合った適正な刺入深度を確保する役目も果たす．

鍼治療の清潔操作の基本

　鍼治療の清潔操作に関わる機器の開発は，今後も精力的に行われ，鍼治療の質を向上させるために，多くの製品が供給されるものと考えられる．また，新たな機器を用いた方法論の吟味も拍車がかかるものと考えられる．

　はり師に医療従事者としての資質が求められる今，医療の現場で仕事をするには指サック等の装着が基本であり，特に日本の伝統的な鍼治療を継承するには，日本独自のクリーンニードルテクニックの提唱も視野に入れなくてはならない．

　このためには，鍼治療における指サック等の装着，刺入時の補助器具の使用，抜去時の酒精綿や補助器具による鍼体の包み込み操作など，清潔操作の要件を提示していかなければならない．

　世界的な潮流としてのクリーンニードルテクニックはその本流である．その中で，日本の伝統的な鍼治療の操作方法の一つである押手の良さを後世に伝えるためには，感染リスクを可能な限り軽減させる方法として指サック等の装着をはじめとした各種方法の実施が求められている．

4 出血時の処置

毫鍼の抜去時に，小出血を起こすことがある．有害事象のなかでも，取り扱いが多い事象である．また，体外への出血はないが，内出血を起こすこともある．毫鍼の鍼尖で，小血管を損傷させた結果である．

出血が確認された場合には，脱脂綿を用いて圧迫を行う．圧迫は，止血が確認されるまで行う．なお，圧迫に用いた脱脂綿は，患者の血液が肉眼的に確認されるもの，及び肉眼では確認されないが血液が付着している可能性のあるものは，ともに一般廃棄物とは別に，医療廃棄物として処理しなければならない．

（古屋英治）

≪参考文献≫

1) 改正薬事法の施行について．平成16年改正薬事法パブリックコメント．
2) 日本工業標準調査会審議：JIS T9301 単回使用ごうしん（毫鍼）．日本規格協会，2005，pp.1-10.
3) 滅菌バリデーション基準について．平成9年7月1日医薬監第1号監視指導課長通知．
4) 小林寛伊・監修：鍼灸治療における感染防止の指針．医歯薬出版，1993，pp.10-22, 36-37.
5) World Health Organization：Guidelines on basic training and safety in acupuncture. World Health Organization, 1999, p.18.
6) 小田博久・他：世界の鍼灸コミュニケーション（15）米国の鍼灸制度—主にカリフォルニアの状況—．全日鍼灸会誌，50(3)：533-540，2000.
7) ICHG研究会・編；標準予防策実践マニュアル．南江堂，2005，pp.23-25,
8) 半田美香子・他：指サック使用が刺針時の痛みに及ぼす影響．全日鍼灸会誌，54(4)；627-635，2004.
9) 矢野邦夫・編：CDC最新ガイドラインエッセンス集2．メディカ出版，2002，pp.48-51.

第1部 鍼灸医療での感染防止対策

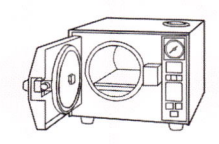

V 鍼や器具の洗浄，滅菌と保管

基本 ●院内感染予防に必要な滅菌の知識を修得し，適切に実践する．

point
- ●鍼灸院内には，滅菌できる物と滅菌できない物があることから，滅菌と消毒を適切に使い分けて感染予防にあたらなければならない．
- ●このためには，滅菌法，滅菌の対象物，全体的な滅菌処理の流れ，洗浄法，包装，滅菌器，鍼や器具の洗浄・滅菌，既滅菌物の保管・使用などに関する基本的知識を持ち，正しい滅菌を実践する．

1 滅菌処理

世界保健機関（WHO）の「鍼の基礎教育と安全性に関するガイドライン（以下，WHO安全性ガイドライン）」[1]では，すべての鍼および使用後の吸角用のカップや，その他の器具（シャーレ・ピンセット・鍼管・綿球・綿棒など）に滅菌が必要であるとしている．

鍼灸治療に用いる器具には，滅菌が必要なものと，洗浄のみで良いものがある．滅菌と洗浄を明確に区別して，対象物を適切に処理する[2]．

処理方法を選択する目安には，「スポルディング（Spaulding）の分類」がある[3]．この分類では，使用器具を用途に応じて，クリティカル器具，セミクリティカル器具，ノンクリティカル器具の3段階に分類し，それぞれの分類に応じて処理方法を選択する．

クリティカル器具では滅菌，セミクリティカル器具では中～高水準消毒，ノンクリティカル器具では洗浄を行う．正常な皮膚に接触する器材は低水準消毒，アルコールもしくは水拭きによる消毒でよいとされている（表V-1）[4]．

表V-1 スポルディング（Spaulding）の分類による処理方法の選択

器具分類	用途	処理方法	例	鍼灸治療器具例*
クリティカル器具 Critical items	無菌の組織や血管に挿入されるもの	滅菌 （化学的滅菌）	手術用器具 循環器または尿路カテーテル移植埋め込み器具 針	毫鍼 円皮鍼・皮内鍼 三稜鍼 梅花鍼
セミクリティカル器具 Semicritical items	粘膜および健常でない皮膚に接触するもの	高水準消毒 （中水準消毒）	麻酔器具・咽頭鏡 呼吸器回路・気管内チューブ 軟性内視鏡・膀胱鏡 体温計	鍼管 ピンセット 舌圧子 体温計
ノンクリティカル器具 Noncritical items	健常な皮膚と接触するもの	低水準～中水準消毒（洗浄）	血圧計マンシェット 心電図電極 水さし・食器類 オーバーテーブル	血圧計マンシェット 聴診器 治療台・胸枕 松葉杖

*器具分類に該当すると考えられる鍼灸器具例

滅菌法

滅菌法には，消毒剤を用いる化学的方法と，蒸気や熱を用いる物理的方法がある．

1）化学的な方法

化学的滅菌法には，気体のガスを用いる酸化エチレンガス滅菌（EOG 滅菌），過酸化水素低温ガスプラズマ滅菌（プラズマ滅菌）[5]，さらに，液体の高水準消毒剤（グルタラール，過酢酸）に浸漬する滅菌法がある．グルタラールでは3〜6時間，過酢酸による化学的滅菌では10分以上の浸漬をする必要がある．過酢酸製剤は，グルタラールに比して吸入毒性がなく，近年，使用が高まっている[5]．

2）物理的な方法

高圧蒸気滅菌（オートクレーブ），乾熱滅菌などがある．
鍼灸医療の現場で最も普及している滅菌法は，高圧蒸気滅菌法であるが，施設によっては低温で滅菌が可能なEOG 滅菌やプラズマ滅菌が用いられている．プラズマ滅菌法は，近年，EOGの毒性が問題になってから増加しつつある[6]．

滅菌処理のフローチャート

滅菌処理は，器具の使用目的により決定されるが，その手順は図V-1のような流れで行われる．WHO安全性ガイドライン[1]では，「再使用する鍼や他の器具は，使用直後に適切な化学消毒剤に浸し，その後に洗浄剤入りの水または水に浸した後，水洗いして包装・滅菌する」としているが，近年の洗浄や滅菌のガイドラインと若干の違いがある．

わが国では，感染症患者に使用した器具の消毒に，2％グルタラールによる浸漬が含まれていた．しかし，グルタラールの作用により，血液中のタンパク物質が滅菌物に付着し，超音波洗浄を行っても除去できず，一次洗浄が問題となった．

一方，米国疾病予防センター（CDC；centers for disease control and prevention）では，1996年に標準予防策を発表し[7]，すべての患者の血液・体液・分泌液・排泄物を感染の可能性があるものとして取り扱うことを提言した．

その後，国内では1999年に厚生省監修の「滅菌と消毒のガイドライン」が刊行され[8]，「最終的に滅菌をする器材は，一次処理としての消毒剤を使用する必要はない」と改訂された．

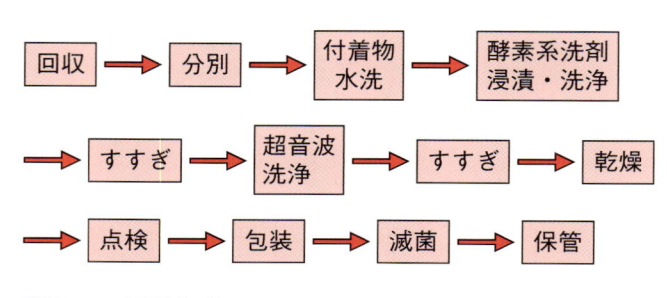

回収 → 分別 → 付着物水洗 → 酵素系洗剤浸漬・洗浄
→ すすぎ → 超音波洗浄 → すすぎ → 乾燥
→ 点検 → 包装 → 滅菌 → 保管

図V-1　滅菌処理のフローチャート

このため，今日では使用器材の一次洗浄には，酵素系洗剤を用いて浸漬・洗浄を行い，その後に流水によるすすぎを行って次に二次洗浄を行う（図V-1，2）．

洗浄器

1）器材の一次洗浄

器具は，使用後に分別・仕分けを行い，酵素系洗剤（タンパク・脂肪・でんぷん等の分解酵素を含む洗剤）に浸漬する[9]．その際，
- ① 付着した血液・体液を，水洗いして取り除く
- ② 洗剤の酵素作用が，十分発揮できるように温水（50℃以下）を用いる
- ③ 器具が，完全に浸される液量にする
- ④ 浸漬時間を，10分以上（洗剤メーカーにより若干異なる）とする

などが必要である．

一次洗浄では，患者の感染症の有無にかかわらず，使用器具の取り扱いには十分注意する．前述した標準予防策[7]の考え方から，ゴム手袋，エプロンなどを着用して作業を行う（図V-2①②）．

2）卓上型器具洗浄器（ウォッシャーディスインフェクター）

近年，小型卓上型で，洗浄・熱水処理・乾燥の一連の工程を全自動化した卓上型器具洗浄器（ウォッシャーディスインフェクター）が市販されている（図V-3）．物理的消毒法の熱による消毒は，効果が確実で，経済的で残留毒性の心配もない．このため，器具の消毒では第一選択となっている．

熱水（65〜100℃）は，広い範囲の微生物に対して有効であり，80℃・10分間の処理で芽胞以外の一般細菌を，感染可能な水準以下にできる[4]．特に，使用後に血液や体液，脂質などの汚れが付着している場合や，洗浄・すすぎ時などに懸念される二次感染のリスクが低減されることから，今後の普及が望まれる．

3）超音波洗浄器

超音波洗浄器（図V-2④）は，水中に超音波の振動を発振し，マイクロメートル（μm）以下の小気泡を作り，小気泡が次つぎに破れることで付着物内に隙間を起こし，物体表面から汚れを遊離させる．

超音波洗浄の時間は，10〜15分間である．洗浄の際には，
- ① 洗浄器材が少なくても，規定のところまで温水を満たす
- ② 低発泡性超音波洗浄用の洗浄剤を，規定の濃度で用いる
- ③ 超音波が隅々まで到達するように，分解可能な器具は分解する
- ④ 洗浄槽に器具を入れる際に，重なりが少ないように工夫する
- ⑤ 洗浄液は，そのつど取り替える

などの注意が必要である．

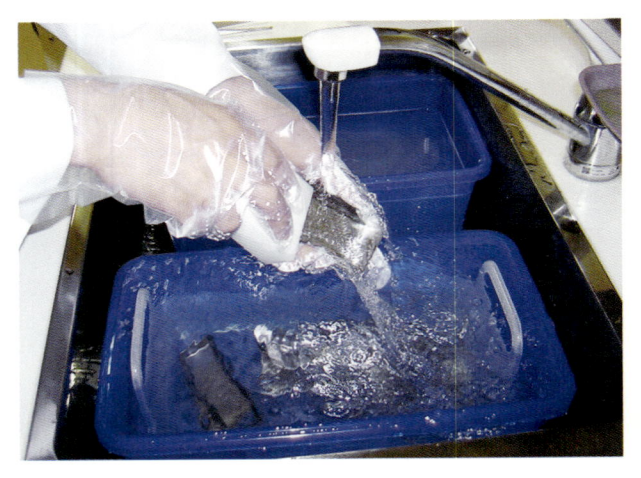

50—第1部　鍼灸医療での感染防止対策

① 器具に着いた付着物を水洗いして除去する．

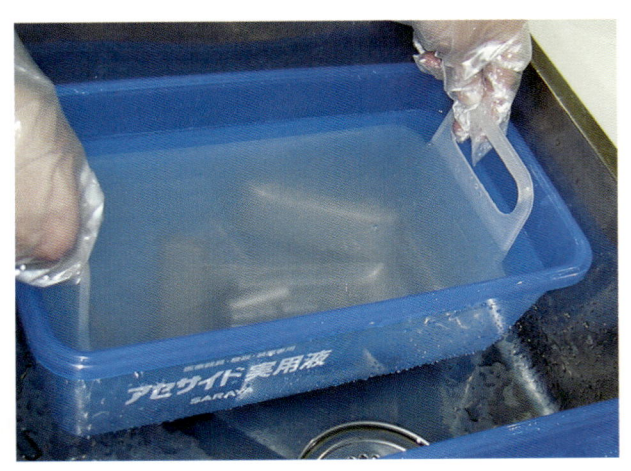

② 50℃以下の温水をいれる．規定量の酵素系洗剤を入れて10分以上浸漬する．

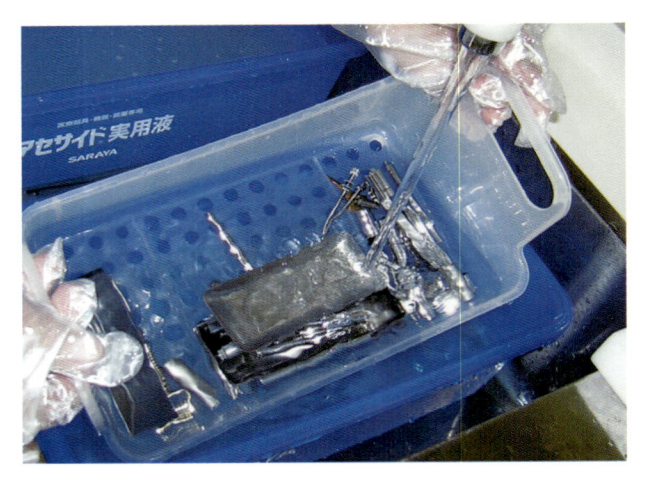

③ 水（温水）ですすぎを行う．超音波洗浄の網目トレイに移す．

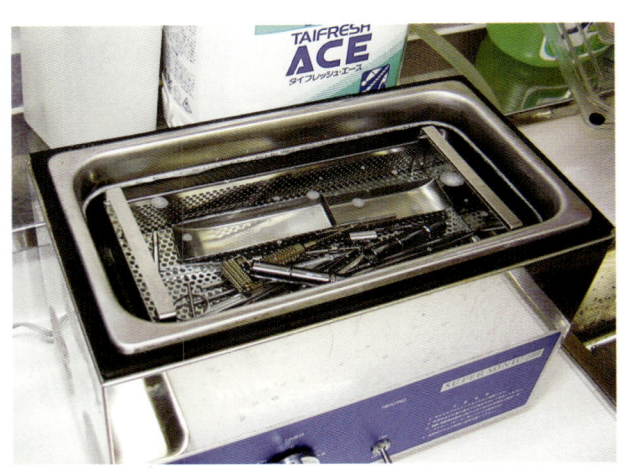

④ すすいだ器具を超音波洗浄器に入れて10〜15分洗浄する．低泡性洗浄液を規定量入れる．

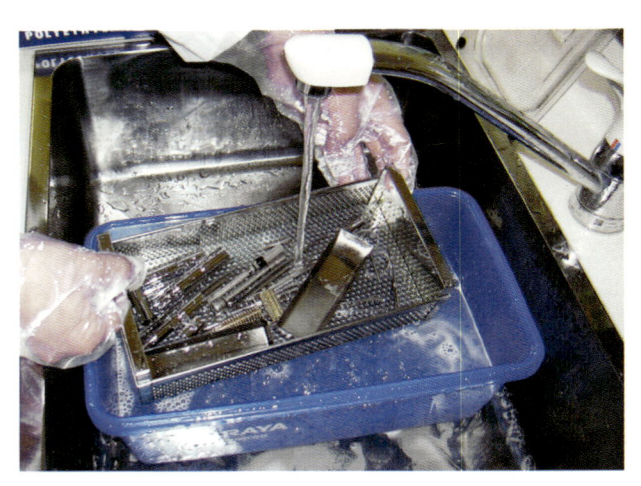

⑤ すすぎを行う．

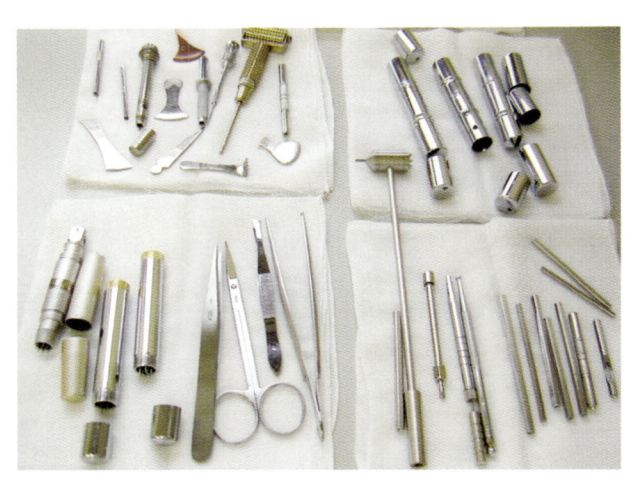

⑥ 清潔なガーゼ，布上に並べて乾燥させる．または網目パレットごと乾燥機に入れる．

図V-2　洗浄・滅菌・保管

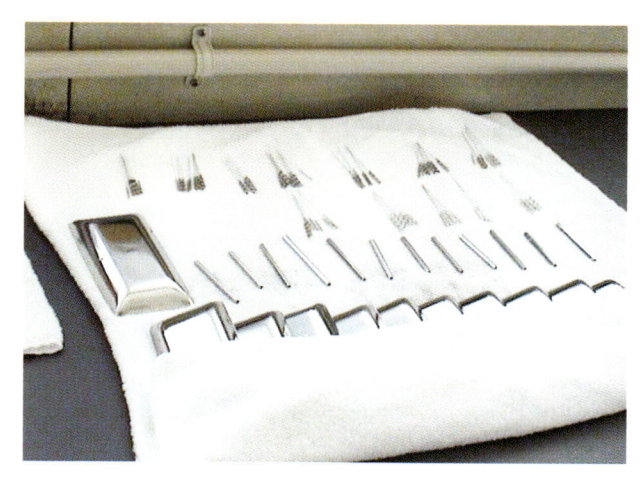

V 鍼や器具の洗浄，滅菌と保管—51

⑦ 毫鍼，鍼管，シャーレも清潔なガーゼ，布に並べて乾燥する．

⑧ 適切な大きさ・長さの滅菌バッグに入れる．

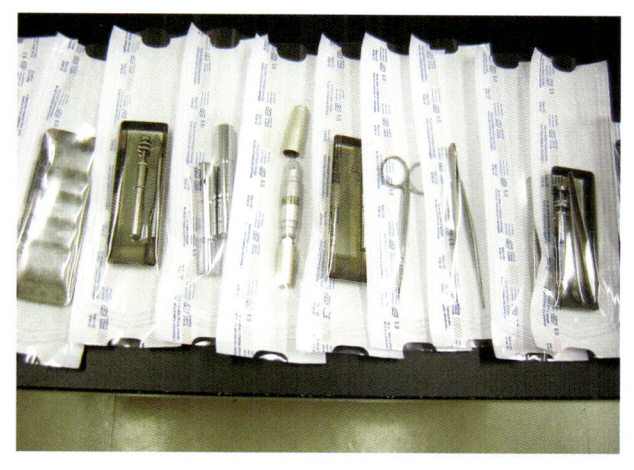

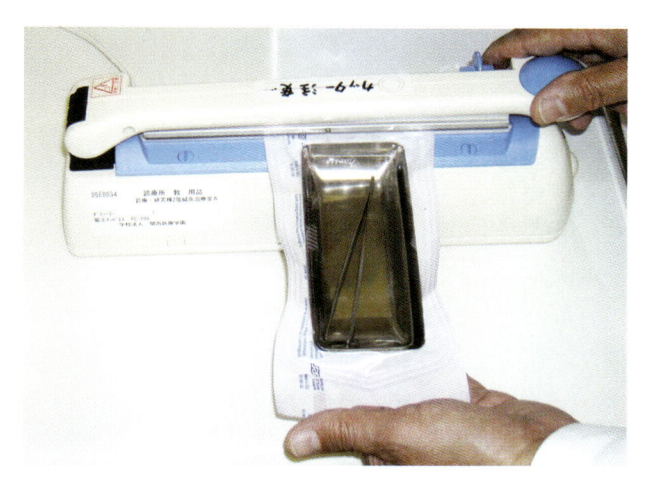

⑨ ヒートシーラーで密封する．

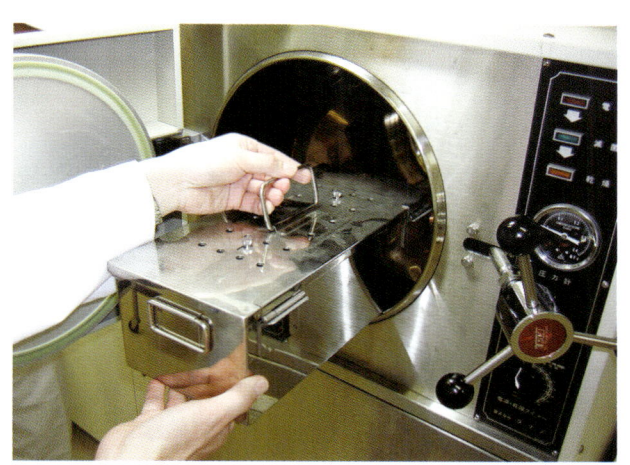

⑩ 滅菌カストに入れて滅菌器に入れる．

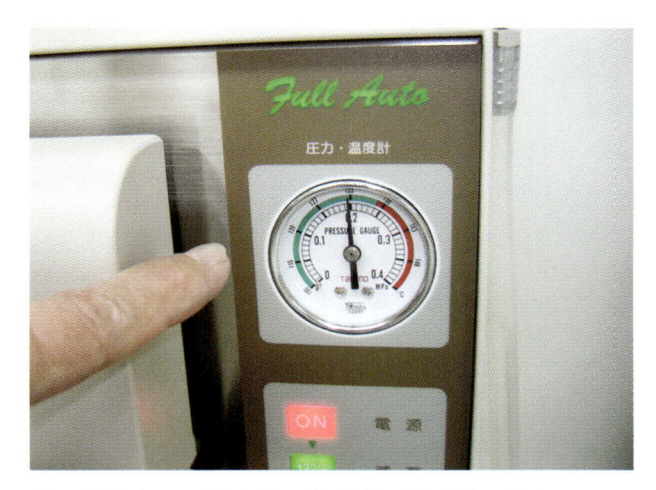

⑪ 滅菌中には圧力計・温度計が規定値に達しているか確認する．

⑫ 滅菌終了後，殺菌線保管庫に入れて保管する．

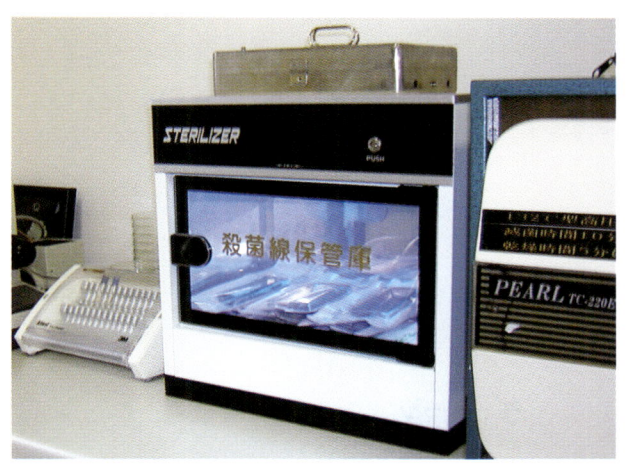

図V-2 （つづき）

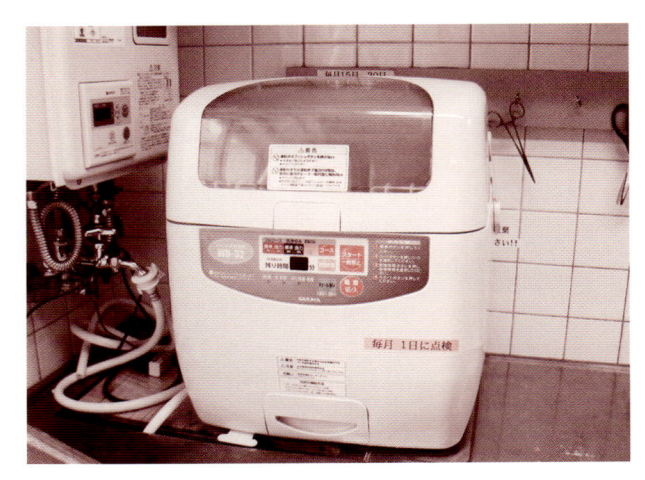

図V-3　卓上型器具洗浄器（ウォッシャーディスインフェクター）

滅菌のための包装（滅菌バッグ等）

1）器具の点検

洗浄後の器具は，清潔な布やガーゼ上に広げて自然乾燥させる．また，乾燥器に入れて十分に乾燥を行う．乾燥後，器具の点検を行う．

鍼の点検では鍼尖，鍼体，鍼柄をていねいに調べる．鍼尖の粗悪さは，ラップなどのフィルムを伸張した状態にして突き刺し，刺入音，感触異常があれば廃棄する．鍼体は母指と示指の指腹で挟み鍼根部から鍼尖に滑らせ，ざらつきがあれば廃棄する．また，肉眼的に彎曲や光沢異常，鍼根部での屈曲や異常があれば廃棄にする（図V-2⑥⑦）．

2）包装と滅菌バッグ

包装には滅菌バッグ，綿布，合成繊維類などが用いられる．一般に，鍼灸治療に用いる器具の滅菌には滅菌バッグが用いられる．滅菌バッグには，紙袋タイプのものや，片側が透明フィルムで内容物が見える紙フィルムタイプのものがある．定形が一般的であるが，必要な長さを切断して使用するロールバッグ式のものもある．バッグ幅も各種あり，滅菌物の大きさに応じて適切なサイズの滅菌バッグを選ぶ．

滅菌バッグに入れた後，ヒートシーラーを用いて密封するが，滅菌バッグには滅菌日を記入しておく．通常，滅菌バッグには次に述べる化学的インジケータが塗布されている（図V-2⑧⑨）．

3）滅菌確認のインジケータ

日常の滅菌では，滅菌保証が十分得られるように適宜，化学的インジケータ（CI；chemical indicator），生物学的インジケータ（BI；biological indicator）などを用いて滅菌工程を評価して記録を保存する（図V-4①②③）[10]．

① 化学的インジケータ（CI）

CIは，滅菌に必要な条件の変化に対応して変色，変質する．そのため，滅菌工程の状態を肉眼で把握することができる．

CIは，国際標準化機構（ISO；international organization for standardization）で，6クラスに分類されている．クラスが高くなるほど，許容される規格幅（変色条件）が狭くなっている[12]．

クラスは，滅菌条件（飽和蒸気，温度，時間）を1つ以上モニターするのがクラス3（シングルパラメータ・インジケータ），2つ以上モニターするのがクラス4（マルチパラメータ・インジケータ），すべての滅菌条件をモニターするのがクラス5（インテグレーティング・インジケータ），これよりさらに精度の高いものがクラス6（エミュレーティング・インジケータ）と定められている．

滅菌袋上に加工されたインジケータやテープ類などは，クラス1（プロセス・インジケータ）である．滅菌工程通過を確認するインジケータであり，滅菌されたことの目安として補助的に用いられている（図V-4①）．

② 生物学的インジケータ（BI）

滅菌工程が終了しても，滅菌が確実に行われたとする保証はない．滅菌が確実に行われているかどうかを，最終的に判断できるのがBIである．

このBIには，耐熱性の芽胞菌（*Bacillus stearothermophilus*）が$10^5 \sim 10^6$個入れられており，この菌が死滅することにより，無菌性保証レベルに達したことが確認される．

BIでは，通常，滅菌後に専用の培養器で24～48時間培養された後，培養液の色の変化で芽胞菌の生存の有無を判定し，滅菌の良否を判定する．しかし，1時間培養で判定可能な，短時間判定用BIも市販されている．

滅菌工程ごとにBIを入れて滅菌確認を行うのが理想であるが，週に一度はBIを用いて滅菌装置の動作を確認することが望ましい（図V-4②③④）[11]．

滅菌器

滅菌には，高圧蒸気滅菌，酸化エチレンガス滅菌（EOG滅菌），プラズマ滅菌（過酸化水素低温ガスプラズマ滅菌）[5,6]，乾熱滅菌，放射線滅菌などがある．

1）高圧蒸気滅菌器（オートクレーブ）

高圧蒸気滅菌器には，缶内をまず陰圧にして飽和蒸気を送り込む方式（真空式）と，電熱線により蒸気を発生させ，飽和蒸気で缶内の空気を追い出す方式（重力置換式）がある．鍼灸医療では一般的に後者の滅菌器が多く用いられている．

金属，ガラス，磁器，ゴム，繊維，紙製品など，高温高圧に耐えるものはすべて滅菌の対象となる．通常，滅菌物は後述の滅菌バッグ，綿布，不織布に入れた後，カストに入れて滅菌する（図V-2の⑩）．

① 滅菌時間

滅菌時間は，装置の缶内温度により異なる．滅菌温度と滅菌条件は，第14改正日本薬局方[12]では115～118℃・30分，121～124℃・15分，126～129℃・10分に定められている（表V-2）．

滅菌装置には，日本薬局方に規定していない132℃型や134℃型も市販されている．

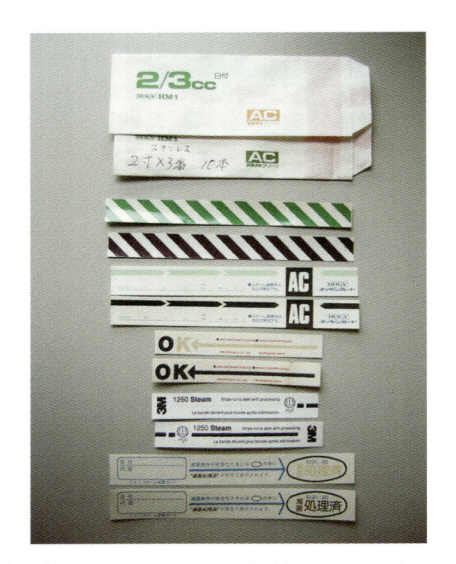

① 化学的インジケータ：各種のインジケータ（クラス1，クラス4）を示す．滅菌処理前（上）と滅菌処理後（下）．インジケータの色が変化している（下から2つ目はクラス4）．

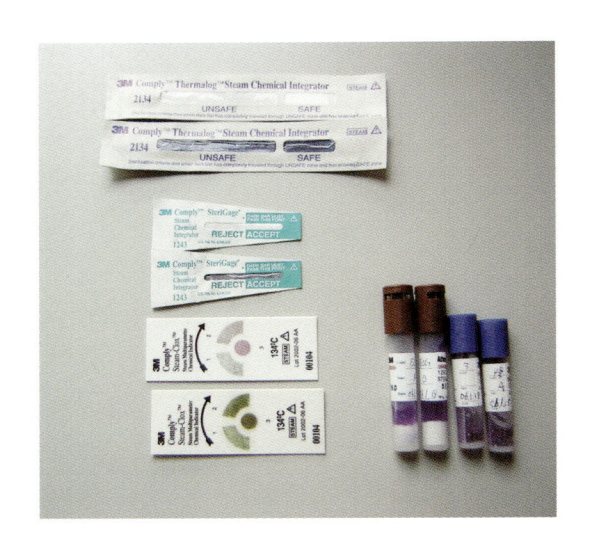

② 左は化学的インジケータ（左上2種はクラス5，左下はクラス4：滅菌処理前（上）と処理後（下））、右は生物学的インジケータ（左は短時間用，右は24時間用）．

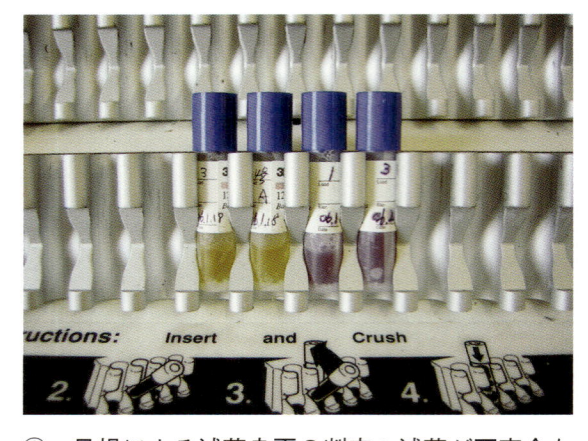

③ 目視による滅菌良否の判定：滅菌が不完全な場合にはインジケータの培養液の紫色が左2本のように黄色に変化する（芽胞菌の生存を意味する．滅菌後のインジケータの対照として滅菌処理せず培養したもの）．

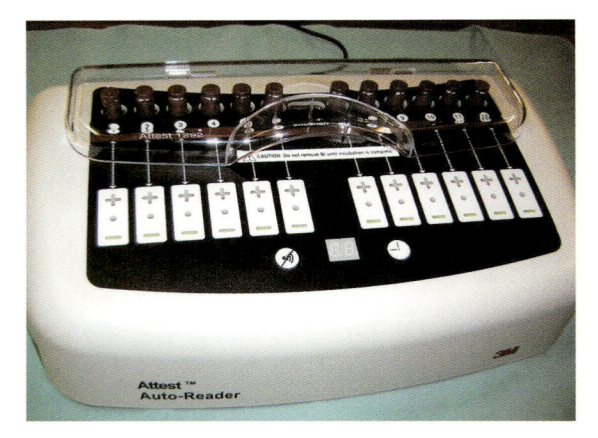

④ オートリーダーによる滅菌良否の判定：生物学的インジケータを専用の培養器に入れ，3時間後に滅菌の良否が自動的に判定される．

図V-4　滅菌確認のインジケータ

134℃型についてはWHO安全性ガイドライン[1]，ISO/DIS17665[13]ではともに3分となっている（表V-2，3）．132℃の条件は日本薬局方に記載はなく，他の基準もみあたらない．メーカーでは，滅菌時間を10分としている場合が多い．

滅菌時間は，電源を入れて乾燥が終わるまでの時間ではなく，実際に滅菌温度に達してからの時間である．

② 滅菌の確認と滅菌装置の管理

WHO安全性ガイドラインでは，「滅菌器は定期的にチェックしなければならない．また滅菌の有効性は各表示（オートクレーブ済みの表示や生物学的な滅菌済み表示）などによって確認するべきである」としている[1]．

滅菌温度と缶内圧力の関係は，飽和蒸気が得られれば表V-3のようになる．滅菌中

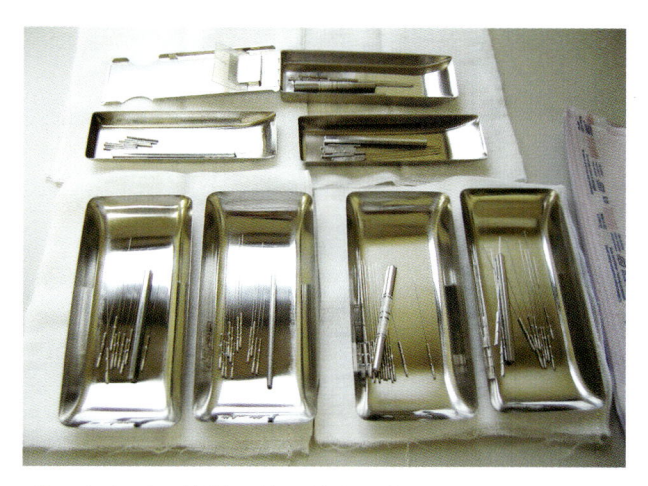

Ⅴ 鍼や器具の洗浄，滅菌と保管—55

① すすぎ・乾燥の後，鍼尖を傷めないように舟形シャーレや鍼筒に入れる．

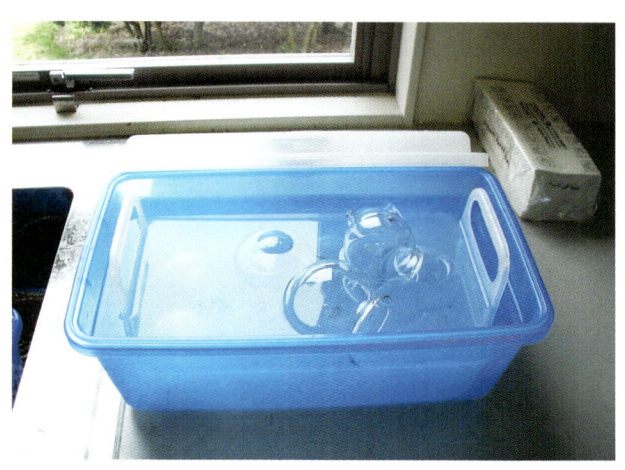

① 水洗い後，酵素系洗剤に浸漬して洗浄を行う．全体が洗剤に浸かるように入れる．

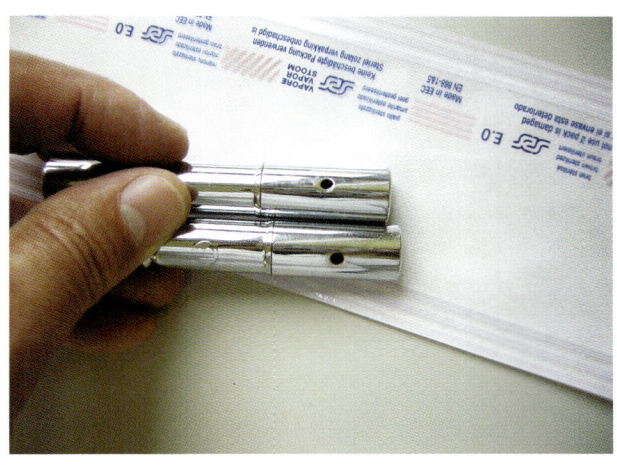

② 鍼筒で滅菌する場合，蒸気やガスが流通できるよう内筒と外筒の小穴を合わせる．

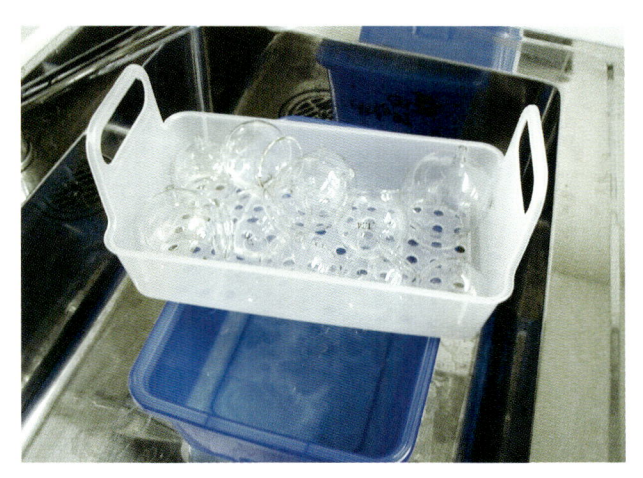

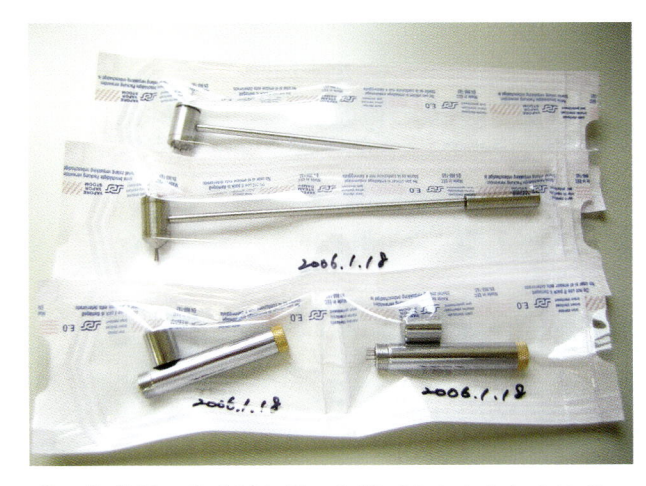

② すすぎ後，乾燥させる．

③ 梅花鍼，集毛鍼など，先端が突き出たものはガーゼや綿花で覆い，傷めない工夫を行う．集毛鍼はキャップをはずして滅菌する．

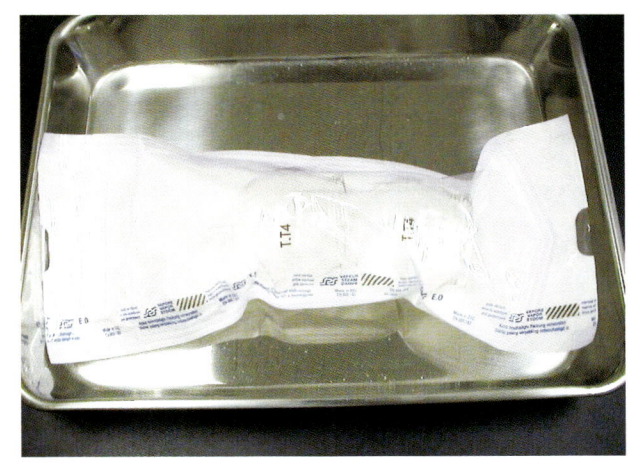

③ 適切な大きさの滅菌バッグに入れ滅菌・保管する．

図Ⅴ-5　未滅菌毫鍼および再使用時の滅菌

図Ⅴ-6　特殊な器具の滅菌

表V-2　高圧蒸気減菌装置の温度（圧力）と減菌時間
（第14改正日本薬局方による減菌条件）

減菌温度（圧力）	日本薬局方
℃	時間（分）
115-118	30
121-124	15
126-129	10

表V-3　高圧蒸気減菌装置の温度（圧力）と減菌時間
（WHO安全性ガイドライン[1]およびISOによる減菌条件）

減菌温度（圧力）	WHO安全性ガイドライン	ISO/DIS17665
℃	時間（分）	時間（分）
115（0.69）	30	
121（1.06）	15	15
126（1.4）	10	10
134（2.1）	3	3

高圧蒸気減菌器には缶内の温度表示または圧力表示のメーターがある．
減菌中，減菌温度，缶内圧力が規定の値に上昇しているかどうか確認する必要がある．

には減菌温度または缶内圧力の確認を行い（図V-2⑪），さらに確認のために各種のインジケータによる減菌終了の確認が必要である．

　減菌器への器具の装填は，各包装の間に蒸気や空気が循環できるよう，間隔を保つ必要がある．また，貯水槽の水の管理については規定量を確保するように補充し，1週間に一度，定期的に交換して清潔に維持・管理する必要がある．

2）酸化エチレンガス減菌器（EOG減菌）

　温度は低温（37〜60℃），湿度は50〜60％で減菌される．減菌時間は，2〜4時間である．EOGは残留毒性が強く，減菌後に減菌物に浸透したEOGを取り除く空気置換（エアレーション）を必要とする．専用のエアレーターを用いた場合でも，減菌物の材質によって異なるが，8〜12時間が必要である．鍼やシャーレなどの金属には，EOGは浸透しない．包装に用いた紙や減菌バッグ内のガス除去は，短時間で可能である．

　室温に放置した場合でも1日で空気置換されるが，減菌物がゴム類や塩化ビニールの場合は数日を必要とする．厚生労働省のガイドラインでは，可及的にEOG減菌を削減することを推奨しており，EOG減菌で対応してきた多くの減菌物も今後はプラズマ減菌へ移行していくものと思われる．

3）プラズマ減菌器（過酸化水素低温ガスプラズマ減菌器）

　過酸化水素と減菌工程のプラズマ段階で起こる遊離基（フリーラジカル）などを併用して，有毒残留物を出さずに安全かつ迅速に減菌することができる減菌法である．
　低温減菌（約50℃）であり，減菌時間は45〜110分と短時間である．減菌後のエアレーションは不要で即使用可能である．さびにくく，器具の耐久性も良い．取扱者に対する安全性にも優れ，環境に与える影響もないことから，今後一層普及するものと思われる．

表 V-4　乾熱法（電気オーブンなど）による滅菌の条件
（WHO 安全性ガイドライン[1]による滅菌条件）

温度（℃）	時間（分）
160	120
170	60
180	30

4）乾熱滅菌器

　金属，ガラス，磁器製品など，乾燥高温に耐えるものが適応である．温度が下がらないうちにドアを開放すると，温度差が大きく，ガラス器具類を損傷する可能性があるので取り出しには注意が必要である．WHO 安全性ガイドライン[1]による滅菌条件を表 V-4 に示す．

2 単回使用毫鍼の未滅菌鍼の滅菌

　単回使用毫鍼（JIS）は，1回限りの使い捨ての鍼である．JIS 適合の単回使用の未滅菌鍼は，エンドトキシン試験が行われており，滅菌前の洗浄やすすぎ工程は不要と思われる．

　未滅菌鍼の滅菌では，鍼体や鍼尖が損傷しないようにシャーレや舟形シャーレ，ニードルホルダー付き舟形シャーレ，鍼筒（鍼ホルダー）に入れて滅菌バッグに入れる．この際，鍼筒タイプを用いる場合は滅菌時にガスや蒸気がスムースに流通するように，鍼筒の内筒と外筒にある小穴を合わせておく必要がある（図 V-5①②）．

3 特殊な鍼や器具などの滅菌

　ゴムやプラスチックなどの器具類は熱に弱いので，滅菌時に高温となる高圧蒸気滅菌は不適であり，上述の化学的な方法の高水準消毒剤で消毒・滅菌を行う．

　先端の鋭利なハサミ，梅花鍼，集毛鍼など先端が突き出たものは，密閉包装時や滅菌時に滅菌バッグを傷つける可能性がある．滅菌バッグに入れる際には，ガーゼや紙などで鍼尖を覆うなどの工夫が必要であり，滅菌，保管時にも注意が必要である（図 V-5③）．

　吸角カップには，プラスチック製とガラス製のものがある．図 V-1 の超音波洗浄の工程を抜いたフローチャートに従って滅菌を行う．器具は，洗浄・乾燥後に適切な大きさの滅菌バッグに入れ，滅菌・保管する（図 V-6①〜③）．ガラス製の方が，高温に耐えるという点で高圧蒸気滅菌に適しているが，消毒・滅菌を行う場合，破損しないように十分な配慮が必要である．プラスチック製については，EOG 滅菌または化学滅菌消毒剤を用いる．

4 既滅菌物の保管

　既滅菌物は，汚染されにくい場所で清浄度の高いところに保管されなければならな

い[14]．WHO安全性ガイドライン[1]では，「安全で清潔な場所に保管し，十分に換気を行い，多湿を避け，かびの発生を防ぐようにする」としている．

既滅菌物の保管には，紫外線殺菌保管庫が用いられることが多いが，紫外線が照射されない影の部分は殺菌効果がみられない．このため，物品を保管・配置する場合に光線が当たるように考慮する必要がある．殺菌ランプは，長時間使用すると出力が低下するので注意が必要である．定期的な交換が望まれる．

無菌性の有効期間は，保管場所，包装の種類，環境の違いで異なってくる．WHO安全性ガイドライン[1]では，「鍼を試験管に入れ，綿花でふたをして滅菌した場合，7日以内に使用期限を明記したラベルをつけて保管する」としている．国内的には，滅菌後の鍼具の無菌性の有効期限を明確にした報告はないが，3カ月程度としている施設が多いように思われる．保管方法が適切でなければ滅菌後の無菌性の有効期間は，さらに短くなる．

なお，従来から使用されてきた既滅菌物の安全保存期間の基準は，CDCの時間依存型無菌性維持の考え方で定められてきた．しかし，昨今では包装された滅菌物の無菌性が破綻するのは，滅菌物に対して汚染される可能性のある事象が存在したかどうかによるとする事象依存型無菌性維持の考え方で，保管期間を決定することが推奨されつつある[10]．

ただし，いかなる事象が加わるとその安全期間にどの程度の影響がでるかどうかについては，個々の条件を明らかにすることができない．このため，滅菌日，安全保存期間（有効期限）を表示して汚染を受けにくい状況で保管すべきであり，既滅菌物を長期間保存しないように留意し，効率の良い使用が望まれる．

（楳田高士・奥田　学）

≪参考文献≫

1) 川喜田健司・他訳：鍼治療の基礎教育と安全性に関するガイドライン（翻訳改訂版2000.4.7）．全日鍼灸会誌，50(3)：505-525，2000．
2) Garner, JS. et al.：CDC guideline for handwashing and hospital environmental control. *Infection Control*，7：231-243, 1986.
3) Rutala, WA.：APIC guideline for selection and use of disinfectants.1996. *AM J Infect Control*，24：313-342, 1996.
4) 小林寛伊・他：改訂―消毒と滅菌のガイドライン．へるす出版，2004，pp.8-35．
5) 小林利彰：低温プラズマ滅菌と過酢酸殺菌．医科機械学，65(8)：375-377，1995．
6) 小林利彰：過酸化水素ガスプラズマ滅菌の現状．*Infection Control*，11(11)：22-25，2002．
7) 小林寛伊・監訳：病院における隔離予防のためのCDCガイドライン（guideline for isolation precautions in hospitals），インフェクションコントロール別冊，メヂカ出版，1996，p.45．
8) 厚生省保健医療局結核感染症課・監修：小林寛伊・編：消毒と滅菌のガイドライン．へるす出版，1999，pp.26-28．
9) 櫻木一江：器材の洗浄効果に関する検証研究―消毒薬を使用しない一次処理の実施―．中材業務＆滅菌技法，90：1-5，2001．
10) 日本医科器械学会：医療現場における滅菌保証のガイドライン2005．日本医科器械学会，2005，pp.7-10，69．
11) 日本医科器械学会・監修；小林寛伊・編：医療現場の滅菌．へるす出版，1999，pp.152-155．
12) 日本公定書協会・編：第十四改正 日本薬局方．じほう，2002，p.1244．
13) ISO：Sterilization of health care products-Moist heat-Requirements for development.validation and routine control of a sterilization process for medical devices.ISO／DIS 17665, TC198,1996．
14) 厚生労働省医政局長通知：医療法施行規則の一部を改正する省令の施行について．医政発第0201004号，2005，p.10．

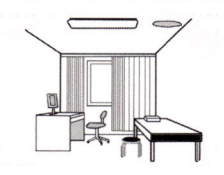

VI 快適な鍼灸医療環境の構築・保持と省エネルギー

第1部 鍼灸医療での感染防止対策

基本 ● 環境感染を制御し，快適な鍼灸院内環境を構築して保持する．

point
- 快適な鍼灸医療環境の構築・保持を行うためには，鍼灸院の新築またはリフォーム（増改築，修繕，模様替え）時の設計・設備に関する検討，院内感染の防止対策，冷暖房や換気設備の検討，院内空気の清浄化や不快な臭気の除去，照明設備の検討，環境表面のクリーンメンテナンス（清潔清掃），リネン類の交換・洗濯または補充などに関する基本的知識を持ち，適切な環境感染制御を行わなければならない．
- 一方，省エネルギー（省エネ）は，鍼灸院の経費削減ばかりでなく，燃料資源の有効な利用の確保や，地球環境の保全（地球温暖化の防止）に貢献する．このため，省エネは「エネルギーの使用の合理化に関する法律（省エネ法）」に定められている．地球温暖化の防止は，平成17年6月に制定された「地球温暖化対策の推進に関する法律（温対法）」に定められている．
- これらのことから，快適な鍼灸医療環境の構築・保持にあたっては，省エネを十分に考慮して行わなければならない．

1 鍼灸院の新築，リフォーム

患者中心の快適な鍼灸医療環境の構築に努める．建築物の省エネ判断では，建築物の断熱性，建築設備等（空調・換気・照明・給湯など）に留意する．

建築材料・内装材

建築材料・内装材などに含まれる揮発性有機化合物（VOC；volatile organic compounds）は室内空気の汚染を引き起こし，シックハウス症候群（シックビルディング症候群，sick building syndrome）や化学物質過敏症の原因となる．

このため，建築基準法ではシックハウス対策として，①建築材料にクロルピリホスを添加しないこと，②クロルピリホスを使用した建築材料は使用禁止とすること，③ホルムアルデヒドを発生する建築材料を居室（廊下その他の建築物の部分を含む）の壁，床及び天井（天井のない場合は屋根），戸その他の建具の室内に面する部分の仕上げ（内装）に使用する場合の制限，④機械換気設備の設置を規定している【建築基準法第28条の2，建築基準法施行令第20条の4，5，6】．

建築材料に添加された石綿（アスベスト）が，空中に飛散して悪性中皮腫，肺線維症（じん肺），肺がんなどを発生することも知られている．

このことから，石綿被害を未然に防止するために，一部改正された大気汚染防止法施行令【平成18年3月1日施行】では吹付け石綿以外に，石綿を含有する断熱材や保温材，

耐火被覆材が新たに特定建築材料に加えられている．石綿の使用建築物の解体・改造・補修作業時の，粉塵の飛散防止も義務づけられている．建築基準法では，建築物への吹付け石綿ならびに石綿を添加した建築材料の使用を規制している．

また，新築工事中やリフォーム時に空中に多量に放散した真菌（カビ）の一種のアスペルギルス胞子の吸入や，清掃時に空中に舞い上がった胞子の吸入などで，アスペルギルス感染症の発症（空気感染）をみることも知られている．

新築またはリフォームにあたっては，人体に有害な建築材料・内装材の使用を避ける．さらに，施工後の引き渡し条件にVOCの測定を入れ，文書による結果報告を求める．院内には，適切な機械換気設備を設置する．

バリアフリー

玄関や床の高低差は，つまずいたり，転んだりする危険性を伴う．一方，障壁（バリア）を取り除いた（フリー）玄関や床，手すりの取り付けや車椅子用のスロープの設置などは，身体機能が低下または障害した者，高齢者などに安全で安心できる鍼灸医療環境を提供する．

新築またはリフォームにあたっては，玄関や床の段差をなくし，障壁を作らないようにする．

玄　関

1）玄関ポーチ

雨の日に，来院者が玄関前で濡れずに出入りできるためには，玄関前に突き出た庇（ひさし）のある入口空間（玄関ポーチ）が必要である．ただし，風除室を設ける場合はなくてもよい．

2）風除室

風除室を設けると，入り口が二段階（二重ドア）になるので，室内に風・雨・雪・埃などが直接吹き込むのを遮断する．風除室には，空地や建築物の形状に合わせた種々のタイプがある（図Ⅵ-1）．

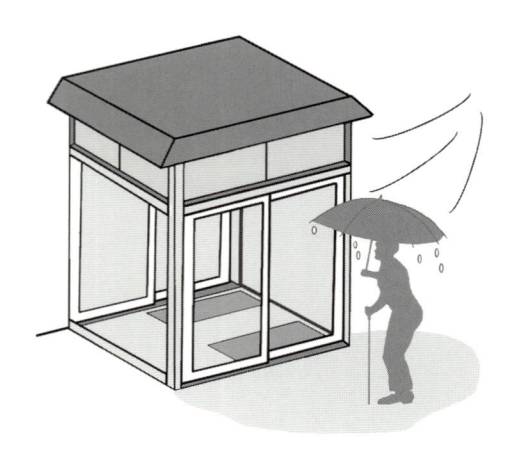

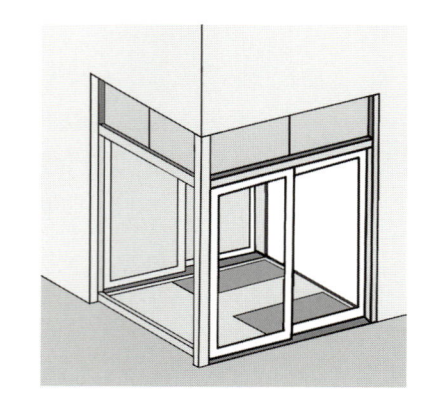

図Ⅵ-1　風除室の例

風除室は，汚染外気の室内流入防止，室内温度・湿度の維持，防音のみでなく，冬の寒風・雨・雪（ふぶき）の吹き込みの遮断，衣服についた雪を気軽に払い落とせるなどの効用もあるので，冬の寒さが厳しい地域ではとりわけ必要度が高い．

　新築またはリフォーム時は，院内の快適環境を保持するために風除室を設けることが望ましい．

3）玄関の扉

　扉は，自動開閉式が望ましい．鍼灸院の玄関が通路に面している場合は，扉を外開きにすると通行者に危険を生じる．自動開閉式の採用が困難な場合は，引き戸または内開きなどの検討を行う．また，扉は外部から待合室などの室内が見えにくい仕様で，車椅子が出入りしやすい広さにすることが望ましい．

　新築またはリフォームにあたっては，患者中心の扉の設計，仕様，幅（広さ）などを十分に検討する．玄関扉の鍵は，安全性の面からもダブルロック以上の鍵（2つ以上の鍵）が望ましい．

4）玄関の構造と設備・備品

　従来の鍼灸院の玄関の構造には，共用スリッパへ履き替える造りが多く見られる．共用スリッパの繰り返し使用は不清潔で，夏場は素足で履くこともあるので皮膚病（水虫－足白癬－）などを伝播するおそれがある．不清潔感を覚える患者もおり，スリッパへの履き替え動作による手の汚染もいわれている．また，抗菌スリッパは細菌や真菌の総数を減らすことに役立つが，清潔保持を保証したものではない．

　一方，国内の病院感染対策ガイドラインでは，感染症患者の病室などへの入室時のスリッパの履き替えが，病院感染の拡散を防ぐという報告がないので入室時の履き替えは必要ないとしている[1]．

　新築またはリフォームでは，スリッパに履き替えないで，下履きのままで出入りでき

スリッパの背面，内面，底面に三方向から紫外線を照射し，殺菌

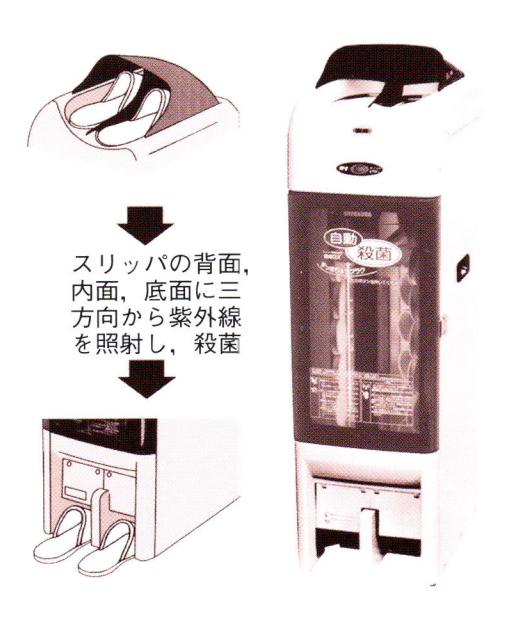

図Ⅵ-2　スリッパの殺菌（スリッパ殺菌ディスペンサー®）

る玄関や受付・待合室，診察・治療室の構築に努める．

やむを得ずスリッパに履き替える構造になる場合は，使い捨てタイプのスリッパ（ディスポスリッパ）または上履き用として清潔管理されたスリッパを使用する．最近では，光触媒加工の専用防臭前あきスリッパを，（再使用前に）背面・内面・底面に3方向から紫外線を照射して殺菌する医療用具（スリッパ殺菌ディスペンサー®）なども活用されている（図Ⅵ-2）．

また，スリッパに履き替える場合は脱ぎ散らかしの状態にしない．下履き専用の下駄箱を設置し，履物を整理・整頓する．靴べらも用意する．

玄関（または風除室）には，傘立てを設置する．突然の雨に対する準備（サービス）として，貸し出し用の傘の配慮なども行う．

床

1）床　材

病原体は，院内環境の表面に接触したヒトの手を介して伝播するのがほとんどで，床や壁などに付着している細菌が，直接的に病院感染に関与する可能性は小さい[1]．

床面は，通常の医療行為でヒトの手が直接触れることはあまりないので，感染リスクの分類（高・中間・低・最小の4段階）では最小リスクとされる[2]．

床材の選択にあたっては，床材の種類や長所・短所，清掃のしやすさ，清潔感のある落ち着いた色彩などを十分に検討する．

医療保健施設の床材には，主にビニル床シート，とりわけ最近ではワックス塗布を要しない単層塩化ビニル長尺シートが多く用いられている．ビニル床シートは，埃が舞い上がりやすいという短所を有するが，湿式清掃で埃を除去しやすいという利点を有している．

カーペットは，埃が舞い上がらない，音を吸収するので静かである（防音効果），転倒時の衝撃を和らげる，適切な色調は精神的安らぎをもたらすなどの利点がある．しかし，湿式清掃が困難で，血液や生体物質による汚染を生じると処理がしにくいこと，細菌や真菌の温床になりやすいこと，小さいキャスターは動きが悪いこと，単色の淡い系統は汚れが目立ちやすいなどの理由から医療保健施設では避けられる傾向にある．

米国疾病予防センター（CDC；centers for disease control and prevention）では，ヒトの往き来が頻繁な患者ケア区域，免疫機能が低下した易感染患者がいる区域，感染の危険性が高い区域（熱傷ユニット，手術室，検査室，ICUなど）ではカーペットを使用してはならないと勧告している[3]．

また，カーペットは水による湿りを常に生じるおそれがある区域（手洗い場や流し台などがある区域）での使用を避ける．CDCでは，カーペットが湿った場合は真菌の増殖を防ぐために完全に乾燥させるとし，3日間（72時間）経過しても湿っている場合はカーペットを取り替えると勧告している[3]．

新築またはリフォーム時の床材の選択時は，ビニル床シートやカーペットなどの長所・短所，色彩などをよく検討してから採用を決定する．また，ビニル床シート，カーペットのいずれの床材も，日常の清掃などのメンテナンスが大切である．これをおろそかにすると長所よりも短所が大きくなる．

2）床のコード類

コード類がタコ足配線のように床に多数這っていると清掃の邪魔になり，清掃が行いにくい．また，コード類やパイプライン類が床に常に這っていると，静電気の発生により，そこに埃が付着しやすい．

新築またはリフォーム時は，コード類を床に多数這わせないように工夫する．使用機器本体とコードが一体化している場合は，その機器をキャスター付きの台などに置き，（清掃時には）コード類とともに移動しやすいようにする．

プラグを接続する差し込み口は，アース付きの医療用コンセント（3ピン型プラグが接続）とし，電源は壁面に設けるのが望ましい．

受 付

医療保健施設では，近年，顔の見えないクローズの受付カウンターが少なくなり，顔の見える対面式のオープン受付カウンターが多く見られる．カウンターの高さも，対面式の立つオープンハイカウンター以外に，椅子に座って対面する低いオープンローカウンター，高低併設の受付カウンターなども見られる（図Ⅵ-3）．

これは，予約制やICカードなどの利用による受付業務の簡便化がなされた反面，相談などで時間がかかる場合は椅子に座った方が楽なこと（患者負担の軽減），車椅子の利用者には同じ目線で対応ができることなど，患者中心の多様な対応が考慮され始めたことがその主な理由である．

しかし，高低併設以外のいずれかのカウンターを設置する場合は，立ったり座ったりする功罪も考慮しなければならない．身体機能の障害状況，高齢に伴う筋力低下などの状態次第では，ローカウンターでの短時間の立ったり，座ったりが苦痛のこともある．

鍼灸院の受付は，（規模にもよるが）一般的に受付と会計をかねている場合が多いので，新築またはリフォームにあたっては患者の来院状況や身体負担の状況，効率的な受付・会計業務などを総合的に考慮して，カウンターの高さや患者用の椅子の要・不要などを決めることが望ましい．

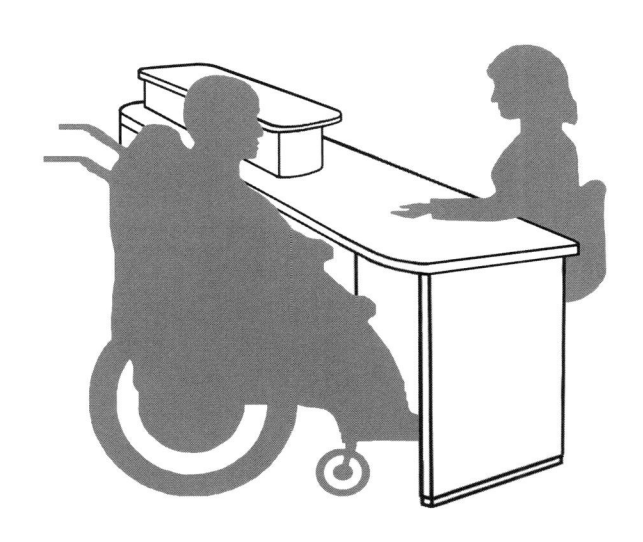

図Ⅵ-3　高低併設のオープン受付カウンターの例

受付のスタイルは，対面式オープン受付カウンターが望ましい．

受付の広さは，設置する事務機器，診療予約や電子カルテ関連のコンピュータ機器，カルテの収納ケース（またはカルテ棚やカルテ収納室）の設置の有無などにもよるが，余裕をもって広めに設けることが望ましい．

待合室

待合室は，明るく清潔で，落ち着いた雰囲気が望ましい．

待合室の椅子は，座り心地，耐久性，形状，装飾性などや，肘掛け付きまたは肘掛けなしの1人掛け椅子，2～4人掛け長椅子（ソファ）などを検討し，適切な椅子を選択する．椅子張り素材は，日常の清拭がしやすい素材が望ましい．

待合室の広さは，日々の来院患者数や予約制の有無などにもよるが，余裕をもって広めに設ける．

予約制で1日の来院患者数が多い場合は，予約時間に診察・治療ができず，患者をイライラさせることがある．患者が安心して待てるように，待合室に診察・治療状況を知らせる工夫（たとえば，現在の各先生の遅れ時間の表示や診療・治療中の患者の受付番号の表示など）を行う．

診察・治療室

診察・治療室が狭いと，窮屈で患者にも閉塞感を与える．診察机，椅子，ベッドなどを置いても窮屈にならず，治療がしやすいように十分な広さを確保する．

また，ベッド間をカーテンで仕切る場合は隣のベッドの会話や様子が他の患者にも伝わり，プライバシーの確保ができないという難点がある．プライバシー確保の観点からは，（新築またはリフォーム時に）個室化を図るのが望ましい．

1）ベッド

ベッドは，高さが固定されたベッド，可変式の電動式ベッドなどがある．電動式ベッドは，患者がベッドに上ったり下りたりしやすく，且つ施術がしやすい高さに自由に調整できるという利点がある．

患者サイド，施術者サイド，資金面などを考慮して適切なベッドを選択する．

2）椅　子

身体機能が低下して不安定な者，高齢者などが多く来院する場合は，（患者が）椅子によりかかり，（椅子が動いて）転倒することがある．患者用の椅子は，寄りかかられても，動いたり，転倒しにくいタイプが望ましい．

診察用の椅子は，キャスター付きで回転できる椅子が移動しやすく，動きやすいので選択されることが多い．しかし，椅子の形状が患者用のものより立派な場合は，権威的で話にくい室内環境をつくる一因にもなる．このことから，最近では患者と同じ目線に立ち，話しやすい室内環境を作るために，（診察用の椅子も）患者と同じものが良いといわれている．

来院患者の状況，診察・治療のしやすさ，話しやすい室内環境などを考慮し，座りや

すくて立ちやすい椅子を選択する．

手洗い設備

手洗いは，感染予防対策の最も基本であり，流水による手洗い設備が必須である．手洗い設備は，清潔管理ができ，使いやすい仕様が良い．最近は，床清掃がしやすい壁取り付けの手洗い設備が推奨されている（図Ⅵ-4）．

1）手洗いシンク（手洗い用流し）

手洗いシンクは，肘まで洗える十分な大きさで，水はねの少ない曲面を有し，底が傾斜になっているのが望ましい．素材は，清掃がしやすく，汚染しにくいステンレス製や陶器製などが望ましい．

シンクの溢水に備えたオーバーフロー用の排水口（オーバーフロー穴）は，手洗いの基本が「流水」の使用であり，水を溜める手洗いはしないので不要である．また，オーバーフロー用の排水口は細菌（緑膿菌など）の温床になり，内部の掃除もしにくい．

シンクの底の排水口のチェーン付きゴム栓や，排水の栓が上下に動いて排水口を開閉するポップアップ式の栓も，（手洗いでは流水を使用し，貯水を必要としないので）不要である．

2）水栓金具（蛇口）

水栓金具の吐水・止水の方法には，大別してハンドル式，レバー式，自動式がある．

図Ⅵ-5　グースネックタイプの自動水栓の例

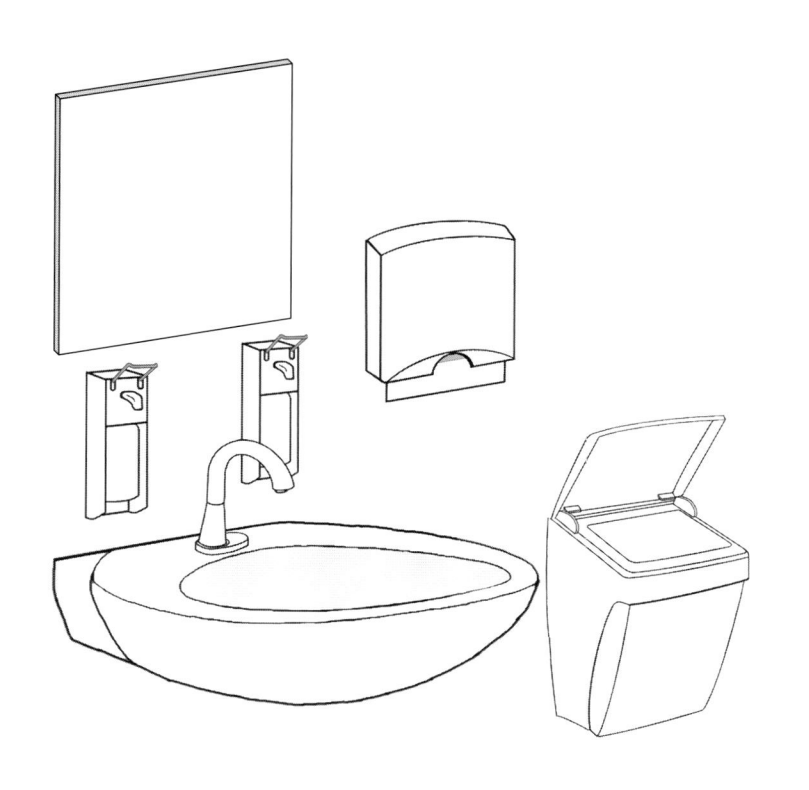

図Ⅵ-4　床清掃がしやすい壁取り付けの手洗い設備の例

手でハンドルを回して吐水・止水を行うハンドル式は，水栓金具への細菌・真菌付着や，汚染水栓金具からの手の汚染を生じるので避ける．レバー式のシングルレバー水栓金具を使用するときは，手の甲や肘でレバーを操作して吐水・止水を行う．

感染防止の観点からは，自動式の水栓金具が望ましい．自動水栓金具は，手を近づけるだけでセンサーが感知して，吐水・止水を行うので交差汚染を防止する．

吐水管の形状は，前腕から肘まで十分に洗える長い曲線管のグースネックタイプが推奨されている（図Ⅵ-5）．グースネックタイプは，吐水空間が広く，泡沫吐水で水はねも少ない．

3）液体石けん，消毒液

手洗い設備には液体石けん，消毒液を常備する．液体石けんや消毒液の器具は，交差汚染防止の観点から手の甲や肘で押すレバー式または自動式が望ましい．石けん液や消毒液がなくなったときは，継ぎ足し補給をせず，容器ごと取り替える（継ぎ足し補給の禁止，容器内の汚染防止）．

4）ペーパータオル，ゴミ箱

手洗い設備周辺にはペーパータオル，使用後のペーパータオルを廃棄するゴミ箱を常備する．エアータオルは，乾燥に時間がかかり，騒音も大きいことなどから，手洗い回数の多い医療現場では避けられる．

床の清掃の観点からは，壁掛け式のペーパータオル，ゴミ箱が望ましい．

5）給水管，排水管

給水管，排水管を床配管にすると，床の清掃がしづらく，結露によるカビの発生などをみやすい．今日では，壁取り付けの手洗い設備と同様に，（給水管，排水管の）壁配管が推奨されている．

6）手洗い設備付近の床材

手洗いの際，水滴の飛散などで床が濡れたりするので，カーペットは避け，ビニル床シートなどの床材を選ぶ．

トイレ

大便器には，和式便器と洋式便器がある．足の機能などが不自由な方のためには，洋式便器の方が望ましい．洋式便器には多種あるが，洗浄効果が高く，汚物があまり付着しないサイホン式，サイホンゼット式，ブローアウト式などが望ましい．最近では，床の清掃が行いやすい壁取り付けの洋式便器も活用されている．

洋式便器のトイレの洗浄水を供給する方法には，ロータンク方式とフラッシュバブル方式がある．ロータンク方式はタンク内の汚染の注意が必要なため，フラッシュバブル方式が推奨されている．

新築またはリフォームにあたっては，適切な大便器を選択するとともに男女用のトイレや車椅子が入れるような広いトイレの設置も考慮する．トイレには，臭気が院内に拡散しないように適切な換気設備を設ける．手すりや緊急時のコール設備も設ける．

❷ 室内空気の清浄化，温度・湿度，照明と省エネルギー

感染防止の観点から，室内空気の停滞や湿気などにより生じた結露が原因となる真菌（カビ）の発生，埃などに付着して舞い上がった空中浮遊細菌・真菌などの注意が必要である．室内の快適環境の保持の観点からは，適切な換気，生物に起因するハウスダスト（ダニの死骸や糞などの空中浮遊粉塵）の除去，不快な臭気の除去，季節に応じた室内の温度・湿度コントロール，適切な照明などが必要である．

一方，エアコンや蛍光灯機器は省エネ対象の特定機器に指定されている（省エネ法）．省エネの観点から，新設やリニューアルではグリーン購入に努める．

室内空気の清浄化，温度・湿度

病院内の空気の清浄度は，清浄度クラスにしたがって各室が分類されている．待合室，診察室，理学療法室などは清浄度Ⅳの一般清潔区域，患者用トイレは清浄度Ⅴの拡散防止区域とされている．また，一般清潔区域では中性能以上のフィルターを使用することが望ましく，拡散防止区域では室内の不快な臭気などを外部に漏出させないように強制排気設備を設ける[4]．

待合室，診療室の適切な温度・湿度は，夏期が26～27℃で湿度50～60％，冬期が22～24℃で湿度40～50％．冬期の診療室の温度は，患者が衣類を脱ぐことを考慮して，（待合室が22℃の場合はそれよりも）1～2℃高めの23～24℃にする[4]．

このことから，鍼灸院も前述の一般清潔区域に準じた対応を行うことが望ましい．

このためには，適切な換気装置，空気清浄装置，冷暖房装置などを設けて院内の快適環境の維持をはかる．適切な機器の選定にあたっては，省エネラベリング制度（省エネ性能表示に関する制度）に基づく環境ラベル等を参考にする．

照　明

照明器具の新設またはリニューアルにあたっては，とくに安全性，快適性，省エネの3点を十分に考慮して選択する．

1）照明器具の安全性

照明器具の設置後，10年を過ぎると器具の劣化により焦げくさい臭いがしたり，安定器の絶縁劣化による発煙事故，電線類の変色・変形・硬化・ひび割れ・芯線露出・断線，コンデンサーの破損などを生じることがある．

日本工業規格（JIS；Japanese industrial standard）による一般照明器具の適正交換の目安は，通常の使用で10年，耐用限界(耐用年数)は15年である．適正交換時期は，8～10年である（表Ⅵ-1）．照明器具（電気絶縁材料など）の使用限界は，累積点灯時間に換算して40,000時間であるが，30,000時間を過ぎると摩耗故障期に入る（図Ⅵ-6）．蛍光灯の寿命（定格寿命）は，蛍光管の種類や使用状況などによって異なるが，直管形で

表Ⅵ-1　一般照明器具の適正交換の目安と耐用限界

適正交換の目安（通常使用の場合：JIS）	10年
適正交換時期（日本照明器具工業会）	8〜10年
耐用限界（日本照明器具工業会，国税庁）	15年

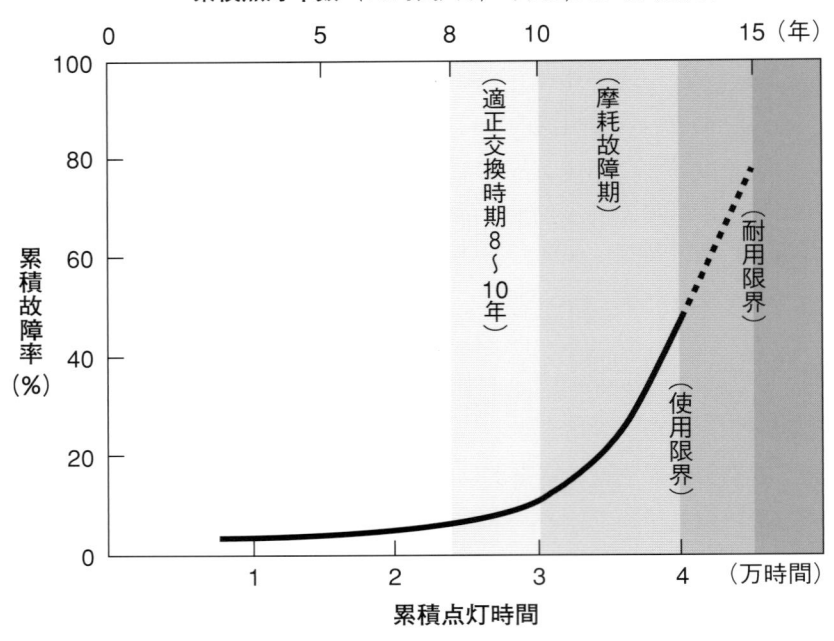

図Ⅳ-6　照明器具の累積故障率

8,500〜12,000時間程度，丸管形・電球形で6,000〜9,000時間程度である．

　非常用照明器具や誘導灯の蓄電池の適正交換の目安は，通常の使用で4〜6年である．安定器の適正交換の目安は10年で，適正交換時期は8〜10年である．

　照明器具は安全性を重視して，早めに点検・交換を行う．とくに，非常用照明器具や誘導灯はトラブルの未然防止のためにも早めの点検・交換を行う．

2）照明による快適環境

　照明による快適環境は，明るさ，グレア（まぶしさ），光色，演色性（色の見え方），室内の壁や天井の反射率などにより左右される．

　日本工業規格の照度基準（JIS Z9110）による病院の照度の推奨値は，外来の廊下や待合室が150〜300ルクス（lux），診察室や処置室が300〜750ルクス，洗面所や便所が75〜150ルクスである．鍼灸院にあっても，この推奨値に準じることが望ましい．

3）LED照明器具（発光ダイオード）

　LEDとはLight＝光る　Emitting＝出す　Diode＝半導体のそれぞれ3つの頭文字を略したもので，発光ダイオードとも呼ばれている．LED照明の特徴は，長寿命，省電力，高輝度，立ち上がりが早い，熱くならない，安全性が高い，省スペース，防水構造が容

易，紫外線・赤外線の放出が少ない等である．また，ちらつきもなく，目も疲れにくい．
　院内の照明器具の新設またはリニューアルにあたっては，省エネに関する環境情報などを参考にする．

3 クリーンメンテナンス（清潔清掃）

　院内の埃や汚れは，微生物の生存に良い条件を与え，汚染源の拡散に連なる．このため，院内環境の清潔管理では埃や汚れを日常的に取り除くクリーンメンテナンス（clean maintenance）が基本となる．CDCでは，環境表面（床，机の上，壁など）を定期的にガイドラインに示す基準に基づいた方法で見た目にきれいに保ち，汚れたらすぐに清掃すると勧告している[3]．感染リスク分類では，環境表面は低リスクまたは最小リスクに位置づけられる[2]．

院内環境の清掃

　環境表面の汚染は，主にヒトの手を介して広がるので，日常的に手がよく触れる環境表面と，ほとんど手を触れない環境表面に分けて清掃を行う．清掃では，手袋を装着する．手や腕に開放性の傷があるときは，水をはじきやすい絆創膏で覆い，傷口を露出しない．
　室内での消毒剤の噴霧は効果が不確実であり，残留毒性や作業者への有害性などもあるので行わない．CDCでは，患者のケア区域内では消毒剤を噴霧してはならないとしている[3]．

1）よく手が触れる環境表面の清掃

　皮膚（特に手）がよく接触するワゴン，机，椅子，受付カウンター，手すり，手洗いシンク，ドアノブ，洋式トイレの便座などの環境表面は，毎日，水または洗浄剤で湿式清拭する．必要に応じてアルコールによる清拭消毒を行う．

2）ほとんど手を触れない環境表面の清掃

　床（ビニル床シート）は，埃が舞わないようにモップで定期的に湿式清掃を行い，乾燥させる．モップは，1枚のモップを何回も水または洗浄剤ですすいで拭くと（オンロケーション方式），汚染の拡大に連なるおそれがある．清潔なモップを用意して，適切に交換しながら拭き（オフロケーション方式），清掃が終わったら一括して洗濯する．水または洗浄剤に浸したモップは硬く絞り，強めに一方向に押して清拭を行う．院内のホウキ（箒）による清掃は，空気中に埃を拡散させることに連なるので行わない．
　カーペットの床は，吸引した埃や微生物を室内に撒き散らさないように高性能フィルター装備の電気掃除機で定期的に清掃する．カーペットが湿っているときは，完全に乾燥させて細菌・真菌などの増殖を防ぐ．
　壁，天井（照明設備を含む）は，吸塵性の布などを用いて，年に1～2回の頻度で埃取りを行う．
　ベッドサイドのカーテンは，目に見える汚れがあるときに交換し，洗濯する．

3）ゴミの回収

日々の清掃時に院内のゴミを回収し，必要に応じてゴミ箱の除菌を行う．

血液，体液による環境表面汚染時の清掃

血液，体液で環境表面が汚染されたときは，すぐに手袋を装着して消毒液（次亜鉛素酸ナトリウム）を含ませたペーパータオルまたは布で汚染部を拭い，乾かす．血液，体液の拭き取りに使用したペーパータオルや布は，感染性廃棄物として廃棄する．

血液，体液で床のカーペットタイルが汚染された場合は，前述の消毒液で処理を行い，汚染部のタイルを切り取って交換する．カーペットタイル以外のカーペットの（消毒処理後の）汚染部のシミは，カーペット用シミ取り洗剤を用いて落とす．

4 リネン類の処理

鍼灸治療では，患者が裸またはそれに近い状態で長時間の施術を受けるので，前の患者の使用済のリネン類（とくに汚れや汗などのシミが目につくリネン類）をそのまま再使用すると不潔な印象を与えやすい．患者の皮膚が直接接触するリネン類は，ディスポ製品を使用するか，清潔なリネン類を用意して交換するのが望ましい．

一般リネン類の処理

リネン類の洗濯を業者に依頼せず，自院でクリーニングを行う場合は，一般リネン類と汚染リネン類（血液や体液などで汚染されたリネン類）に区別する．

一般リネン類は，洗剤で通常の洗濯を行う．ただし，自院の施術で使用したリネン類（白衣，シーツ，タオル，枕カバーなど）と，自宅の家族の衣類は一緒にせず，区別して洗濯する．自院の施術で使用したリネン類の洗濯では，（感染防止の観点からは）熱水洗濯機の使用が望ましい．

汚染リネン類の処理

汚染リネン類は，感染の危険性があるので滅菌・消毒を行う．汚染リネン類は，一般リネン類と接触しないように取り扱い，すぐに袋（水溶性ランドリーバッグなど）や容器に入れて回収し，（洗濯するまで）一時保管する．

五類感染症のB型肝炎ウイルスの汚染リネンは，80℃・10分間以上の熱水洗濯処理（熱水洗濯機）が最も効果的とされている【平成16年1月30日，厚生労働省通知】[5]．熱水は安価であり，消毒薬の残留性の心配もない．

汚染リネンが非耐熱性素材の場合は，微温湯で洗浄後，すすぎの時点で0.01〜0.02 w/v％（100〜200ppm）次亜塩素酸ナトリウム溶液で5分間浸漬処理する【平成16年1月30日，厚生労働省通知】[5]．ただし，色・柄物の汚染リネンの場合は，脱色への注意が必要である．

5 鍼灸院の省エネルギー

鍼灸院の新築やリフォーム，院内の快適環境の構築・保持などにあたっては，省エネ

を十分に考慮して，適切に実施しなければならない．

省エネは，近年では地球温暖化の防止を図るため，国際的に取り組まれている．地球温暖化の防止を図るための国際的な取り組みの枠組みは，「気候変動に関する国際連合枠組条約（略称は気候変動枠組条約．地球温暖化防止条約または温暖化防止条約とも通称される）」に示されている．日本は，本条約の締結を1993年5月14日に国会で承認し，批准している．したがって，この条約に違反すれば国際条約違反となる．

2005年2月16日に，この条約の目的達成のための「気候変動に関する国際連合枠組条約の京都議定書（京都議定書）」が発効したことにともない，先進国は二酸化炭素及び他の温室効果ガス（メタン，亜酸化窒素，ハイドロフルオロカーボン，パーフルオロカーボン，六フッ化硫黄）の排出量を，1990年の水準にまで回帰させるための実際的な措置をとらなければならない．

京都議定書で定められた2008～2012年までの二酸化炭素及び他の温室効果ガスの年間平均排出量の削減率（1990年の排出量を基準にした削減率）は，日本－6％，カナダ－6％，米国－7％，EU－8％，ロシア0％などである．日本は，この議定書の締結を2002年6月4日に行っている（2006年2月現在では162カ国が締結．米国は締結を見送っている）．

わが国は，最近の調査によると，温室効果ガスの年間平均排出量が（1990年の基準年排出量に比して）＋8％と増えており，現在の排出量を14％削減しなければ（国際的に）京都議定書違反を問われるという大変厳しい状況にある．

このため，省エネなどによる温室効果ガスの排出抑制，クリーンエネルギーへの転換や二酸化炭素の回収技術の開発などが強く求められている．

省エネルギー（省エネ）

燃料資源の有効な利用の確保を図るために，エネルギー使用の合理化に関する必要な措置が省エネ法（エネルギーの使用の合理化に関する法律）で定められている【平成17年8月一部改正，平成18年4月施行】．省エネは，経費削減のみでなく，エネルギー消費減に伴うCO_2排出の減少により，地球温暖化防止に貢献する．

このため，国及び独立行政法人等や，地方公共団体及び地方独立行政法人等の環境物品等の調達の推進，情報の提供，環境物品への需要の転換促進が，グリーン購入法（国等による環境物品等の調達の推進等に関する法律）【平成12年5月制定，平成13年1月施行，平成15年7月改正】に定められている．

グリーン購入は，今すぐ誰でもできる経費削減や地球環境保全の取り組みである．鍼灸院においてもグリーン購入を図り，省エネに努める．

グリーン購入の際に必要な（事業者の）環境物品等の環境負荷の取り組みや，省エネ性能などの情報は環境ラベルを参考にする．代表的な環境ラベルには，「国際標準化機構（ISO；international organization for standardization）の環境ラベル」，省エネラベリング制度に基づく「省エネラベル」などがある（**図Ⅵ-7，8，9，10**）．

グリーン購入（グリーン調達）

グリーン購入は，消費者が購入の必要性・品質・機能・価格・デザイン以外に環境負荷の小さい製品・サービスであるかどうかを十分に検討して，環境負荷の低減に努める事業者から環境物品等を優先して購入することをいう．行政・自治体・企業などが環境

物品等を購入する場合は，一般的にグリーン調達という言葉が用いられる．

グリーン購入の特定調達品目（全214品目）の分野には，紙類，文具類，機器類，OA機器，家電製品，エアコンディショナー等，照明，自動車，消火器，制服・作業服，インテリア・寝装寝具，作業用手袋，その他繊維製品（集会用テント・ブルーシート・防球ネット），設備（太陽光発電システム・燃料電池・太陽熱利用システム・生ゴミ処理機），公共工事（資材・建設機械・工法・目的物），役務（省エネルギー診断・印刷・食堂・自動者専用タイヤ更正，自動車整備）がある【グリーン購入法に基づく「環境物品等の調達の推進に関する基本方針」，平成18年2月一部変更による】．

エネルギー消費効率の向上を義務づけた特定機器の指定（省エネ法）

省エネ法では，種々の分野でのエネルギー消費の削減を求めているが，エネルギー消費機器の製造または輸入事業者等にもエネルギー消費効率の向上を義務づけ，特定機器の指定・判断基準を公表（トップランナー基準）している．

省エネ対象の特定機器には，2006年4月現在で乗用自動車（バスを含む），エアコン，蛍光灯器具，テレビ（液晶，プラズマを含む），複写機，電子計算機，磁気ディスク装置，貨物自動車（重量車を含む），VTR，電気冷蔵庫，電気冷凍庫，ストーブ，ガス調理機器，ガス温水機器，石油温水機器，電気便座，自動販売機，変圧器，ジャー炊飯器，電子レンジ，DVDレコーダーの21品目が指定されている．

これらの特定機器の購入時に必要な省エネ情報（エネルギー消費効率の向上など）は，商品・カタログの環境ラベルや省エネラベルの表示，店頭表示などを通じて購入者に伝えられる．

国際標準化機構（ISO）の環境ラベルに関する規格

環境ラベルは，（製品やサービスについて）どのように環境負荷の低減の取り組みをしているのかをシンボルマーク・文言・図形図表などを通じて購入者に示す表示ラベルのことである．

ISOの環境ラベルに関する規格には，タイプⅠ（第三者認証），タイプⅡ（自己宣伝），タイプⅢ（環境情報提示－技術報告書－）がある．

タイプⅠの環境ラベルは，中立公平な第三者審査機関が独自に定めた判定基準に基づいて製品を審査するもので，合格製品にはシンボルマークの使用が許可される．ISOの規格に則った国内唯一の環境ラベルには，エコマークがある（図Ⅵ-7）．

タイプⅡの環境ラベルは，メーカー独自の環境配慮の取り組み製品であることを事業者が示す環境主張であり，各メーカー独自のシンボルマークが作成されている（図Ⅵ-7）．

タイプⅢの環境ラベルは，その製品の素材（資源採取等に関与）を分析した生データ（製品環境情報開示シート），ゴミとしての環境への排出（環境汚染等に関与）に関するデータをすべて公開して，そのデータの判断を消費者にゆだねるタイプで，（そのデータの判断には）環境問題に関する専門知識を必要とする．

（省エネラベリング制度に基づいた）省エネラベル

省エネラベルは，特定機器に表示され，製品を購入するときの省エネ性能の比較などにも役立っている．平成18年4月に施行された改正省エネ法では，新たに小売事業者の情報提供の取り組みが規定され，平成18年10月から一部の特定機器（家電製品）に統一

省エネラベルが表示されることになった[6]．

1）省エネラベルの表示

省エネラベルは，特定機器のうち，省エネラベリング制度（省エネ性能表示に関する制度）で定められる対象製品に表示するラベルのことをいう．省エネラベルが製品に表示されていると，その製品が省エネ基準（目標値）を達成しているかどうかが一目でわかる．

省エネラベルの表示対象の製品には，エアコン，蛍光灯器具，電子計算機，磁気ディスク装置，テレビ，電気冷蔵庫，電気冷凍庫，ガス温水機器，石油温水機器，ストーブ，電気便座，ガス調理機器，変圧器の13品目（平成18年3月現在）がある．

省エネラベリング制度に基づいたJIS規格のラベル表示には，省エネ性マーク，目標年度，省エネ基準達成率，エネルギー消費効率の4つの情報が含まれる（**図Ⅵ-8，9**）．

省エネ性マークには，緑色マークと橙色マークがある．省エネ基準達成率が100％以上の製品は緑色の省エネ性マークで表示され，100％未満の製品は橙色マークで表示される．目標年度は，省エネ基準達成の目標時期（年度）を示す．省エネ基準達成率（％）は，その製品が省エネ基準値をどの程度達成しているかを示す．この数値は，大きいほど省エネ性能が優れている．エネルギー消費効率は，その製品が年間でどの程度のエネルギーを使うかを示す．

2）統一省エネラベルの表示

省エネラベルの表示を行う特定機器のうち，エアコン，電気冷蔵庫，テレビは平成18年10月から，電気便座は平成21年5月から多段階評価制度による統一省エネラベルを表示することになった（**図Ⅵ-10**）．

統一省エネラベルでは，製品の省エネ性能を多段階評価基準に基づき，★★★★★，★★★★，★★★，★★，★の5つの星印を用いて表示する（**図Ⅵ-10**）．星印は，多いほど省エネ性能が優れていることを示す．星印を表示する場合の省エネ基準達成率は，製品の種類や形式などに応じて，異なる達成率が定められている（**表Ⅵ-2**）．

表Ⅵ-2 エアコン・電気便座・テレビ・電気冷蔵庫の多段階評価基準（2009年版）

多段階評価	エアコンの省エネ基準達成率	電気便座の省エネ基準達成率	テレビの省エネ基準達成率 ブラウン管テレビ	テレビの省エネ基準達成率 液晶・プラズマテレビ	電気冷蔵庫（電気冷凍冷蔵庫を含む）の省エネ基準達成率
★★★★★	109％以上	150％以上	127％以上	164％以上	144％以上
★★★★	100％以上，109％未満	125％以上，150％未満	118％以上，127％未満	143％以上，164％未満	122％以上，144％未満
★★★	90％以上，100％未満	100％以上，125％未満	109％以上，118％未満	121％以上，143％未満	100％以上，122％未満
★★	80％以上，90％未満	78％以上，100％未満	100％以上，109％未満	100％以上，121％未満	83％以上，100％未満
★	80％未満	78％未満	100％未満	100％未満	83％未満

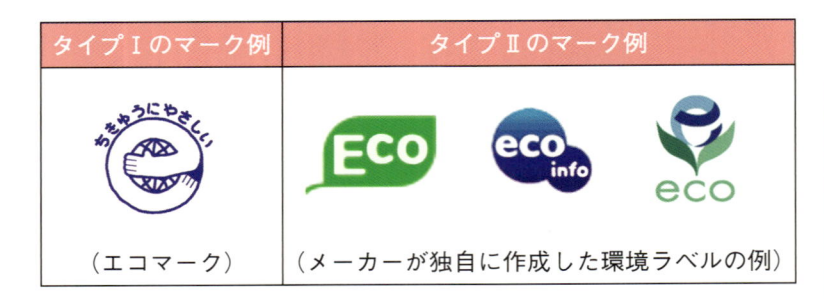

タイプⅠのマーク例	タイプⅡのマーク例
（エコマーク）	（メーカーが独自に作成した環境ラベルの例）

図Ⅵ-7　タイプⅠ，Ⅱの環境ラベルの例

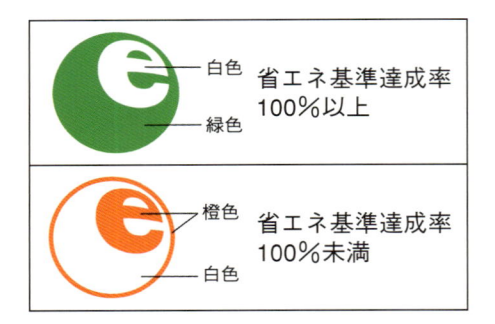

白色 / 緑色	省エネ基準達成率 100％以上
橙色 / 白色	省エネ基準達成率 100％未満

図Ⅵ-8　省エネ性マーク（JIS規格）

目標年度 ○○○○年度	省エネ基準達成率 ○○○％	年間消費電力量 ○○○ kWh/年

図Ⅵ-9　省エネラベルの表示

① ラベルを作成した年度の表示
② ノンフロンの電気冷蔵庫は，ノンフロンマークを表示する
③ 多段階評価（省エネ基準達成率）に基づく星の数の表示
④ 省エネ基準達成率100％以上，100％未満の位置の表示
⑤ 省エネラベルの表示
⑥ メーカ名，機種名の表示
⑦ 1年間使用した場合の目安料金の表示（図は，目安電気料金の表示例を示す）

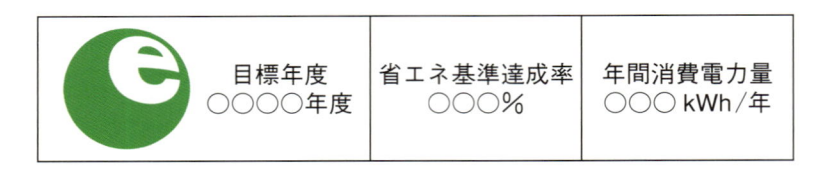

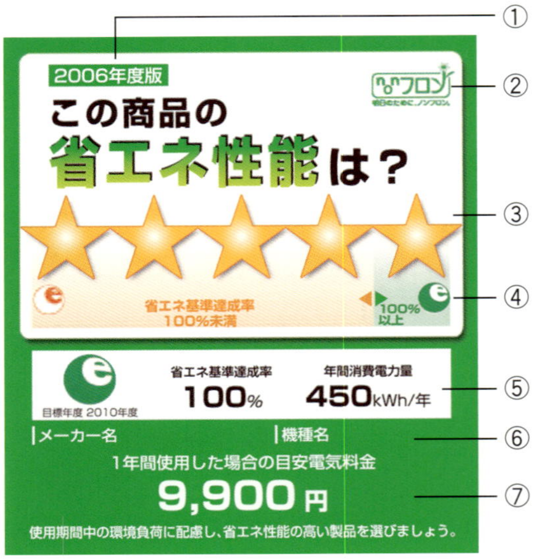

図Ⅵ-10　統一省エネラベルの表示例[6)]

この多段階評価基準による各星印の達成率は，毎年4月1日に見直され，改定されることになっている．これは，今後に各製品が改善されて省エネ性能が向上した場合，多くの製品が上位に偏ることを避けるための措置である．なお，2008年4月には液晶・プラズテレビ，2009年5月にはエアコン，冷蔵庫の多段階評価基準が改正・施行され，新たに電気便座が追加・施行されている．

（尾崎昭弘）

≪参考文献≫

1）国立大学医学部附属病院感染対策協議会・編：病院感染対策ガイドライン．じほう，2004，pp.89,93-94.
2）国立病院機構大阪医療センター感染対策委員会，ICHG研究会・編：新・病院感染予防対策ハンドブック．南江堂，2006，p.12.
3）倉辻忠俊・他訳：医療保健施設における環境感染制御のためのCDCガイドライン．メディカ出版，2004，pp.87,91-92.
4）日本医療福祉設備協会：病院空調設備の設計・管理指針（HEAS-02-2004）．日本医療福祉設備協会，2004，pp.16-17,21,66.
5）厚生労働省健康局結核感染症課長通知（健感発第0130001号）：感染症法に基づく消毒・滅菌の手引き．厚生労働省，2004.
6）省エネルギーセンター：小売事業者における省エネに関する表示制度がスタートします．（財）省エネルギーセンターホームページ，http://www.eccj.or.jp/labeling_program/labeling060831.pdf

第1部 鍼灸医療での感染防止対策

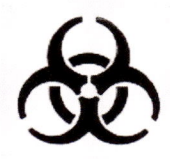

Ⅶ 廃棄物の処理

基本 ● 廃棄物の処理に関する基礎的な知識を修得し，適切な処理を行う．

point
- 廃棄物は，排出者自身の責任で適正に処理しなければならない．鍼灸治療で排出される廃棄物の中には，感染性廃棄物に該当するような医療機器（毫鍼など）も含まれるので，適正に処理する．
- このためには，廃棄物，感染性廃棄物や非感染性廃棄物，廃棄物の処理方法，感染性廃棄物の業者委託などに関する基礎的な知識を持ち，鍼灸医療で排出される廃棄物の適正処理を図る．

1 廃棄物処理法に基づいた廃棄物の適正処理

廃棄物の処理及び清掃に関する法律（廃棄物処理法または廃掃法とも略称される）では，廃棄物の排出を抑制し，廃棄物の適正な分別，保管，収集，運搬，再生，処分等の処理を行うことを定めている【廃掃法第1条】．

鍼灸治療で排出される廃棄物の中には，感染性廃棄物である血液・血清・血漿や体液（精液を含む）（以下，血液等）が付着した医療機材に該当するような物品（鍼，血液等が付着した脱脂綿など）もあるので，適正に処理しなければならない．

廃棄物処理法に基づく感染性廃棄物処理マニュアル（平成16年3月）には，「すべての廃棄物は，法に基づいて適正に処理しなければならない」（2.1 廃棄物の処理方法）としている[1]．

2 廃棄物

廃棄物とは，ごみ，粗大ごみ，燃え殻，汚泥，ふん尿，廃油，廃酸，廃アルカリ，動物の死体その他の汚物又は不要物であって，固形状又は液状のもの（放射性物質及びこれによって汚染された物を除く）をいう【廃掃法第2条1項】．

廃棄物は，廃棄物処理法で一般廃棄物と産業廃棄物に区分される．さらに，一般廃棄物は特別管理一般廃棄物，事業系一般廃棄物，家庭廃棄物に区分される．産業廃棄物は特別管理産業廃棄物，その他の産業廃棄物に区分される（図Ⅶ-1）．

特別管理産業廃棄物や特別管理一般廃棄物は，爆発性，毒性，感染性その他の人の健康又は生活環境に被害を生ずるおそれがあるもので【廃掃法第2条3，5項】，政令（廃掃法の施行令）に定めるものをいう（図Ⅶ-1）．

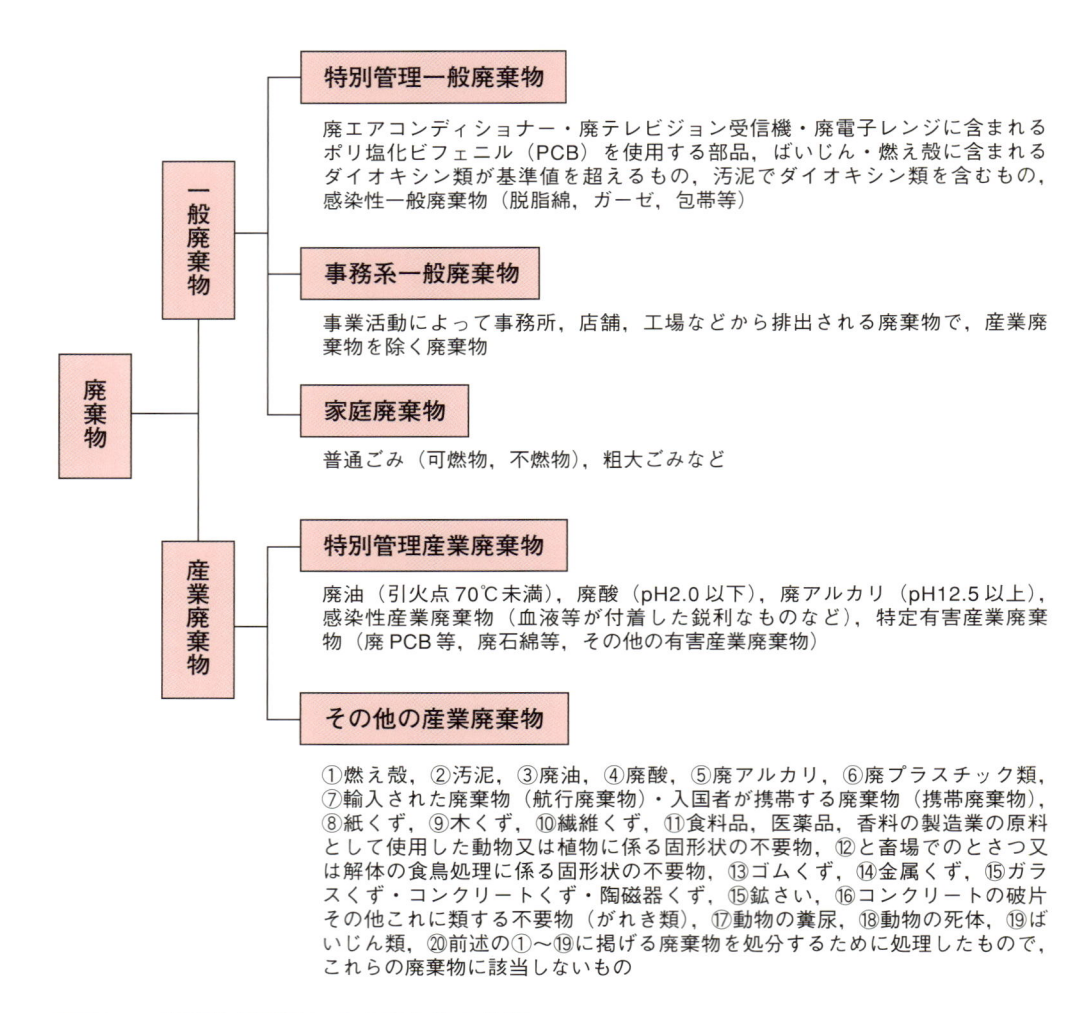

```
廃棄物 ─┬─ 一般廃棄物 ─┬─ 特別管理一般廃棄物
        │              │   廃エアコンディショナー・廃テレビジョン受信機・廃電子レンジに含まれる
        │              │   ポリ塩化ビフェニル（PCB）を使用する部品，ばいじん・燃え殻に含まれる
        │              │   ダイオキシン類が基準値を超えるもの，汚泥でダイオキシン類を含むもの，
        │              │   感染性一般廃棄物（脱脂綿，ガーゼ，包帯等）
        │              │
        │              ├─ 事務系一般廃棄物
        │              │   事業活動によって事務所，店舗，工場などから排出される廃棄物で，産業廃
        │              │   棄物を除く廃棄物
        │              │
        │              └─ 家庭廃棄物
        │                  普通ごみ（可燃物，不燃物），粗大ごみなど
        │
        └─ 産業廃棄物 ─┬─ 特別管理産業廃棄物
                        │   廃油（引火点70℃未満），廃酸（pH2.0以下），廃アルカリ（pH12.5以上），
                        │   感染性産業廃棄物（血液等が付着した鋭利なものなど），特定有害産業廃棄
                        │   物（廃PCB等，廃石綿等，その他の有害産業廃棄物）
                        │
                        └─ その他の産業廃棄物
                            ①燃え殻，②汚泥，③廃油，④廃酸，⑤廃アルカリ，⑥廃プラスチック類，
                            ⑦輸入された廃棄物（航行廃棄物）・入国者が携帯する廃棄物（携帯廃棄物），
                            ⑧紙くず，⑨木くず，⑩繊維くず，⑪食料品，医薬品，香料の製造業の原料
                            として使用した動物又は植物に係る固形状の不要物，⑫と畜場でのとさつ又
                            は解体の食鳥処理に係る固形状の不要物，⑬ゴムくず，⑭金属くず，⑮ガラ
                            スくず・コンクリートくず・陶磁器くず，⑯鉱さい，⑯コンクリートの破片
                            その他これに類する不要物（がれき類），⑰動物の糞尿，⑱動物の死体，⑲ば
                            いじん類，⑳前述の①〜⑲に掲げる廃棄物を処分するために処理したもので，
                            これらの廃棄物に該当しないもの
```

図Ⅶ-1　廃棄物処理法による廃棄物の分類

3 感染性廃棄物と非感染性廃棄物

　鍼灸院から排出される廃棄物は，感染性廃棄物か，非感染性廃棄物かを正しく判断し，適切に処理されなければならない（**図Ⅶ-2**）．

感染性廃棄物とは

　感染性廃棄物は，感染性病原体が含まれ，若しくは付着している廃棄物又はこれらのおそれのある廃棄物をいう【廃掃法の施行令別表第1の4】．

　感染性廃棄物処理マニュアルでは，「感染性廃棄物とは医療関係機関等から生じ，人が感染し，若しくは感染するおそれのある病原体が含まれ，若しくは付着している廃棄物又はこれらのおそれのある廃棄物をいう」としている（1.2 用語の定義）[1]．

　ここにいう医療関係機関等とは，病院，診療所，衛生検査所，介護老人保健施設，環境省令で定めるものをいう（廃掃法の施行令別表第1の4）．環境省令（法律施行規則）で定めるものには，助産所，獣医療法に規定する診療施設，試験研究機関及び試験研究を行う研究所（医学，歯学，薬学及び獣医学に係るものに限る）がある【廃掃法の施行規則第1条5項】．施行令，施行規則に定める医療関係機関等の中には，鍼灸院は含まれていない．

　これは，鍼灸院からの感染性廃棄物（血液等が付着した医療機器など）の排出が，病医

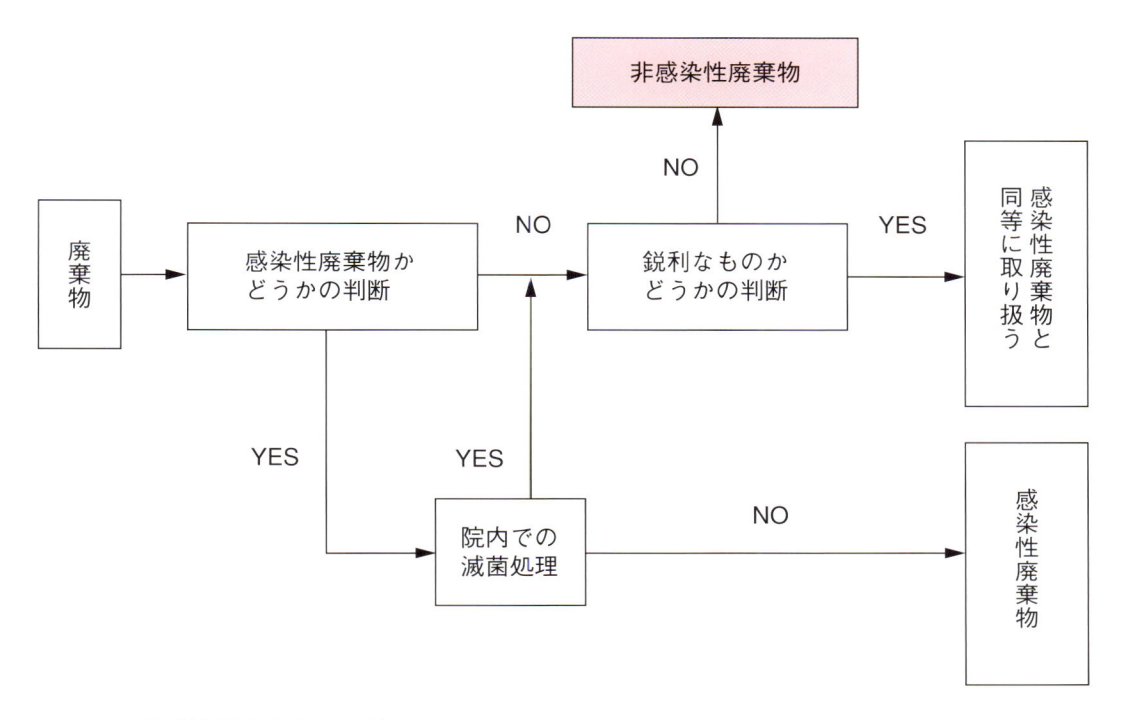

図Ⅶ-2　非感染性廃棄物の判断

院などの医療関係機関等に比べて極めて少ないためと思われる．

感染性廃棄物と非感染性廃棄物の判断基準

1) 感染性廃棄物の具体的な判断基準

　感染性廃棄物かどうかは，廃棄物の「形状の観点」，「排出場所の観点」，「感染症の種類の観点」から判断する[1]．

①　形状の観点

　廃棄物の形状の観点からは，以下のものが感染性廃棄物に該当する．ただし，鋭利なもの（破損したガラスくず等を含む）は，血液等が付着していなくても感染性廃棄物と同等に取り扱われる[1]．

・血液，血清，血漿及び体液（精液を含む）
・手術等に伴って発生する病理廃棄物（摘出又は切除された臓器，組織，郭清に伴う皮膚等）
・血液等が付着した鋭利なもの（注射針・メス・破損したガラスくずなど）
・病原微生物に関連した試験，検査等に用いられたもの

②　排出場所の観点

　廃棄物の排出場所の観点からは，感染症病床，結核病床，手術室，緊急外来室，集中治療室及び検査室（感染症病床等）で治療，検査等に使用された後に排出されたものが感染性廃棄物に該当する．

③　感染症の種類の観点

　廃棄物の感染症の種類の観点からは，感染症法の一類，二類，三類感染症，指定感染症及び新感染症，結核の治療，検査等に使用された後に排出されたもの，感染症法の四類及び五類感染症の治療，検査等に使用された後に排出された医療機材，ディスポーザ

ブル製品，衛生材料等（紙おむつは，特定の感染症に係るもの等に限る）が感染性廃棄物に該当する．

③に記される医療機材には，注射針，メス，ガラスくずなどがある．ディスポーザブル製品（医療機材）には，注射器，ピンセット，手袋，リネン類，血液パック，輸液点滴セット，透析等回路，カテーテル類などがある．衛生材料には，脱脂綿，ガーゼなどがある．

2）非感染性廃棄物の判断

廃棄物処理業者へ廃棄物を委託する前に，院内で感染性廃棄物の滅菌処理を行い，非感染性廃棄物であると判断する場合がある．しかし，たとえ滅菌処理を行ったとしても，鋭利なものは感染性廃棄物と同等に取り扱われ，非感染性廃棄物とは判断されない（図Ⅶ-2）．

3）感染性廃棄物の院内処理による感染性の消失

焼却設備を用いた焼却，溶融設備を用いた溶融，高圧蒸気滅菌器（オートクレーブ）を用いた滅菌，乾熱蒸気滅菌器を用いた滅菌などを行うことにより，感染性を失わせた廃棄物は非感染性廃棄物として処理できる．ただし，鋭利なものは滅菌処理後に破砕又は溶解処理を行い，鋭利性を完全に消失させなければ非感染性廃棄物とは認められない．

なお，廃棄物の排出者の責任は，感染性廃棄物を非感染性廃棄物に処理したことで終わるわけではない．その責任は，廃棄物が最終処分されるまで問われる．このため，廃棄物の業者委託では，マニフェストにより最終処分が行われたことを確認することになっている．

4 廃棄物の処理方法：分別・梱包・表示・保管

排出された廃棄物は，分別・梱包・表示を行い，適切に保管する．

院内廃棄物の分別

廃棄物には，感染性廃棄物，医療廃棄物であるが感染性廃棄物でないもの（非感染性廃棄物），紙くずや生ごみのような一般廃棄物がある．

分別は，このような感染性廃棄物，非感染性廃棄物，一般廃棄物の三者の排出物を，それぞれに区分することをいう．

鍼灸治療で排出される廃棄物では，廃棄鍼などの鋭利なものを，他のものと分別することがとりわけ大切になる．

梱包（容器への収納）

感染性廃棄物は，必ず容器に収納する．使用する容器は，収納しやすく，壊れにくいことであり，且つ密閉が可能なことである．

このような条件を満たす容器には，紙製品，プラスチック製品などがある．形・容量は，種々のものが市販されている（図Ⅶ-3）．

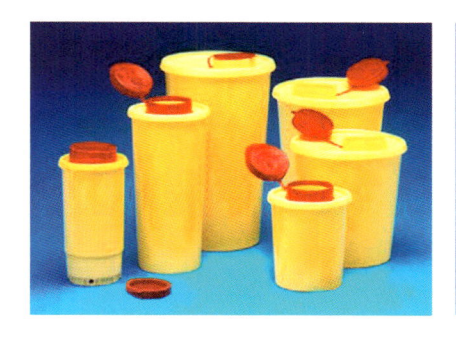

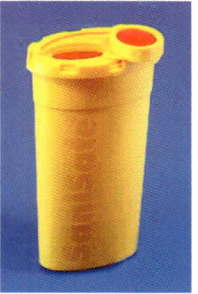

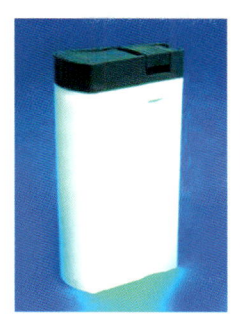

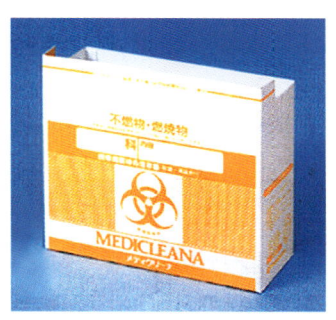

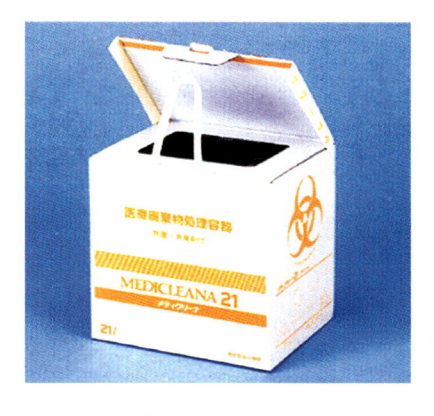

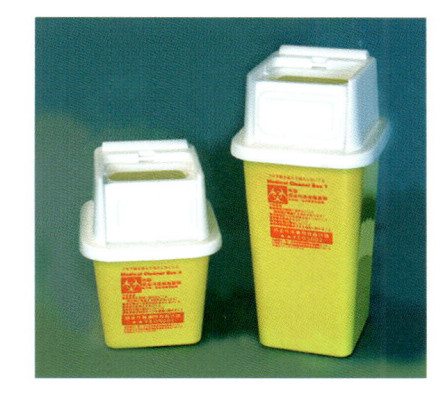

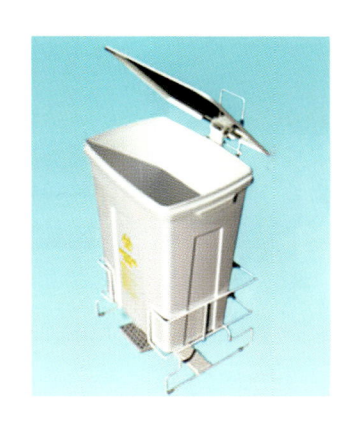

図Ⅶ-3　感染性廃棄物用の各種の容器

　容器内へ一度入れた感染性廃棄物を，他の容器内へ入れる「移し替え」は行ってはならない．移し替えは，廃棄物の周辺飛散，流出の原因になる．また，鍼のような鋭利な廃棄物では，移し替え中に誤刺を起こし，感染を見る危険性があるので，絶対に行ってはならない．

表　示

　何らかの表示がないと，関係者や処理業者が感染性廃棄物か，非感染性廃棄物かの区別がつかず，トラブルを生じる原因になる．感染性廃棄物を収納した容器には，バイオハザードマークの表示を行う（**図Ⅶ-4**）．

　バイオハザードマークは，廃棄物の性状に応じて色分けがなされている．色分けは，血液のように液状または泥状のものが赤色，血液パックのような固形状のものが橙色，注射針のように鋭利なものが黄色である（**図Ⅶ-4**）．

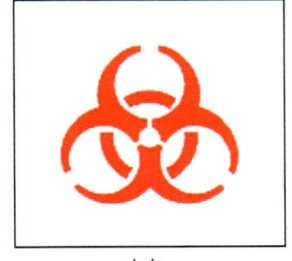

赤色
（液状または泥状のもの）

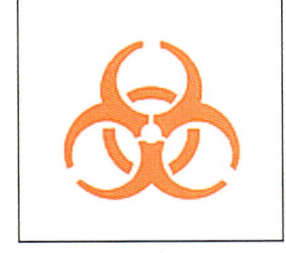

橙色
（固形状のもの）

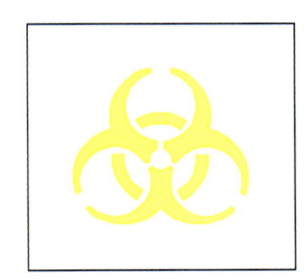

黄色
（鋭利なもの）

図Ⅶ-4　バイオハザードマーク

バイオハザードマークは，種々の包装単位（100枚単位など）のものが市販されている．この表示は，全国共通であり，一目で識別できるのが利点である．

表示は，非感染性廃棄物にも行う．感染性廃棄物処理マニュアルでは，非感染性廃棄物ラベル（非感染性廃棄物の文字，医療機関名，特別管理産業廃棄物管理責任者，排出年月日を明記したラベル）の表示を行うことを推奨している[1]．

保　管

院内に適切な保管場所を設ける．感染性廃棄物と他の廃棄物は，区別して保管する．感染性廃棄物の保管場所へは，関係者以外は立ち入り禁止とし，容器等が勝手に持ち出されたり，子どもなどが遊び用具に使用したりしないように配慮する．

保管した廃棄物を扱う際は，手袋を着用し，素手では取り扱わない．感染性廃棄物は，常に感染の可能性があることを意識し，慎重に取り扱う．また，保管の廃棄物を整理するときは感染性廃棄物容器を押し潰したり，圧縮したり，内容物を移し替えたりしない．

感染性廃棄物が，処理業者に収集されるまでの保管期間は極力短期間とする．

5 専用廃棄容器への鍼の廃棄

単回使用毫鍼などの廃棄鍼は，密封ができ，耐貫通性のある専用の廃棄容器に廃棄する．

専用の廃棄容器には，紙製品，プラスチック製品などが市販されている．廃棄容器の容量は，ベッドサイドで使用するような小容量製品や，多量の注射針の廃棄に用いられるような大容量製品まで種々ある（図Ⅶ-3）．

6 廃棄物処理業者への委託

鍼灸医療機関における感染性廃棄物の処理は，処理の許可を得ている業者に委託して処理することが望ましい．

委託契約の締結

感染性廃棄物処理マニュアルでは，「医療関係機関等は，感染性廃棄物の処理を自ら行わず他人に委託する場合は，法に定める委託基準に基づき事前に委託契約を締結しなければならない」としている[1]．

産業廃棄物の処理を行う業者には収集運搬業者，中間処理業者，最終処分業者がある（後述）．通常，契約は収集運搬業者（一次処理業者）や中間処理業者と行い，最終処分業者（二次処理業者）とは直接契約を行うことはない．

なお，契約は収集運搬業者と，処分業者のそれぞれと個別に結ぶ（二者契約）．中間処理業者がある場合は，収集運搬業者と中間処理業者，中間処理がない場合は収集運搬業者と最終処分業者のそれぞれと委託契約を結ぶ．ただし，収集運搬業者と処分業者が同一の場合は一つの契約となる．

感染性廃棄物の業者委託契約は，特別管理産業廃棄物許可業者で，感染性廃棄物の取り扱い許可を受けている収集運搬業者と行う．契約は，書面で結ぶ．口頭での契約は，

有効でないばかりか，廃棄物が不適正に処理されたときは排出者の責任が問われ，罰則を受けることになる．契約書は契約締結後，5年間保存することが義務づけられている．

マニフェスト（産業廃棄物管理票）

廃棄物に対する責任は，排出物を処理業者に委託した段階で終わるわけではない．廃棄物に対する排出者の責任は，最終処分されるまで問われる．このため，委託後の廃棄物が適切に処理されているかどうかを，マニフェスト（manifest：積荷目録の意味）により確認しなくてはならない．マニフェストには廃棄物処理の流れの確認だけではなく，不法投棄の未然防止の役割もある．

また，マニフェストの交付（発行）は，収集運搬業者が行うものと誤解している場合があるが，廃棄物は適正に最終処分されるまで，排出者に責任がある．したがって，マニフェストの交付は収集運搬業者が行うものではなく，排出者自身が交付する．

1）マニフェストによる最終処分までの確認

マニフェストは，最終処分までの流れが確認できるようにA票（控え），B1票（運搬終了の控え），B2票（運搬終了），C1票（中間処理終了の控え），C2票（中間処理終了），D票（中間処理終了），E票（最終処分終了）の7枚綴り（積み替え・保管用は8枚綴り）の伝票形式で構成されている．

マニフェストには，排出者の住所・名称・交付者の氏名と押印，廃棄物の種類や数量，性状，交付年月日，収集運搬業者や処理業者の名称・住所・電話番号・担当者の署名と押印，処分場（運搬先）の名称・住所・電話番号，最終処分先・最終処分終了年月日などを記載する．

運搬が終わると，10日以内に収集運搬業者からB2票，中間処理が終わると10日以内にD票，最終処分が終わるとE票が中間処理業者から排出者に届けられるので，5年間保存する．

なお，医療関係機関等の管理者には，委託・運搬に関する事項，処分に関する事項等を1年ごとに整理して閉じた帳簿を作成し，5年間保存することが義務づけられている．

医療関係機関等では，感染性廃棄物の処理に関するマニフェストを交付してから60日以内にB2票，D票が返送されてこない場合，180日以内にE票が返送されてこない場合は処理業者に確認の上，すみやかに関係の都道府県知事に報告しなければならない．

2）電子マニフェスト

電子マニフェストは，情報処理センターが廃棄物処理の委託者（排出者），収集運搬業者，処分業者を電子情報処理ネットワーワで結び，廃棄物の流れを報告・管理するシステムである．最近では，紙マニフェストに代わって，電子マニフェストの利用が推奨されている．

電子マニフェストでは，自らのパソコンや携帯電話で委託した廃棄物の処理状況を即時に確認することができ，紙マニフェストのように伝票の保存の必要もないのが特徴である．

収集・運搬容器の設置

　感染性廃棄物は，必ず容器に入れて収集運搬しなくてはならない．容器は，密閉でき，収集しやすく，損傷しにくい構造でなくてはならない．

　市販の感染性廃棄物用容器には，紙製品，プラスチック製品など種々あり，その容量も小〜大容量まで種々あるが，一般に廃棄物処理業者が設置する収集・運搬容器は20l，40l，70l などの大容量のものが多い．

収集運搬業者・中間処理業者・最終処分業者

　業者委託された廃棄物は，収集運搬業者によって運ばれ，中間処理がなされて，最終処分（埋立て）される．このため，産業廃棄物の処理を行う業者には収集運搬業者，中間処理業者，最終処分業者がある．

　収集運搬業者には，特別管理産廃収集運搬業と産廃収集運搬業がある．さらに，積み替え・保管を含むか否かの区別がある．

　中間処理業者には，特別管理産廃処理業者と産廃中間処理業者がある．中間処理では，大きな廃棄物を小さくしたり，廃棄物の物理的・化学的・生物的な方法による無害化・安定化・安全化が行われる．

　最終処分業者には，特別管理産廃最終処分業者と産廃最終処分業者がある．最終処分業者は，リサイクルを行った後の残った廃棄物の容量をさらに減らし，最終処分場に運搬して埋め立てる．

（尾崎昭弘・小松秀人）

≪参考文献≫

1) 平山直道・他（感染性廃棄物処理対策検討会）：感染性廃棄物の適正処理について；別添 廃棄物処理法に基づく感染性廃棄物処理マニュアル．環境省,環廃産発第040316001号，2004，pp.1-6，18-20．

第2部　鍼灸医療事故，有害事象の防止対策

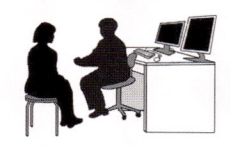

I　序：医療事故の防止対策

基本 ● 患者中心の鍼灸医療を行い，医療事故の発生を未然に防ぐ．

point ● 患者中心の医療を行うためには，インフォームド・コンセントや個人情報の保護に関する理解が必須である．さらに，鍼灸医療事故に関する人的要因やシステム要因について基本的知識を持ち，事故の防止に努めなければならない．

1 患者中心の医療

　医療をサービス業の一形態とみなした場合，患者は顧客であり，消費者である．医療従事者は，顧客の満足度を高めるような医療サービスを提供し，その対価として診療報酬を受け取るという構図である．

　しかしながら，医療の領域ではサービスを提供する側である医師や医療スタッフの方が社会的あるいは学問的水準からみて優位な立場にある場合が多い．顧客としての患者が弱者となり，満足な医療サービスが受けられないまま現状に甘んじていることも少なくない．

　その一方で，一般のサービス業と同じような態度で医療従事者が患者に接した場合，治療や健康管理に必要な服薬や生活指導などを遵守させることができるであろうかというジレンマもある．

　したがって，医療従事者は医学の知識と技術をもつ専門家としての威厳を保ちながら，同時に患者が弱者の立場にあることに配慮しつつ，与えられた環境下で最大限の医療サービスを提供することに努めなければならない．

　患者中心という観点から医療を見たとき，患者の意思決定および個人情報の取り扱いについては大きな認識の転換が必要である．以下に，鍼灸医療の場面を想定しながら，インフォームド・コンセントと個人情報保護のあり方等を述べる．

インフォームド・コンセント

　鍼灸医療においても，インフォームド・コンセントの考え方が重要であるという認識は広まっている．インフォームド・コンセントは，患者とよく話し合って相互の信頼関係を築くということとは違う．施術者側は，不都合な情報（リスク）も含めて十分に説明し，患者はその説明を理解した上で，自らの自由意思で受療の同意または拒絶の選択を行うということである．

1）施術者側の十分な説明と患者の自由意思による選択

インフォームド・コンセントの実践では，患者が鍼灸治療によって生じる可能性がある利益（たとえば症状改善や健康保持など）とリスク（たとえば灸痕や副作用など）について，受療することを決心する前に十分に説明を受け，それを理解したうえで受療に同意する，あるいは鍼灸を選択するというプロセスが重要である．

この「施術者側に不都合な情報開示をも含めた十分な説明」および「説明を十分に理解した患者の自由意思による選択」がなければ，昔から行われてきた「おまかせ治療」と何ら変わりはない．

病院で癌の患者が，どのような治療法を選択するかといった場面と比較すると，鍼灸医療における疾患の重症度は相対的に低く，治療によって受けるリスクも小さい場合が多い．したがって，鍼灸医療におけるインフォームド・コンセントは，比較的容易に実施しやすいと思われるかもしれない．しかし，本格的にインフォームド・コンセントを鍼灸医療で実践するのは，現段階では難しい．

たとえば，ある疾患や症状に対して，どれくらい改善するのか，何回施術すればよくなるのか，施術しない場合はどうなるのか，どのような根拠にもとづいて鍼灸が有効といえるのか，どのような苦痛やリスクがあるのか，鍼灸のほかにどのような選択肢が考えられるのか，といったことについて，客観的なデータが提示できない場合が多いからである．鍼灸医療では，利益とリスクについて「十分な説明」をするための材料が現時点では乏しいのである[1]．

しかしながら，好ましくない副作用を患者が知っておくことは重要であり，これは現時点でもある程度可能である．少なくとも，皮下出血によって一過性のアザができる可能性，透熱灸をする場合は灸痕が生じる可能性，施術後に眠気や全身倦怠感が起こる可能性などについては，施術前に伝えておく必要がある．

このような反応が起こる頻度は，施術の種類や刺激量によって大きく異なるため，施設や流派ごとに独自の統計をとって示すことが望ましい．筑波技術大学保健科学部附属東西医学統合医療センターで，鍼治療による好ましくない副作用の発生頻度の調査をした結果を，表Ⅰ-1，2に参考として示す[2,3]．

表Ⅰ-1　しばしば遭遇する鍼の全身性の副作用（いずれも一過性）[2]

症状	発生患者率※ （発症患者数/鍼受療患者数）	備考
疲労感・倦怠感	8.2%	初回施術時に最も多い
眠気	2.8%	初回施術時に最も多い
主訴の悪化	2.8%	
刺鍼部掻痒感	1.0%	
めまい・ふらつき	0.8%	
気分不良・嘔気	0.8%	立位または坐位での刺鍼で起こりやすい
頭痛	0.5%	

※100人の違う患者が受療した場合に何人に起こるかの目安

表 I-2　しばしば遭遇する鍼の局所性の副作用[2]

局所症状	発生刺鍼率※ （発症刺鍼数/総刺鍼数）	備考
微量の出血	2.6%	8割以上が1滴未満，5分以内に止血
刺鍼時痛	0.7%	約8割は抜鍼後すぐに消失
皮下出血	0.3%	約7割は直径20mm未満
施術後の刺鍼部痛	0.1%	
皮下血腫	0.1%	7割以上が直径10mm未満で無痛

※100回刺鍼した場合に何回起こるかの目安

2) 鍼灸医療でのインフォームド・コンセント

　鍼灸医療において，現時点で実践可能なインフォームド・コンセントは，本来あるべき姿から程遠いかもしれない．しかし，可能な限り情報の収集と開示を行い，ていねいに説明し，少なくとも標準的な施術によって発生し得る副作用について，患者が理解したうえで施術の同意，または選択をしてもらうべきである．

　ドイツやイギリスにおいては，患者が署名した同意書を得ることを試みている鍼灸団体や大学病院もある[4,5]．それらの同意書には，深刻な副作用は非常に稀であり，眠気が起こった場合は車を運転すべきでないこと，初回治療では失神や気分不良が起こる可能性があること，ペースメーカー装着あるいは出血性疾患などがある場合は施術者に申告してほしいこと，などが記述されている．

　日本における鍼灸のインフォームド・コンセントをどこまで徹底するかについては，日本の医療全体の動向を見ながら歩調を合わせるべきであろう．

個人情報の保護

　2005年4月から，個人情報保護法が全面施行された[6]．個人情報保護法とは，個人情報を取り扱う事業者に対して個人情報の目的外利用などを禁止する法律であり，ここでは，個人が情報の開示を求めればそれにしたがって開示することも義務づけられている．

1) 個人情報

　個人情報は，「特定の個人を識別できる情報」と定義されており，具体的には，名前，電話番号，住所などである．医療においては，患者の情報が記載されているカルテなどの書類が個人情報に該当することになる．

　個人情報保護法では，5,000人を超える個人データ（個人情報を検索可能なデータベースにしたもの）を6カ月を超えて保有する民間企業は「個人情報取扱事業者」として，この法律を守る義務のある事業者としている．

　しかし，カルテには住所や電話番号といった単純な情報だけでなく，病名や家庭の事情などプライバシーにかかわる情報まで詳細に記録されていることも少なくない．

　したがって，個人データが5,000人を超えない場合であっても，医療においては個人

情報保護法に準じて情報を扱うべきであろう．

　故意であったかどうかにかかわらず，個人情報を漏洩してしまった場合は，患者に精神的・社会的な損害を与えるだけでなく，鍼灸施設側も，損害賠償責任および信用失墜によって経営危機に陥る可能性がある．個人情報をどれくらい適正に管理しているかということは，鍼灸施設の質を測る基準ともなり得る[7]．

2) 使用目的以外での個人情報の利用禁止

　カルテやその他の患者の個人情報は，あらかじめ利用目的を明確に示す義務があり，示した利用目的以外のことに利用してはならない．

　たとえば，患者にダイレクトメールを送る場合は，初診手続きの際に，そのような行為をしてもよいかどうかの承諾を得る必要がある．また，電子メールによる医療従事者同士の患者情報の伝達は，セキュリティの観点から厳禁である．

　鍼灸教育機関においては，学生や研修生が患者の情報をメモする場合に，住所や氏名など特定個人を識別できるような情報を写させないこと，メモを施設外に持ち出さないことなど，指導を徹底しなければならない．後で，カルテや検査資料を検索する必要があるような場合は，カルテ番号やID番号のみ控えておくように指導する．

　表Ⅰ-3に個人情報の保護方針および利用目的に関する院内掲示用文書の1例を示す．院内掲示の内容は，厚生労働省のガイドライン[8]を参考として，各鍼灸施設に適した掲示文書を作成すべきである．

3) 患者の個人情報の管理

　近年まで，カルテなど患者の個人情報に関するファイルは，医療機関の所有物として扱われていた．しかし，個人情報保護法における考え方にもとづくと，「患者の個人情報は，患者自身のものであり，それを患者の承諾を得て，医療機関および医療従事者が使わせていただいている」ということになる．

　したがって，患者からカルテやレセプトを見せてほしいという要求があれば，それに応じるのは個人情報管理者の義務である（ただし，生命・心身・財産を害する場合などの例外はある）．いつ開示請求されても対応できるような情報管理をして，患者本人が見ても理解できるような記載を心がけるべきである．

　個人情報の保護は，患者の権利と利益を守る上で重要な考え方であるが，その一方で，「特定の個人を識別できる情報」を漏らさないという行為にはリスクも存在する．たとえば，患者をフルネームで呼び出すことや，入院ベッドに患者の名前を表示することをやめてしまうと，患者の取り違えなどのリスクが増大する可能性がある[9]．個人情報保護の異常なまでの徹底は，医療過誤を招く危険性をはらんでいることに注意しなければならない．

2 医療事故の発生につながる要因

　「まず，害を与えるなかれ」というヒポクラテスの言葉のとおり，患者の安全を守ることは治すこと以前に重要な医療の基本である．しかしながら，実際には様々な形で患者

表 I-3　個人情報保護に関する掲示文書の例
　　　　（社団法人全日本病院協会のサンプル（http://www.ajha.or.jp/）を参考に作成）

当院における個人情報の保護方針と利用目的

当院は，患者様の権利・利益を保護するために個人情報を適切に管理することに努めます．

1. 個人情報の収集・利用・提供
　個人情報の保護に関する法律を遵守し，以下にお示しした利用目的の範囲内で個人情報の収集，利用および提供をさせていただきます．
　　1）患者様への鍼灸施術に必要な利用目的
　　　〔当院での利用〕
　　　　・鍼灸施術および生活アドバイス
　　　　・施術料の請求に関する事務
　　　　・サービスの質の向上，安全確保，医療事故等の分析・報告
　　　〔他の事業者等への情報提供〕
　　　　・他の医療機関等への紹介または照会に対する回答（御本人同意のうえで）
　　　　・患者様の施術に関して外部の医師等の意見・助言を求める場合
　　　　・御家族等への病態や施術内容の説明（御本人同意のうえで）
　　　　・審査支払機関または保険者のレセプト提出，および照会に対する回答
　　　　・賠償責任保険などに係る専門団体や保険会社等への相談または届出等
　　2）上記以外の利用目的
　　　〔当院での利用〕
　　　　・医療・介護サービスや業務の維持・改善のための基礎資料
　　　　・医療従事者養成のための学生実習への協力
　　　　・臨床研究（関係する法令や指針に従います）
　　　　・治療経過の調査，満足度調査，および業務改善のためのアンケート調査
　　　〔その他〕
　　　　・学会・医学雑誌等への発表（御本人同意のうえ匿名化して）
　　　　・法令にもとづく情報提供，あるいは緊急事態における照会に対する回答等

2. 個人情報の安全対策
　個人情報への不正アクセス，個人情報の紛失，破壊，改ざんおよび漏洩などに関する万全の予防措置を講じます．万一の問題発生時には速やかな是正対策を実施します．

3. 個人情報の確認・訂正・利用停止
　当該本人（患者様）等から内容の確認・訂正あるいは利用停止を求められた場合には，調査のうえ適切に対応します．

4. 個人情報保護に関する教育および継続的改善
　個人情報保護体制を適切に維持するため職員の教育を徹底し，体制を継続的に改善します．

5. 診療情報の開示
　御本人の申し出により診療情報の開示を行います．

　　　　　　　　　　　　　　　　　　　　　　　　平成 XX 年 XX 月 XX 日　　○○鍼灸院　院長
　　　　（お問合せ先　〒XXX-XXXX　○○県○○市○○町○丁目 XX の X　電話 XXX-XXX-XXXX）

に有害な事象が発生し得る.

意図的に害を与えるような行為は論外であるが,善意で行う医療行為も,時には事故につながる危険性をはらんでいる.また,医療におけるリスクには対策によって防止できる過誤だけでなく,治療手段そのものが内包している副作用という避けられないリスクも存在する.

皮下出血,眠気などの副作用は「鍼灸刺激」によるものであるが,深刺による臓器損傷,不衛生な操作による感染などは「鍼灸師」によって生じるものであり,ひいては教育・施術環境・安全管理など,鍼灸臨床を支える「システム」に不備があると捉えることもできる[10].

本項では,鍼灸における医療事故について,人的要因(鍼灸師)とシステム要因(教育・施術環境・安全管理)の二面から概括する.

人的要因

表Ⅰ-4に,医療過誤の心理学的分類[11]を示し,鍼灸施術における過誤の例を加えた.この表に分類される過誤のほかにも,意図的な違反(violation)などがある.誤認識は,経験不足や知識不足によって起こる場合が多いため,基本的には教育や研修によって防止することが可能である.

一方,うっかりミスや度忘れは,疲労や慣れない環境などによって起こる場合も多いため,教育や処罰があまり有効な改善手段にならない.したがって,後述するようなシステムの改善による防止策が必要になる.

システム要因

医療過誤が発生したときには,個人の不注意や無知を責めがちである.ここには,「過ちは起きてはならない」「起こした本人が悪い」という考え方が根底に存在する.しかし,近年になってこの考え方は改められつつあり,「誰が間違いを犯したか」という犯人さがしではなく,「なぜ間違いが起きたのか」「どのようなプロセスに問題があったのか」という,システムと根本原因の分析が重要視されるようになった[12〜14].

たとえば,深刺によって気胸が発生した場合には,誰がそれを起こしたのかではなく,問題となった経穴の安全刺鍼深度について,鍼灸師が適切な教育を受けているのか

表Ⅰ-4 医療過誤の分類(英語文献[11]を意訳・改変)

1. 誤認識(mistakes):行為を意図した段階ですでに生じている過誤
    1) 知識にもとづく過誤(knowledge-based errors)
        例)灸痕ができてもよいか確認しないまま透熱灸を行って灸痕を形成
    2) 規則にもとづく過誤(rule-based errors)
        例)一般に危険とされている刺鍼深度を超えて深刺して気胸を発生

2. うっかり(slip)・度忘れ(lapse):行為を実施する段階で生じる過誤(skill-based errors)
    1) うっかりミス(slips of action)
        例)知熱灸を行うつもりで,うっかり透熱灸をしてしまい灸痕を形成
    2) 記憶の抜け落ち(lapses of memory)
        例)鍼の抜き忘れ

どうかまで遡って検討すべきであろう．学校教育で，安全な刺鍼深度に関する情報伝達が徹底されていなかったならば，カリキュラムの改善と卒後継続教育の見直しをしなければならない．

また，たとえば鍼の抜き忘れが多発する場合，抜き忘れた鍼灸師を責めるのではなく，刺した鍼と抜いた鍼の数が同じであることを確かめないで施術を終了することを容認している環境に問題があると捉えるべきであろう．単回使用毫鍼を使うのであれば，残された鍼管と抜いた鍼の数を照合し，相違がないかを確認するルールを徹底するといった管理システムの改善が有効である．

鍼灸医療で，事故の発生をより少なくするためには，鍼灸教育機関と鍼灸施設の双方が，システム要因の再検討と改善に向けて，さらに積極的に取り組むことが重要である．

（山下　仁）

3 鍼灸におけるリスクマネジメント

鍼灸におけるリスクの低減を図り，鍼灸医療事故を防止するためには，リスクマネジメントに関わる基本的事項を理解し，組織的な事故防止に努めなければならない．

リスクマネジメントとは

リスクマネジメント（risk management）は，リスク管理の意味であり，医療では「事故の防止対策」の意味で用いられる．リスク（risk）は，事故の発生の可能性から発生によりもたらされる損失までを含む．マネジメント（management）は，管理，操作や処理などの意味である．

これらのことから，リスクマネジメントは，これから起こるかもしれない事故の発生をできるだけ低くするため，顕在的または潜在的なリスクを抽出し，適切な方法・手段によって，リスクのコントロールを行うことと解される．

医療での事故は，医療事故（medical accident），医療過誤（medical malpractice）と呼ばれる．

医療事故は，医療で起きたすべての人身事故のことである．医療事故には，①結果が予測できたにもかかわらず，回避する義務を果たさなかったために起きた過失による事故，②予測不能で医療内容に何らの問題がないにもかかわらず起こった不可抗力（偶然）による事故，の二者が区分される．

医療過誤は，医療ミス（人的エラー）のことであり，医療関係者が当然払うべき業務上の注意義務を怠ったために，患者に身体的損傷（死傷を含む）や心的損害を起こすことである．

鍼灸医療におけるリスクマネジメントの基本

リスクマネジメントでは，人が誤り（エラー，error）を起こすことを前提とする．この誤りは，ヒューマンエラーともいわれる．ヒューマンエラーは，注意不足や記憶の欠如，ミステイクなどによって生じ，様々な危険行為の発生に連なる．

したがって，リスクマネジメントでは，そのエラーが事故に連なったり，あるいは再び事故を起こすことがないようにリスクの管理を行う．また，不幸にして事故が起こっ

てしまったときは，個人の責任だけを問うのではなく，システムの問題として捉え，事故の再発防止を図る．

通常，リスクマネジメントでは，「リスクの把握」「リスクの分析」「リスクへの対応」「対応の評価とそのフィードバック」という一連のプロセスがとられる．

1）鍼灸医療でのリスクの把握

鍼灸医療のリスクマネジメントは，鍼灸医療事故に発展する可能性のあるリスクを把握することから始まる．したがって，鍼灸でのリスクを把握するためには，鍼灸医療で発生しているアクシデント（accident）を把握しなくてはならない．アクシデントは，過失または偶然の事故をいい，医療ではすべての人身事故，つまり医療事故のことを意図する．アクシデントの報告書は，「アクシデントレポート」と呼ばれる．

また，事故発生には繋がらなかったが，重大事故に連なる可能性のある潜在的事態についても把握しなくてはならない．この潜在的な事態は，インシデント（incident）といわれる．インシデントは「出来事」の意味であり，ヒヤリとしたり，ハッとした出来事のことを意味する．インシデントの報告書のことを「インシデントレポート」という．「ヒヤリ・ハット報告書」「ニアミス報告書」とも呼ばれる．

鍼灸医療でのリスクの把握では，アクシデントレポートやインシデントレポートの収集，関連情報の収集などを鍼灸医療システムの取り組みとして行い，今，鍼灸医療の現場ではどのようなリスクが問題なのかを正確に把握することが重要である．

2）鍼灸医療のリスクの分析

鍼灸医療でのアクシデントやインシデントの発生要因を，詳細に検討・分析して，そのリスクの要素を抽出し，どのような因子が関与していたのかを整理・把握しないと今後の対応ができない．したがって，鍼灸医療のリスク分析では，アクシデントやインシデントの分析を容易にするための統一的なレポート記載や，報告書の収集・分析などが必須となる．

アクシデントレポートやインシデントレポートの見本や分析の手法は，すでに現代医療の現場でかなり豊富になっている．その内容を参考にして，鍼灸業界や鍼灸教育機関などが中心となり，鍼灸医療におけるアクシデントレポートやインシデントレポートを作成することが望まれる．また，鍼灸院や各鍼灸関連機関・施設等はこの報告書の書式を参考として，自らの実態にあった報告書を作成することも望まれる．

3）鍼灸医療でのリスクへの対応，現場への評価結果のフィードバック

リスクへの対応（リスクコントロール）では，アクシデントやインシデントの発生要因を踏まえたリスク回避のための改善策の提示や，リスク回避に必要な情報の提示が重要であり，この情報が滞りなく現場の鍼灸師に伝えられ，実践されなければならない．

また，鍼灸医療の現場で実施された対応については，その対応の過程を含めてうまく機能したかどうかの評価を行い，再度，鍼灸臨床の現場にフィードバックされなければならない．

このような鍼灸システムとしての取り組みが軌道に乗り，報告書の収集・分析が多方面から行われ，鍼灸臨床現場にフィードバックされることにより，鍼灸のリスクが軽減し，事故の未然防止や深刻な事態へと発展することを阻止・回避することができる．

鍼灸臨床でのリスクマネジメント

鍼灸臨床でのリスクマネジメントは，患者側（鍼灸医療を受ける側）と，鍼灸師側（鍼灸医療を提供する側）双方の損失を防止し，鍼灸医療の質を保つことである．

特に鍼灸臨床では，鍼治療の禁忌と注意すべき病態，重要臓器の傷害事故，有害事象などに関するリスク管理能力が問われる．

1) 鍼灸臨床でのアクシデントレポート，インシデントレポート

不幸にして鍼灸医療行為により事故が発生した場合は，患者や家族への影響を最小限にするように，敏速で適切な処置と対応が行われなければならない．同時に，同じ事故の発生防止に努めなければならない．再発防止のためには，事故の内容をアクシデントレポート，インシデントレポートとしてまとめることが重要となる．

アクシデントレポート，インシデントレポートには，

① 報告者に関すること（氏名・性別・年齢・所属部署・役職・経験年数，など）
② 病名または主訴
③ 起こした人（自分－報告者－・他者）
④ 発生の日時
⑤ 発生場所（玄関・受付・待合室・治療室・廊下・トイレ，など）
⑥ 内容（折鍼・気胸・感染・出血・症状悪化・神経損傷・麻痺・灸痕の化膿・灸あたり・熱傷・衣服を焦がす・ベッドからの転落・鍼の抜き忘れ，など）
⑦ 発生時の状況（処置や事故後の対応も含み具体的に記載する）
⑧ 発生原因（手技や手順のミス・技術不足・器機の操作ミス・不注意・判断ミス・知識不足・思い込み・思い違い・見間違い・忘れ・観察不足・確認不足・指示の聞き間違い，など）
⑨ 発生時の忙しさの状況（多忙・やや忙しい・普通，など）
⑩ 発生時の身体的状況（疲れていた・体調不調・睡眠不足・普通，など）
⑪ 発生時の精神的状況（焦った状態・イライラ状態・心配事で悩んでいた・気分低下の状態－やる気の低下－・気うつ状態・集中力の低下・普通，など）
⑫ その他（苦情・器機や器具の損傷・設備・今後の対策，など）

などを記載する．

アクシデントレポート，インシデントレポートの記載・報告により，顕在化しにくい鍼灸医療事故の傾向・実態を明確にし，組織的な防止対策の必要事項や問題点を明らかにする．これらのことは，鍼灸医療での事故防止はもとより，個々の鍼灸師の安全に対する意識をも高める．

2) 鍼灸医療での事故防止の取り組み

鍼灸臨床に携わる個々の施術者が，常に注意力を高めて業務を行うことが，事故予防

のためには不可欠である．しかし，日常的に多忙な中で，完璧に事故予防のモチベーションを持続・維持するには限界がある．

したがって，常日頃の活動として，鍼灸臨床現場において医療事故に結びつく可能性のある諸問題について話し合い，研修会活動などを通して事故予防のモチベーションの継続を図ることが重要になる．

以下に，事故防止に取り組むためのポイントを示す．

① システムとしての事故防止の取り組み

多くの鍼灸師は，これまでも事故防止に取り組んできている．しかし，その取り組みは一個人にとどまらず，組織的な事故防止の取り組みとしなければならない．このためには，事故防止の具体策を鍼灸のシステムの中で提案し，組織的な取り組みに発展させていかなければならない．

② 情報の共有化

鍼灸の場で起こったインシデント，アクシデントの情報を積極的に収集する．この情報をベースに，その発生要因の分析や検討を行い，鍼灸医療事故の防止に十分に役立てる．

③ 鍼灸関係団体，鍼灸教育機関での研修会の実施

インシデントレポート，アクシデントレポートの内容を生かし，鍼灸臨床に即した実践的な研修会を，各関係団体において定期的に行う．

（尾崎昭弘・小松秀人）

≪参考文献≫

1) 山下　仁：現代鍼灸臨床試論．桜雲会出版部，2005，pp.53-61．
2) Yamashita, H. et al.：Incidence of adverse reactions associated with acupuncture. *J Altern Complement Med*., 6(4)：345-350, 2000.
3) 山下　仁・他：鍼灸の安全性．リハビリテーション医学，41(12)：829-835，2004．
4) White, A. et al.：Informed consent for acupuncture-an information leaflet developed by consensus. *Acupunct Med*., 19(2)：123-129, 2001.
5) Peuker, E.T.：Risk information and informed consent in acupuncture — a proposal from Germany. *Acupunct Med*., 19(2)：136-139, 2001.
6) 内閣府：個人情報の保護に関する法律．内閣府ホームページ，http：//www5.cao.go.jp/seikatsu/kojin/.
7) 山下　仁：現代医療としての鍼灸臨床（追補1）個人情報の保護．鍼灸の世界，85：33-43，2005．
8) 厚生労働省：医療・介護関係事業者における個人情報の適切な取扱いのためのガイドライン．厚生労働省ホームページ，http：//www.mhlw.go.jp/houdou/2004/12/dl/h1227-6a.pdf．
9) 橋本桂子・他：名前呼ぶのも法律違反？ 施行目前の個人情報保護法．日経メディカル，446(1)：40-50，2005．
10) 山下　仁：鍼灸の安全性に関する議論の現状と課題．現代鍼灸学，5(1)：7-10，2005．
11) Ferner, R.E. et al.：Medication errors, worse than a crime. *Lancet*, 355：947-948, 2000.
12) 米国医療の質委員会/医学研究所（訳：医学ジャーナリスト協会）：人は誰でも間違える—より安全な医療システムを目指して．日本評論社，2000．
13) Reason, J.：Human error：models and management. *BMJ*, 320：768-770.
14) 李　啓充：アメリカ医療の光と影．医学書院，2000，pp.1-75．

第2部 鍼灸医療事故，有害事象の防止対策

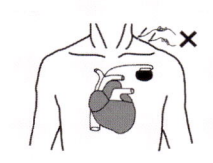

II 鍼灸治療の禁忌と注意すべき病態

基本 ● 患者中心の，安全な鍼灸医療の確保を図る．

point
- 鍼灸医療では，安全性の確保を最優先しなければならない．したがって，鍼灸治療で生命の危険や病状の悪化が予測されたり，効果がまったく期待できない場合には施術を避けなければならない．
- 主病の病態改善は期待できないが，他の愁訴の改善や，クオリティ・オブ・ライフ（生活の質，QOL；quality of life）などの向上が期待できる場合の施術では，医師の診療を優先し，且つ十分な説明と同意のもとで，注意して施術にあたらなければならない．

1 鍼通電の禁忌と一般的注意

刺入した鍼に電気を流す鍼通電－電気鍼－（EA；electroacupuncture－electrical acupuncture－）では，生命の危険，病状の悪化をもたらす場合がある．また，鍼通電は十分な注意をもって行わないと前述以外にも医療事故の発生をみることがある．

鍼通電の禁忌

世界保健機関（WHO；world health organization）の「鍼の基礎教育と安全性に関するガイドライン（1999）」では，「電気療法は有害な刺激となりうる」として，
① ペースメーカーを使用している場合
② 知覚脱失のある場合
③ 循環障害のある場合
④ 重篤な動脈疾患のある場合
⑤ 妊婦
⑥ 原因不明の発熱
⑦ 強い皮膚病変のある場合
は，禁忌としている[1]．

安全な鍼通電を行うための一般的注意

鍼通電は，十分な注意をもって行わないと医療事故の発生をみることがある．鍼通電にあたっては，以下の注意を行う．

1) 鍼通電に用いる鍼と通電機器等の操作

① 使用鍼

折鍼を防止し，安全性を確保するため，鍼はステンレスの単回使用毫鍼を用いる．銀鍼を電極とした鍼通電は，折鍼などのおそれがあるので行わない．使用後の単回使用毫鍼は，専用の鍼廃棄容器に廃棄する．

② 機器等の操作上の注意

●**電極配置**：心臓を挟む電極配置は行わない．

●**出力ツマミの操作**：最近の通電機器には，誤操作防止装置が組み込まれているものが多いが，出力ツマミの操作にあたっては，以下の注意を必ず行う．

鍼通電前に，出力ツマミが0（ゼロ）の位置にあることを確認する．出力ツマミが0（ゼロ）の位置になく，電源スイッチが入っている状態のときは，コード（ワニ口コードやクリップコード）を刺入鍼へ接続しない．出力ツマミは，急に回さない．出力は，0（ゼロ）の位置から徐々に上げる．鍼通電の終了後は，必ず出力ツマミを0（ゼロ）に戻す．

●**通電中の刺激条件の変更**：通電中に周波数（連続波，間隔波，疎密波等）などの刺激条件を変更するときは，必ず出力ツマミを0（ゼロ）に戻してから行う．

●**定期点検と修理**：鍼通電機器，電池，コード類の点検を定期的に行う．異常が確認された場合は，適切に交換・修理等を行う．

2) 鍼通電を行う際の施術上の注意

① 事前の説明と体位

患者（特に初めて鍼通電を受ける患者）には，事前の説明を十分に行う．体位は，（脳貧血防止の観点から）臥位が望ましい．

② 通電時間・通電量

通電時間・通電量は，病状，体力などを総合的に検討して，過剰にならないように留意する．WHOのガイドラインでは，直流通電を行うときはごく短時間に止めるとしている[1]．

③ 通電中の監視

鍼通電を行っている際は，通電中の監視をおろそかにしてはならない．WHOのガイドラインでは，神経損傷を避けるためには注意深く監視を行うとしている[1]．

2 レーザー鍼の禁忌と一般的注意

レーザー鍼（laser acupuncture）は，Ga-Al-As半導体レーザーなどの低出力レーザー光を用いて経穴や圧痛点などを刺激する治療法をいう．用い方が不適切な場合は，医療事故の発生に連なる．

WHOのガイドラインでは，レーザー照射により眼を損傷するおそれがあるので，（照射時は）患者も施術者も防護メガネを装着するとしている[1]．

レーザー鍼の禁忌

以下の疾患，部位などでの照射を避ける．
① 悪性腫瘍
② 心臓疾患がある場合（特にペースメーカーの使用者）
③ 体力が著しく低下している場合（衰弱の著しい高齢者など）
④ 出血性疾患
⑤ 新生児・乳幼児
⑥ 眼，甲状腺，睾丸への直接照射

安全なレーザー鍼を行うための一般的注意

① 防護メガネの装着
レーザー光は，眼にあたらないように十分に注意する．照射時には，患者ならびに施術者は保護メガネを装着する．
② 装飾品の取りはずし
照射部位に時計，ブレスレット，イヤリング，ネックレスなどの装飾品がある場合は取りはずす．
③ 照射の中止
照射中に，吐き気やめまい，極度の疲労感などを訴えた場合は直ちに中止する．

3 埋没鍼の禁止

埋没鍼は，危険性が高く，安全性の確保が十分でない．埋め込んだ鍼の移動，神経損傷，臓腑の損傷や症状の悪化の事例なども知られている[2]．臨床効果も不明確である．昭和51年6月には，（社）日本鍼灸師会から厚生省医務課長宛に埋没鍼の禁止指導の要望が出され，会員には埋没鍼の禁止の指導が行われている．
これらのことから，埋没鍼は禁止とする．

4 鍼灸治療で注意すべき病態

WHOのガイドラインでは，安全性確保の観点から，鍼灸治療を避けるべき病状を指定している[1]．
これらのことから，以下の病態に対する鍼治療，灸治療を避ける．ただし，妊娠，悪性腫瘍については愁訴の改善や，クオリティ・オブ・ライフ（QOL）の向上，現代医療の補完などが期待できる場合には注意して施術を行う．

鍼治療で注意すべき病態

① 救急の事態または手術を必要とする場合
② 出血性または凝血性の疾患，抗凝血治療中または抗凝血剤使用中の患者
③ 妊娠
流産，陣痛の促進などの可能性があるので，原則として鍼灸治療は避ける．ただし，妊婦の愁訴などに対して臨床効果が知られている．この場合は，医師の診療を優先さ

せ，且つ施術にあたっては十分な説明を行い，同意を得て，細心の注意をはらい行う．

WHOのガイドラインでは，妊娠第一期（3カ月まで）の下腹部，腰仙部の刺鍼は避け，3カ月以降は上腹部，腰仙部の経穴，強い響きの起こる部位への施術と耳鍼の併用は陣痛を促進する可能性があるので避けるとしている[1]．

④ 悪性腫瘍

病態の改善が期待できないので，原則として鍼灸治療は避ける．ただし，痛みの軽減，クオリティ・オブ・ライフ（QOL）の向上，薬物療法・放射線療法の副作用の軽減などの補完的な臨床効果が知られている．この場合は，医師の診療を優先させ，且つ施術にあたっては十分な説明を行い，同意を得て，細心の注意をはらいながら施術する．腫瘍への直接刺鍼は避ける．

灸治療で注意すべき病態

前述の鍼治療の①〜④の注意すべき病態と，以下の①〜③の病態．
① 意識レベルが低い場合
② 知覚障害
③ 精神障害

5 刺鍼，施灸を避ける部位と注意

WHOのガイドラインでは，安全性確保の観点から，刺鍼・施灸を避けるべき部位を指定している[1]．

これらのことから，以下の部位に対する直接刺鍼や（刺鍼による）臓器の刺傷，施灸を避ける（表Ⅱ-1）．

刺鍼を避ける部位と（刺鍼による）臓器の刺傷の禁止

新生児の大泉門・小泉門，外生殖器，乳頭，臍部，眼球，急性炎症の患部，大血管へ直接刺鍼をしてはならない．内部に重要臓器（内臓，中枢神経など）がある部位では，刺入深度，刺入角度，手技に十分注意し，臓器を刺傷してはならない．

WHOのガイドラインでは，前述以外にも危険があり，特別の技術または経験を必要とする部位として，瘂門，風府，睛明，承泣，眼球付近の経穴，天突，人迎，箕門，衝門，太淵をあげている[1]．

表Ⅱ-1 刺鍼，施灸を避ける部位

刺鍼を避ける部位	直接灸を避ける部位
新生児の大泉門・小泉門 外生殖器 乳頭 臍部 眼球 急性炎症の患部 重要臓器（内臓，中枢神経など） 大血管	顔面部 外生殖器 乳頭 臍部 皮下に大血管がある部位 化膿部 皮膚病の患部

施灸を避ける部位

　　　顔面部，外生殖器，乳頭，臍部，皮下に大血管がある部位，化膿部，皮膚病の患部への直接灸（有痕灸）は避ける．

顔面部の刺鍼ならびに間接灸の注意

　　　顔面部は，刺鍼，間接灸（無痕灸）を避けるべき部位とはされていない．しかし，顔面部の刺鍼で出血を起こし，刺鍼部周囲に青紫色のあざ（紫斑）を生じることがある．また，顔面部の間接灸で，熱傷を起こすことがある．

　　　顔面部での刺鍼，間接灸にあたっては，美容上の観点から紫斑や熱傷を起こさないように十分に注意する．

（尾崎昭弘）

≪ 参考文献 ≫

1) World Health Organization (WHO)：Guidelines on basic training and safety in acupuncture. World Health Organization, 1999, pp.19-20, 23-26.
2) 藤原義文：鍼灸マッサージに於ける医療過誤―現場からの報告―．山王商事，2004，pp.31-33.

第2部 鍼灸医療事故，有害事象の防止対策

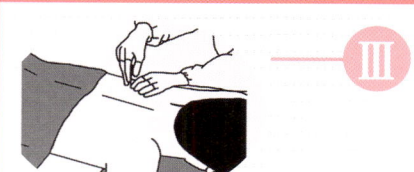

III 重要臓器の傷害事故の防止

基本 適切な刺鍼深度・角度に十分注意し，安全な鍼灸医療の確保を図る．

point
- 鍼治療では，必要以上に深く刺鍼して，重要臓器を傷害してはならない．
- このためには，重要臓器付近の局所解剖や安全な刺鍼深度・角度に関する基本的な知識を持ち，どのようなケースで危険性が高く，傷害事故を生じやすいのかを熟知し，体格や病状などに応じた適切な刺入深度・角度の判断を行わなければならない．

1 刺鍼を避ける部位

刺鍼は，一般的には体表上のほとんどすべての部位で可能である．しかし，刺鍼を避ける部位として，外生殖器，臍部，眼球，急性炎症の患部や新生児の大泉門や小泉門などが知られている．また，肺，胸膜，心臓，腎臓，脊髄や延髄，大血管なども刺鍼による傷害によって重篤な問題が発生しやすいので，(鍼による臓器の)刺傷を避けなければならない．

2 重要臓器付近での刺鍼による傷害事故の防止

「鍼灸マッサージに於ける医療過誤」によると，昭和50年～平成14年までの27年間に紛争処理した件数が814件あり，このうち鍼に起因する事故や過誤の件数が377件であったと報告している(図III-1)[1]．第1位気胸130件(34%)，第2位折鍼115件(30%)，以下，症状増悪61件(16%)，化膿・感染25件(7%)，神経損傷・麻痺25件(7%)，皮下出血18件(5%)である[1,4]．

これらの事故や過誤の原因は，主に知識や技術およびコミュニケーションの不足であり，これらを解消すれば，鍼灸での医療過誤や事故の大半は防止可能と考えられる．特

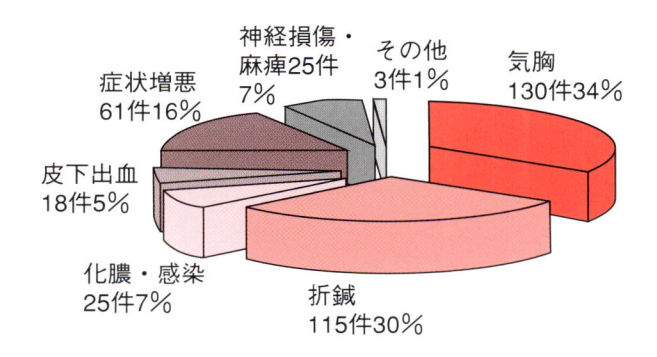

図III-1 鍼による医療過誤の内訳(377例)[1]

に，その64％を二大過誤である気胸と折鍼が占めており，その防止は急務である．

折鍼は，鍼の再使用と滅菌の頻度が高いほど鍼が摩耗し，危険性が高くなる．粗暴な刺鍼を避けることと，可能な限り単回使用毫鍼を使用することで折鍼のほとんどは防止可能と考えられる．

一方，刺鍼による気胸は，大部分が深刺による外傷性気胸と考えられ，刺鍼の安全深度を知ることが事故防止に繋がる．そこで，鍼灸臨床で用いる主要経穴への刺入方向と安全深度の目安を示す．

❸ 主要経穴の安全深度の目安について

検討した主要経穴は，肩井・膏肓・瘂門・天柱・膻中・志室・腎兪などである．遺体は大阪大学歯学部と徳島大学歯学部の実習用遺体を用いた．ご遺体を提供して下さったご本人とそのご家族ならびに白菊会の会員の皆様に感謝を申し上げる．

また，生体のCT・MRIの画像は主に川村病院・小山田記念温泉病院神経内科受診患者を，単純X線画像は，森ノ宮医療学園専門学校の健康な学生と附属診療所鍼灸室来院患者を対象とした．計測方法は，CT・MRIの場合は画像上で計測し，また，膏肓や肩井などは，当該部位に刺鍼し体表上の鍼体長を計測後，刺入深度を算出した．

肺および胸膜の傷害事故（主に気胸）の防止

1）肩井の安全深度

肩井の安全深度の目安は，体表−肋骨間距離の最小値（15mm）と肋骨の厚さの半分（5mm，吸気時の肺の膨張を肋間隙の肋間筋が制限することを考慮）より，極端なやせ型を除き20mmまでと考えられる[2]．

図Ⅲ-2は，男性遺体の肩を上方からみたものである．右肩井の体表に対して垂直方向への刺入鍼は，僧帽筋の上縁部（左図）と前鋸筋の最上位筋束（中央の図）を貫通し，第2肋骨（Ⅱ）下縁をかすめ第2肋間に達している（右図）．第2肋骨の厚さは10mmであった．

一方，患者44例のMRI画像での肩井の体表−胸膜間距離の最小値は，男性で36mm，女性で35mmであった．図Ⅲ-3は，32歳標準体型女性での両側の肩井への刺鍼時のX線像であり，鍼は第2肋骨に到達し，体表−肋骨間距離は左側で29mm，右側で25mmであった．

また，健康男女学生41名の両側82側の肩井に約25mm刺鍼したところ，肋骨に当たる例は男性では見られず，女性では9例に認められた．その9例の体表−肋骨間距離は15〜32mmであった．

刺入鍼が肋骨に当たれば外傷性気胸は起こらないが，鍼が肋間に位置し，深刺となった場合に気胸を起こす危険性が高まる．

2）膏肓の安全深度

膏肓の安全深度の目安は，体表−肋骨間距離の最小値（14mm）と肋骨の厚さの半分（5mm）より，極端なやせ型を除き19mmまでと考えられる[3]．

図Ⅲ-4は男性遺体で，左肩甲間部から左背部の皮膚と筋を除去して，肋骨や胸膜を

剖出したものである．膏肓の体表に垂直刺入した針は，僧帽筋，大菱形筋，腸肋筋を貫通後，左側は第4肋間に達し，右側は第5肋骨上に達した．肋骨の厚さは10mmであった．

図Ⅲ-5は，標準体型の22歳男性の両側膏肓への刺入鍼と肋骨・胸膜との関係を示したCT画像である．膏肓に刺入した鍼は，右側では肋間に，左側では肋骨に達した．肋骨の厚さは10.9mmであった．健康学生104名を対象にした左膏肓での体表-肋骨間距離の最小値は，肥満の男性で15mm，女性で18mm，他の体型では男女ともに14mmであった．

3）陽綱の安全深度

陽綱付近の安全深度の目安は，体表-肋骨間距離+肋骨の厚さの半分（5mm）以内であれば胸膜や肺，さらには脾臓の損傷の可能性は低いと考えられる（ただし，陽綱での体表-肋骨間距離はいまだ確定していない）．

図Ⅲ-6は，脾臓・肺の投影図である．脾臓は，背側から見ると肋骨と胸膜・肺の腹側で横隔膜の下に位置する．左陽綱付近での深刺は，脾臓に到達する前に，胸膜や肺，横隔膜を貫通する可能性がある．

心臓の傷害事故の防止

膻中の安全深度

出現頻度は低いものの胸骨裂孔の存在を考慮すると，膻中の安全深度の目安は，体表-胸骨後面間距離の最小値である10mmまでは極端なやせ型を除き，刺入鍼が心臓に達する可能性は低いと考えられる[4]．

胸骨裂孔が存在し，膻中への刺入鍼が心臓に達して心タンポナーゼを起こし，死亡した例がノルウェー人で報告されている[5]．筆者らが調べた遺体では，胸骨裂孔は159体中5例（3.1%）に認められた．

図Ⅲ-7はその1例であり，裂孔は第4肋間の高さに位置し，直径は外面9mm，内面13mmで，強靭な結合組織と脂肪で埋もれていた．遺体での胸骨の厚さの最小値は，男女ともにやせ型の9mmであった（図Ⅲ-8）．また，生体での体表-胸骨後面間距離の最小値は，やせ型の男性で14mm，女性で10mmであった．図Ⅲ-9は，29歳標準型男性のCT画像で，胸骨裂孔はなく，体表-胸骨前面間距離は8.2mm，胸骨の厚さ11.9mm，体表-胸骨後面間距離は20.1mmであった．

肝臓などの傷害事故の防止

中脘・陰都・梁門の安全深度

生体28例の体表-壁側腹膜間距離の最小値は，中脘で5.3mm，梁門で10mmであった[6]．極端なやせ型以外の体型では，中脘で5mm，梁門で10mm以内の刺鍼が安全の目安と考えられる．

図Ⅲ-10は，男性遺体の中脘・梁門に刺鍼したものである．中脘への刺入針は胃の幽門部に，右梁門への刺入針は肝臓に，左梁門への刺入針は胃に達している．

図Ⅲ-11は，41歳やせ型男性の中脘・右陰都・右梁門に単回使用毫鍼50mm24号を響きの顕著な点まで刺入し，刺入鍼と内臓との関係をCT画像で見たものである．各経穴

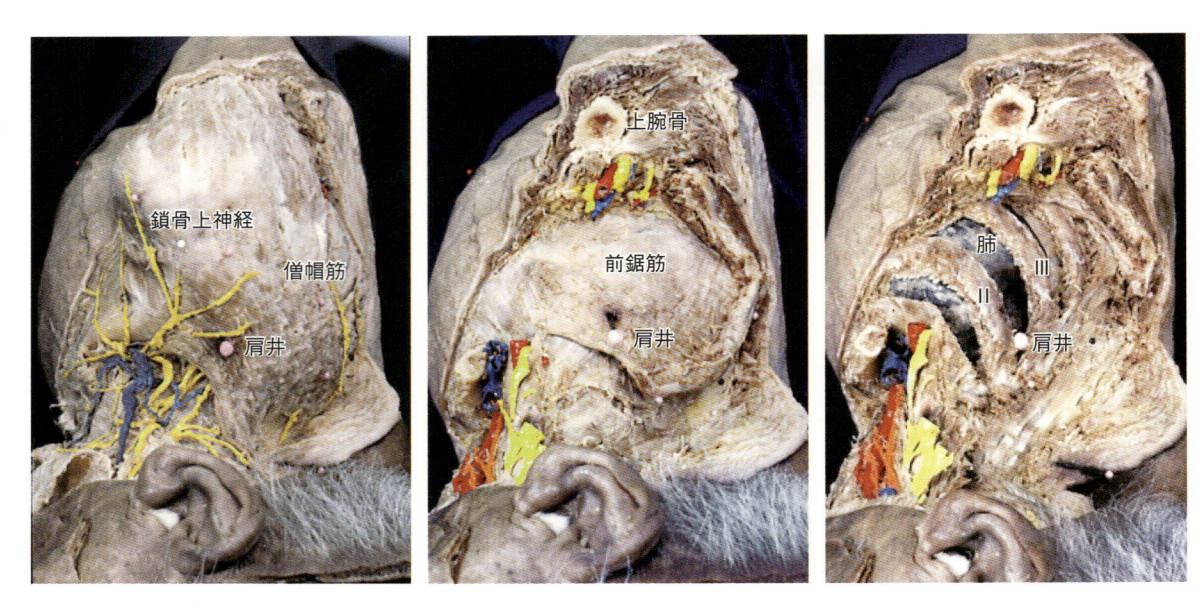

102 ― 第 2 部　鍼灸医療事故，有害事象の防止対策

図Ⅲ-2　肩井と僧帽筋・前鋸筋・肋骨・肺（肩を上からみる．それぞれ上部が外側，右側が背側）

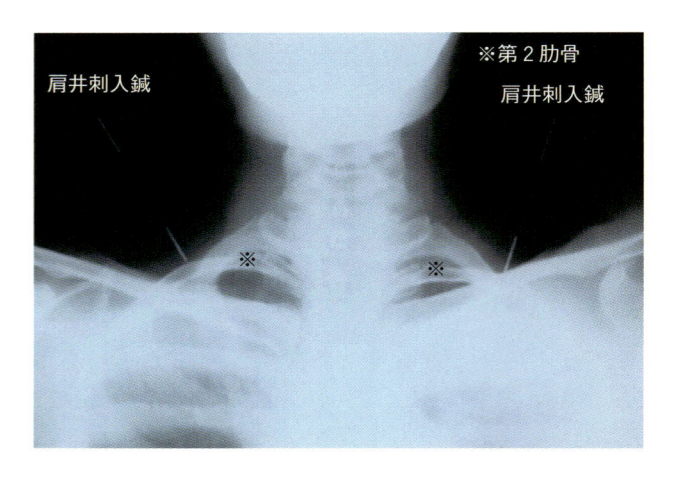

図Ⅲ-3　32歳女性の肩井刺鍼のX線像

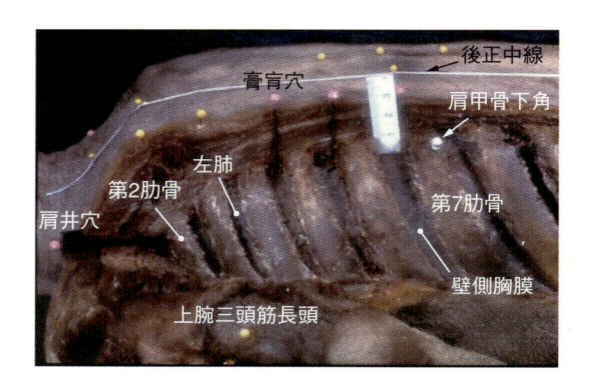

図Ⅲ-4　膏肓刺鍼と肋骨の厚さ・体表-胸膜間距離

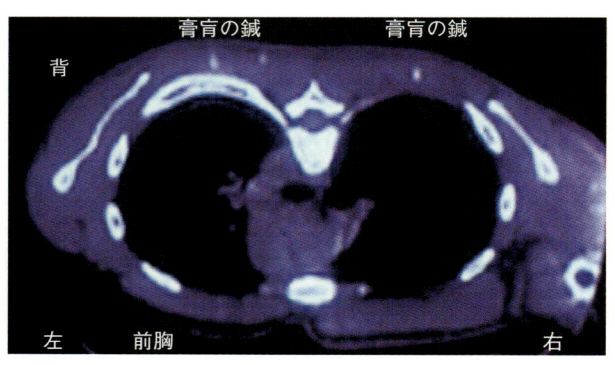

図Ⅲ-5　膏肓レベルのCT画像（標準型22歳男性）

III 重要臓器の傷害事故の防止 ― 103

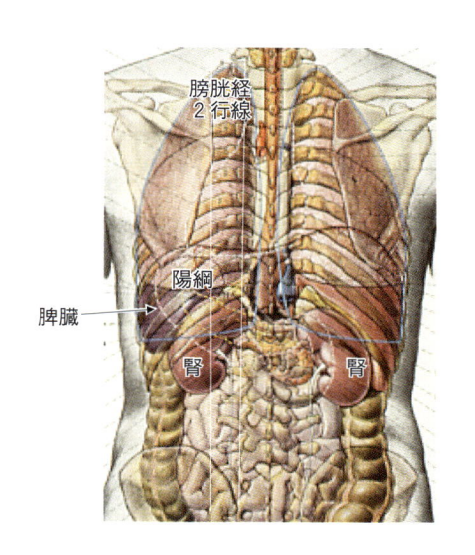

図III-6 肺・脾臓・腎臓の位置（後ろから見る）(Carmine D. Clemente : Anatomy から抜粋改変)

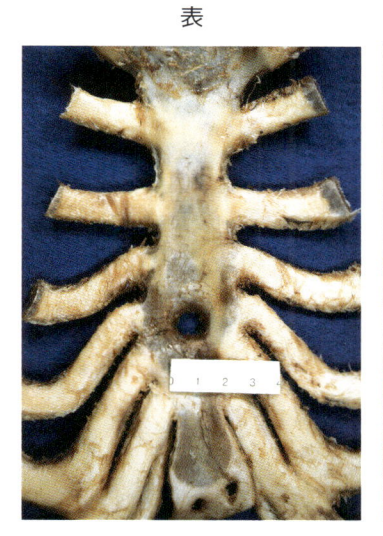

図III-7 膻中と胸骨裂孔
形状：ほぼ円形，直径は胸骨外面9mm，内面13mm

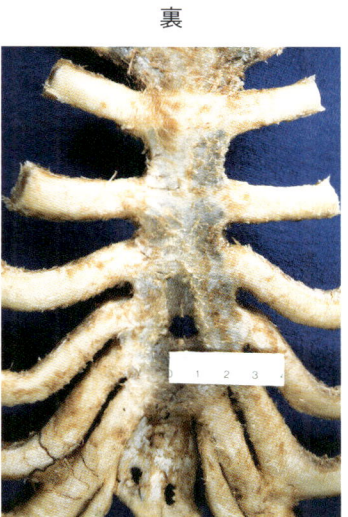

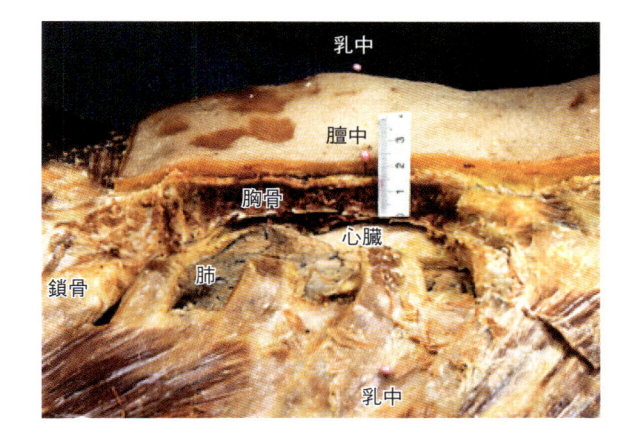

図III-8 胸骨の厚さ（この男性遺体では15mm）

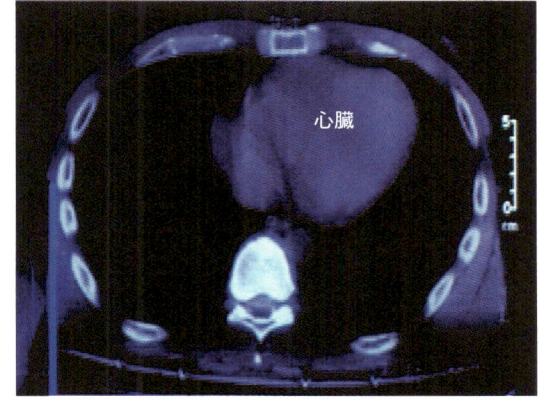

図III-9 膻中のCT画像
29歳，男性，標準（171cm，65kg，胸囲93cm）
体表-胸骨前面間距離　　8.2mm
胸骨の厚さ　　　　　　11.9mm
体表-胸骨後面間距離　　20.1mm

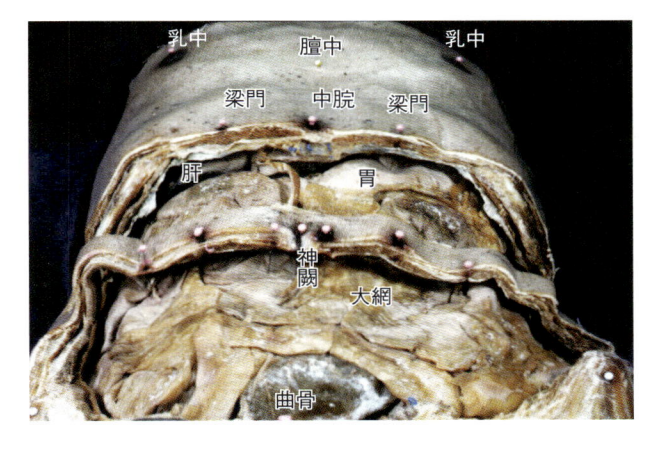

図III-10 梁門・中脘穴と肝臓・胃

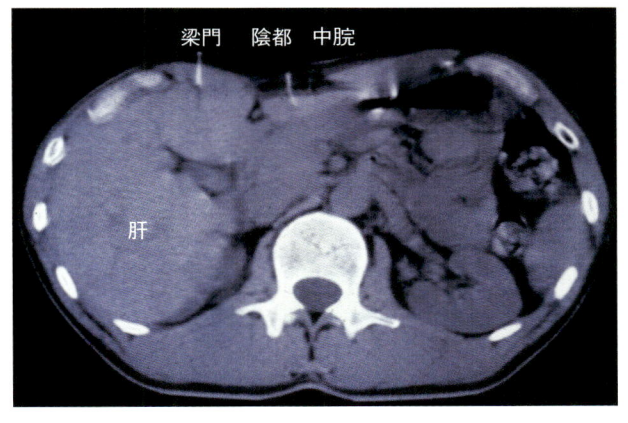

図III-11 CT画像での各刺入鍼と内臓との関係

での体表－壁側腹膜間距離は，中脘で15㎜，右陰都で18㎜，右梁門で20㎜であった．各経穴の刺入深度は，中脘で17㎜，右陰都で24㎜，右梁門で20㎜であり，3経穴ともに肝臓に達していた．

本例では刺鍼後の所見や血液検査に異常は認めなかったが，感染症などのリスクを考えると，腹腔内への刺鍼や肝臓などの臓器に鍼を当てることは避けるべきである．

腎臓の傷害事故の防止

腎兪・志室の安全深度

腎兪の延長方向はほとんどの人で腎臓の内側に位置するが，腎臓上に存在する例もあるので，極端なやせ型を除いて40㎜以内が刺鍼の安全の目安である．一方，志室は，ほとんどが腎臓上に位置するので，左右ともに極端なやせ型を除いて20㎜以内が刺鍼の安全の目安である[7]．

図Ⅲ-12は，男性遺体での腎兪・志室への刺入針と腎臓の関係を見たものである．腎兪への刺入針は，腰背腱膜や最長筋を貫通後，腎臓の内側で腰椎の肋骨突起上に達している．志室への刺入針は，腰背腱膜と広背筋の移行部や腸肋筋および腰方形筋の外側部を通り，腎臓上に達している．

図Ⅲ-13は，生体22歳標準体型男性の腎兪と志室に，矢状方向に単回使用毫鍼50㎜22号を35㎜刺入したCT横断像である．両穴に刺入した鍼は，ともに脊柱起立筋内に達した．刺入鍼の延長方向は，腎兪は腎臓の内側を通り，志室では腎臓が位置する．

また，生体57名の114例のCT画像所見では，101例では腎兪の延長方向は腎臓の内側を通り，腎臓上に位置したのは7例であった．この7例の体表－腎臓間距離の最小値は，女性やせ型で40㎜であった．一方，志室が腎臓上に存在した例は100例で，体表－腎臓間距離の最小値はやせ型男性で31㎜，やせ型女性で20㎜であった．

中枢神経の傷害事故の防止

顖会・強間・瘂門の安全深度[8]

患者50名の瘂門の体表－硬膜間距離の最小値は，男性で37㎜，女性で30㎜であったので，瘂門の印堂方向への刺鍼は，極端なやせ型を除いて30㎜が安全の目安と考えられる[8]．

大泉門や小泉門が閉鎖していない乳幼児の顖会・強間への刺鍼は，避けるべきである．

図Ⅲ-14は男性遺体で，瘂門の眉間（印堂）方向での深刺を示す．瘂門への刺入針は，僧帽筋・頭半棘筋の内縁で項靭帯を貫通し，後頭骨と環椎の間を通り，硬膜を貫通後，脊髄と延髄の移行部に達する．

つまり，瘂門への深刺で延髄や脊髄を損傷する可能性がある．

その他の危険性のある部位での刺鍼による傷害事故の防止

1）天柱の安全深度と椎骨動脈

　患者50名の天柱の体表－椎骨動脈間距離の最小値は，男性で39mm，女性で35mmであった．天柱の同側攅竹への安全深度の目安は，極端なやせ型を除いて35mmである．

　遺体の天柱で同側の攅竹方向に刺入した場合，天柱への刺入針は，僧帽筋外縁部，頭板状筋上縁部，頭半棘筋中央を貫通後，大後頭直筋の外側後縁部を貫通し，椎骨動脈の上縁に達した（図Ⅲ-14）．

　図Ⅲ-15の遺体の天柱の体表－椎骨動脈間距離は45mmであった．

2）衝門の安全深度と大腿動脈

　大腿動脈拍動部での刺入の安全深度は，動脈への穿刺を避けるため，極端なやせ型を除き10mm以内と考える．なお，動脈の内側には静脈があり，誤って静脈を穿刺しないように注意する必要もある[9]．

　図Ⅲ-16は，遺体の右衝門での大腿動脈・静脈・神経の位置と深さを示している．大腿動脈は上前腸骨棘下端－恥骨外下端間のほぼ中央に位置する．大腿動脈の外側を大腿神経，内側を大腿静脈が走行する．遺体10体の両側20側での衝門の体表－動脈間距離の最小値は10mmであった．また，41歳やせ型男性の衝門に単回使用毫鍼50mm50号を矢状方向に刺入し，動脈に当てた状態でのCT横断像上の体表－大腿動脈間距離は12mmであった．

3）星状神経節刺鍼

　星状神経節は，大部分が椎骨動脈や胸膜頂の後方に位置する．よって星状神経節刺鍼で直接星状神経節を狙うと，椎骨動脈を損傷したり，胸膜頂・肺を損傷して気胸を起こす危険性もある[10]．星状神経節の前方には椎骨動脈神経節や交通枝などが多く錯綜しているので，星状神経節に達しない傍星状神経節刺鍼や星状神経節周囲刺鍼を用いても効果は期待でき，かつ安全である．

　星状神経節刺鍼は，星状神経節ブロックの前方アプローチの手法を踏襲したものである．

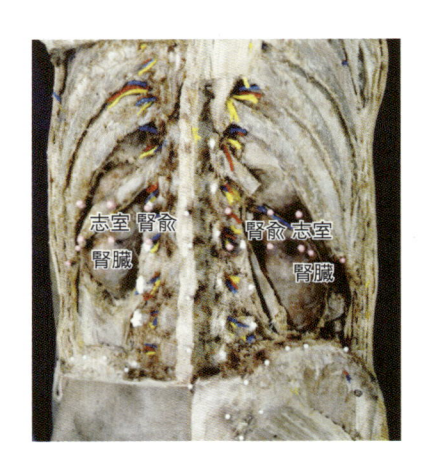

図Ⅲ-12 志室・腎兪刺鍼と腎臓の関係

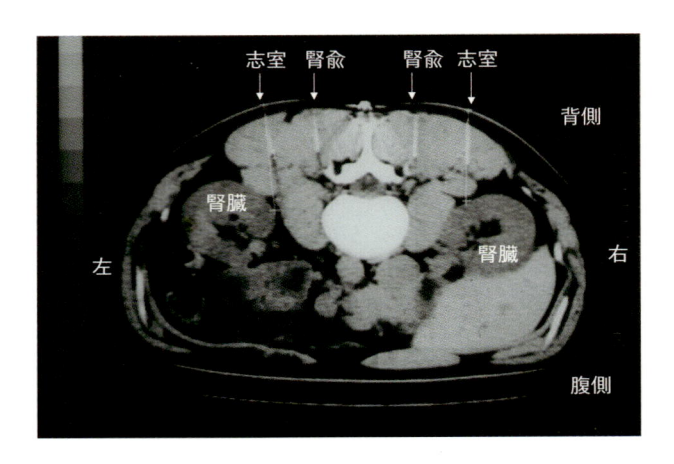

図Ⅲ-13 CT横断像での志室・腎兪刺鍼と腎臓の関係

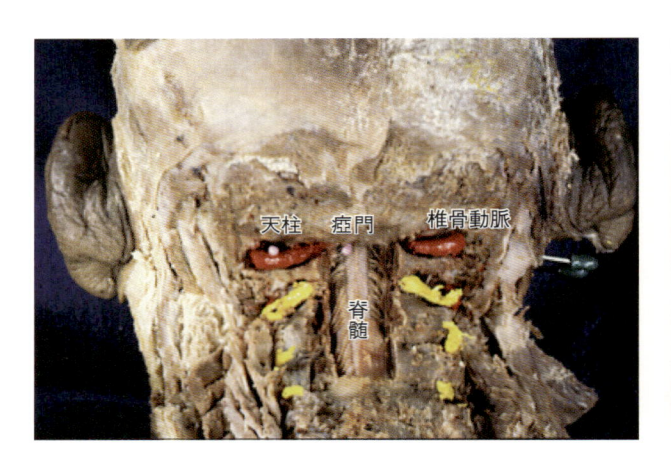

図Ⅲ-14 瘂門と脊髄，天柱と椎骨動脈

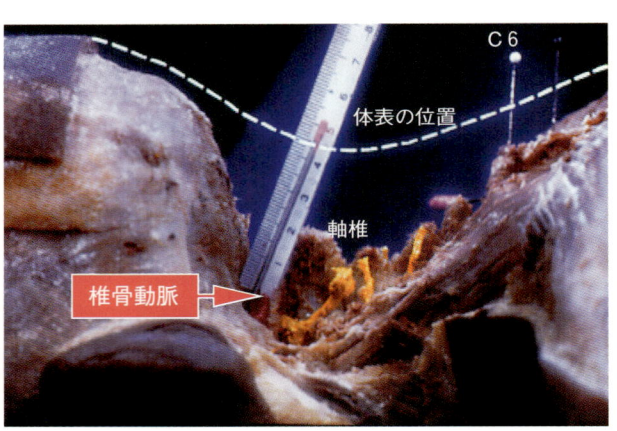

図Ⅲ-15 天柱椎骨動脈までの距離

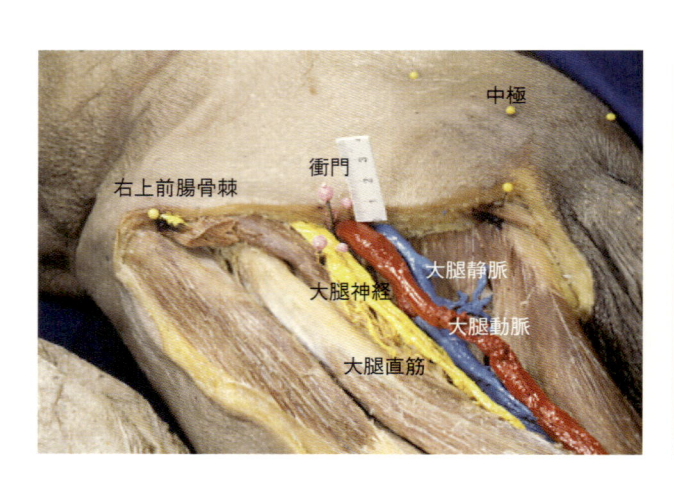

図Ⅲ-16 衝門と大腿動脈

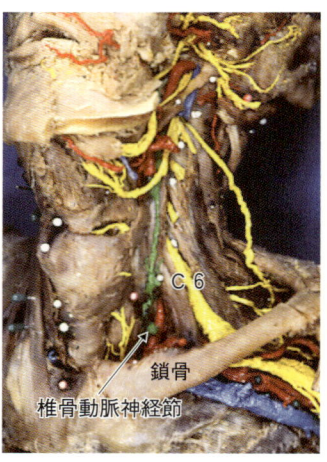

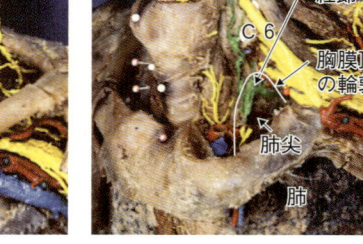

図Ⅲ-17 星状神経節と胸膜頂・椎骨動脈[10]

表Ⅲ-1　刺鍼の安全深度の目安

男女ともに，極端なやせ型を除き ① 胸郭部は体表−肋骨間距離の最小値＋肋骨の厚さの半分（5 mm）． 　◎肩井の（体表面に対する）垂直方向の刺鍼は 20 mm． 　◎膏肓は 19 mm． ② 膻中は頻度は低いものの胸骨裂孔が存在することを念頭におき，10 mm． ③ 中脘は 5 mm，梁門は 10 mm． ④ 腎兪は，ほとんどが腎臓の内側に位置し，腎臓上に存在する例でも左右ともに 40 mm．志室は，ほとんどが腎臓上に位置し，左右ともに 20 mm． ⑤ 瘂門の印堂方向への刺鍼は 30 mm． ⑥ 天柱の攢竹方向への刺鍼は 35 mm． ⑦ 衝門は 10 mm．大腿動脈とその内側の大腿静脈を穿刺しないように注意が必要． ⑧ 星状神経節の前方アプローチでは，星状神経節を直接狙うと動脈や肺を損傷する危険性があるので，傍星状神経節刺鍼あるいは星状神経節周囲刺鍼の考えを用いるのが安全である．

　図Ⅲ-17は星状神経節と胸膜頂・椎骨動脈との関係を見たものである．左図は浅層の筋や内頸静脈，総頸動脈などを除去し，鎖骨の頭方で椎骨動脈や椎骨動脈神経節，前斜角筋などを見たものである．この段階では星状神経節は確認できない．右図は，鎖骨や前斜角筋，胸膜頂（図中に白線で示す）を除去し，星状神経節を見たものである．

　最後に刺鍼の安全深度の目安を**表Ⅲ-1**にまとめる．ただし，いずれの経穴も調べた例数は必ずしも十分ではないので，その安全深度は100％の安全を保証するものではなく，一応の目安と考え，各自で鍼の深度に留意してもらいたい．特に極端なやせ型は，より浅い刺鍼が必要と考えられる．

（尾﨑朋文・森　俊豪・米山　榮・北村清一郎・吉田　篤）

≪参考文献≫

1) 藤原義文：鍼灸マッサージに於ける医療過誤―現場からの報告．山王商事出版部，2004，pp.4-68．
2) 尾﨑朋文・他：刺鍼の安全性についての局所解剖学的検討（3）―遺体解剖および生体でのMRI・X線画像よりみた肩井穴への刺鍼の安全な方向と深度について．医道の日本，53(10)：25-36，1994．
3) 尾﨑朋文・他：膏肓穴刺鍼の安全深度の検討．全日鍼灸会誌，52(4)：413-420，2002．
4) 尾﨑朋文・他：膻中穴刺鍼の安全深度の検討（1）．全日鍼灸会誌，50(1)：103-110，2000．
5) Halvorsen, TB et al.：Fatal cardiac tamponade after acupuncture through congenital sternal foramen．*Lancet*, 345-6：1175,1995．
6) 尾﨑朋文・他：刺鍼の安全性についての局所解剖学的検討（5）―遺体解剖，および生体でのCT画像より見た中脘・陰都・梁丘穴への刺鍼の安全深度について―．医道の日本，666：7-16，1999．
7) Ozaki, T et al.：A topographic anatomical study of the safety of meridian points based on cadaver dissection and images. The Fourth World Conference on Acupuncture, 1996, p.304.
8) 尾﨑朋文・他：刺鍼の安全性についての局所解剖学的検討（4）―遺体解剖および生体でのMRI画像よりみた瘂門・天柱穴への刺鍼の安全な方向と深度について．医道の日本，54-6：12-23，1995．
9) 尾﨑朋文・他：鼠径部における外側大腿皮神経，大腿神経，および大腿動・静脈の体表投影位置に関する解剖学的検討．全日鍼灸会誌，41(1)：104，1991．
10) 尾﨑朋文・他：星状神経節刺針の解剖学的検討．全日鍼灸会誌，37(4)：268-278，1987．

第2部　鍼灸医療事故，有害事象の防止対策

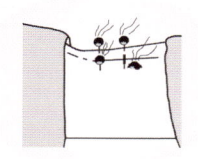

IV　鍼灸医療事故，有害事象対策

基本 ● 鍼灸医療事故や有害事象に関する知識を修得し，その発生を未然に防ぐとともに，発生時には迅速且つ適切な対応を行う．

point
- 安全性に関する認識不足，重要臓器の付近での不適切な刺鍼，不注意や安全な手順を無視した行為などがあると，重篤な鍼灸医療事故や有害事象の発生に繋がる．
- このことから，鍼灸医療では発生頻度の高い事故や有害事象の予防対策，対処・対応に関する基本的知識を持ち，事故や有害事象の発生を未然に防止する．さらに，発生時には迅速且つ適切な対応を行う．

1 鍼灸医療における安全性の確保

　鍼灸治療では，体表に非侵害刺激や侵害刺激を与えて疾病の回復を図る．侵害刺激となる鍼の手法では，体表の微小組織損傷[1]のみならず，深部の重要臓器まで損傷するおそれがあることから，鍼灸医療事故や有害事象に対する注意は避けて通れない．常に危険性を念頭において，安全な鍼灸治療を行わなければならない．

　鍼灸治療が適切に行われた場合は，鍼灸医療事故や有害事象の危険性は回避できる．しかし，安全性に関する認識が不足し，危険性のある部位で不適切な行為（鍼の刺入方向・刺入深度などの技術的な誤り，未熟な手技など），不注意，安全な手順を無視した行為などが行われると，事故の発生に繋がる．

　また，鍼灸医療事故や有害事象が起きた際，対処・対応が不適切だと緊急の医療処置（内科的処置や外科的処置など）が必要となり，最悪の事態に発展することがある．しかし，適切な対処・対応を行うと，重篤な事態に発展するリスクが軽減し，最悪の事態を回避することもできる．

2 気　胸

　気胸は，発症機序により自然気胸，外傷性気胸，人工気胸，医原性気胸に分類される．その中で穿刺や蘇生処置などの医療行為に伴う医原性気胸と区別するため，今回，刺鍼による気胸を外傷性気胸と表現する．

　ここで取り上げる気胸は，刺鍼による外傷性気胸である．刺鍼による外傷性気胸は，鍼灸医療事故調査[2]で第1位を占めている．しかし，実際の鍼治療現場での有害事象の頻度については，正確なデータを知ることは難しい．端的に言えば，肺野領域での深刺は外傷性気胸を起こしうる．

外傷性気胸を回避するための注意点

刺鍼による外傷性気胸を回避するには、施術前に体型（骨格を含む）の観察をしっかりと行い、安全な刺鍼深度の目安をつけることである．

施術前の体型の観察で、細型、小柄、扁平胸、肺気腫タイプは要注意である．体格指数（BMI；body mass index：体重kg／身長m^2）の目安は、18.0未満が要注意である．日本肥満学会のBMI判定では、「普通（適正）」は18.5以上〜25.0未満（標準は22.0）である．18.5未満は、「やせている（低体重）」と判定される．

扁平胸の見分け方は、胸郭前後径が短く、図Ⅳ-1のタイプである．経験的には年齢とともに肺気腫を合併する傾向がある．やせ型で虚弱な印象があり、全肋骨が外観上も明らかなタイプも要注意である．慢性呼吸不全の罹患患者への刺鍼では、万一、気胸が発生したときは、微小な範囲でも一気に重篤な急性呼吸不全を起こす危険性がある．慢性呼吸不全の罹患患者では、とりわけ要注意とする．

外傷性気胸を回避する対策

外傷性気胸を完全に回避するのは不可能であるが、防止するには予防が一番である．

1）鍼治療前の対策

治療前に問診し、身体観察の上、声音振盪や声音聴診を行う．また、聴診器で呼吸音に左右差がないかを聴取する（図Ⅳ-2）．その後、胸郭の打診を上・中・下の肺野に分けて行う．肺気腫傾向を事前に知るためには、この打診がもっとも有効である．特に、肺野下縁の境界を知るためには、背部を克明に打診しておくことが大切である（図Ⅳ-3）[3]．

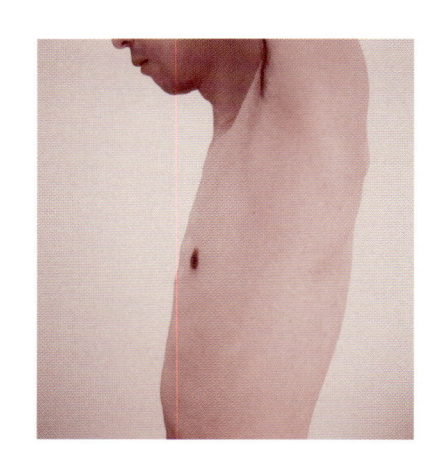

図Ⅳ-1 体型（やせ型）

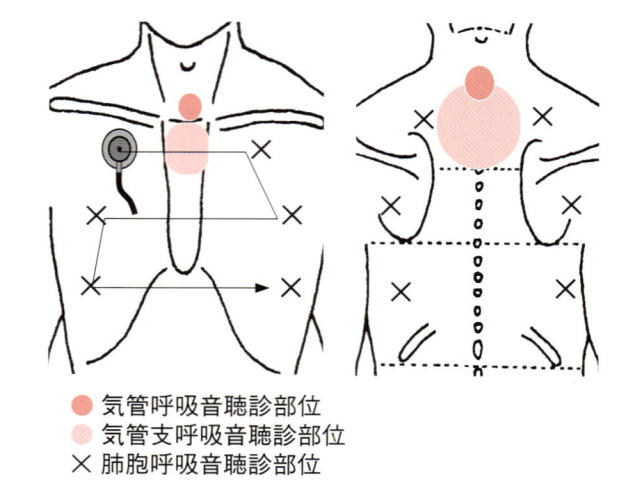

● 気管呼吸音聴診部位
● 気管支呼吸音聴診部位
× 肺胞呼吸音聴診部位

図Ⅳ-2 肺聴診

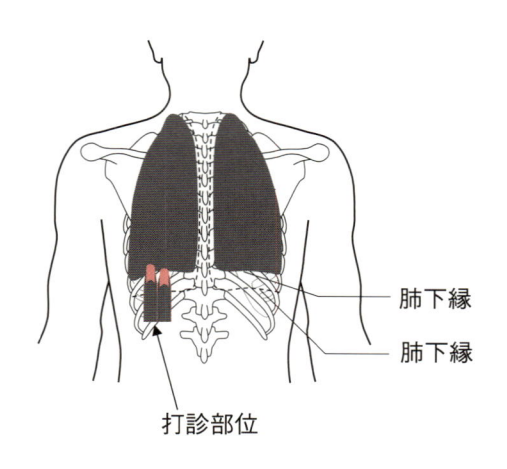

図Ⅳ-3 肺境界

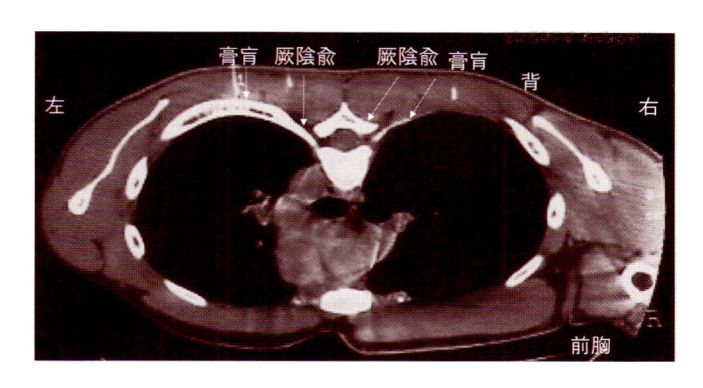

図Ⅳ-4　22歳・男性の胸部CT画像（Th4・5間）-膏肓・厥陰兪の安全刺入方向-

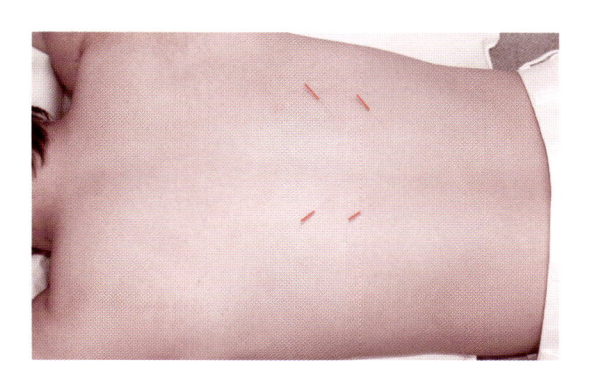

図Ⅳ-5　背部の安全刺入方向（肝兪・脾兪）

2）鍼治療中の対策

　肺野領域のうち，膀胱経1行線と2行線の経穴への安全刺鍼には，解剖の知識が前提となる．

　図Ⅳ-4は，22歳男性の厥陰兪・膏肓のCT横断面での安全刺入方向を示す．背部では，肋骨に籠状に囲まれた肺組織が内部にまくれ込んでいることが分かる．体表－肺間距離で膀胱経1行線の厥陰兪は，2行線の膏肓より少し長い．また，体表に垂直方向より，内方方向の距離が若干長くなる．

　図Ⅳ-5は，背部の肝兪・脾兪への安全刺入方向を示す．肝兪・脾兪では，脊柱の内外方向では内方に，頭尾方向では尾方向へ鍼尖を向けて刺入する．安全性を考慮すれば，内尾方向への刺鍼や斜刺が原則である．

　胸郭の前面，側面は危険区域なので浅刺とする．また，置鍼中は治療部位の強圧を避ける．

3）発症時の対策

　万一，気胸が疑わしい場合（大概，帰宅してから異変に気づく場合が多いが，後述の片肺気胸事例のように直後に呼吸痛を訴えることもある）は，患者に勇気を持って有害事象の可能性を話し，経過観察を行う．気胸の発生が疑われるときは，医療機関の受診を勧め，同行して状況を説明し，胸部X線撮影等による診断をお願いする．

　過去の事例から治療者の誠実な態度が，患者との人間関係や訴訟問題をスムーズにする．

刺鍼による外傷性気胸の発生例

　　刺鍼による外傷性気胸の発生例の多くは，伏臥位での深刺で起きている．重篤なものは死亡，軽症でも自宅安静または短期間の入院加療を要している．

　　以下に，体型に注意を要した気胸の発生事例（次の1，2）と，死亡事例ならびに特殊事例（次の3，4）を示す．

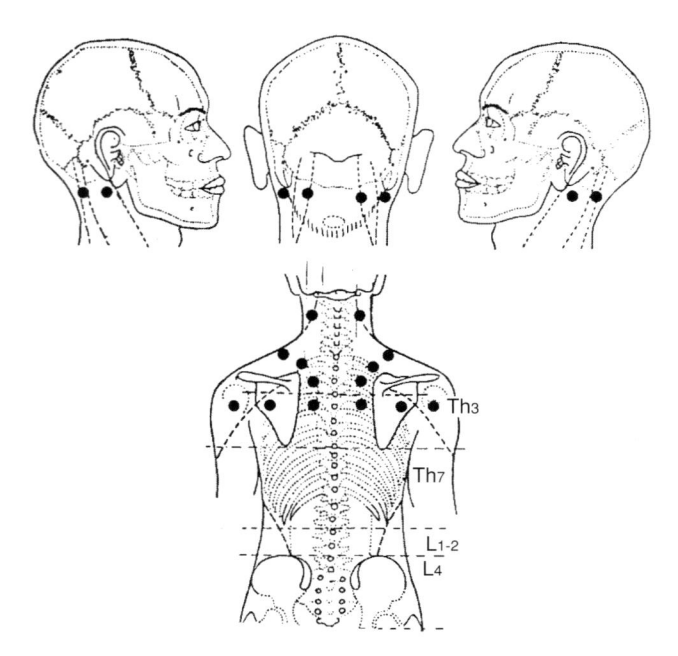

図Ⅳ-6　刺鍼部位

1）刺鍼による両肺気胸

事例の紹介

年齢・性別：23歳・女性，**身長**：148cm，**体重**：38kg，BMI 17.3
主訴：頸肩のこり
治療：頸部，肩，背部の筋緊張部に30mm16号にて散鍼治療．鍼刺入の深さは，最大でも約20mm．図Ⅳ-6は刺鍼部位を示す．
発症の経過：平成14年初めから，上記の訴えで週1回の鍼治療を継続．同年12月某日，治療後，いつもに増して倦怠感がある．帰宅後，入浴時に息苦しさを覚え，翌日受診．
発症時の理学的所見：呼吸音少し微弱（右＞左），深呼吸時，胸部全体に痛み．胸部打診で両側とも鼓音傾向（＋），胸部Ｘ線写真と胸部CT所見（図Ⅳ-7〜9）では，肺に著明な萎縮が認められることから両側気胸（右＞左）．
経過：入院加療．安静を基本とし，3週間後，息苦しさなどの自覚症状がほぼ消失した．肺胞の再膨張には1カ月半を要し，声音聴診で左右差が消失したのは3カ月後であった．

2）刺鍼による片肺気胸

事例の紹介

年齢・性別：27歳・女性
体型：前述の両肺気胸例とほぼ同様で，やせ型
発症の経過：刺鍼直後に，呼吸痛を訴える．このため，気胸の発生を容易に察知できた．片肺の気胸．ほぼ1カ月程度で，肺胞の膨らみは正常に戻った．

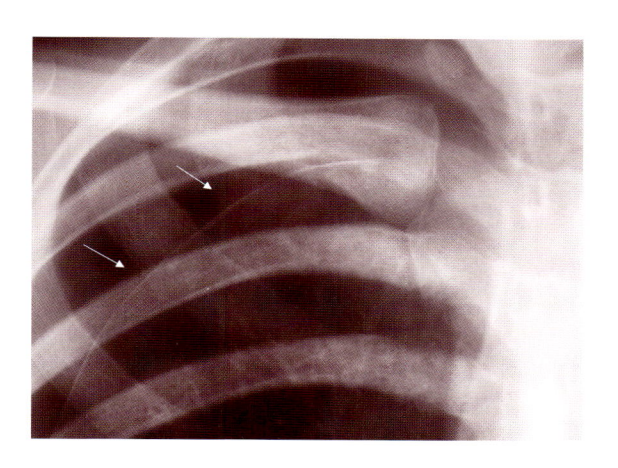

図Ⅳ-7　気胸例のX線像（23歳・女性，BMI 17，右側）

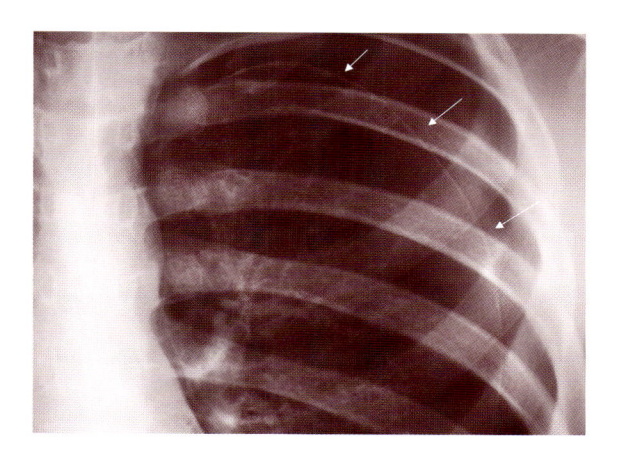

図Ⅳ-8　気胸例のX線像（23歳・女性，BMI 17，左側）

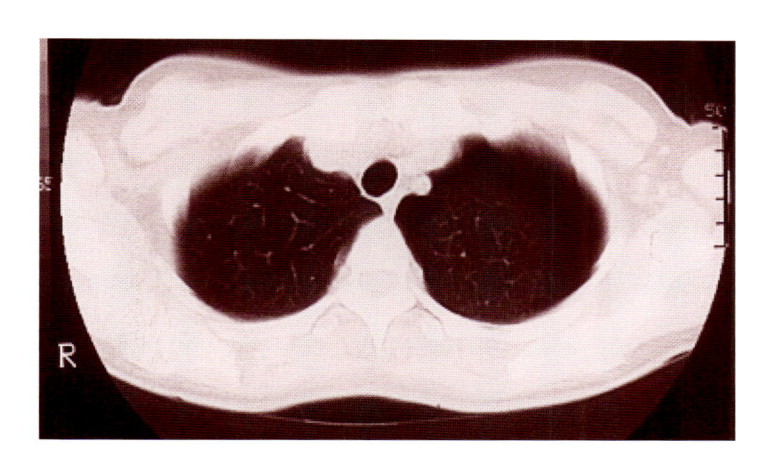

図Ⅳ-9　気胸例のCT画像（23歳・女性，BMI 17）

3）刺鍼による両肺気胸（死亡例）

　重篤な事例では，刺鍼による両肺気胸で死亡した例の報告が散見される[4～6]．その中の一人で，奈良県で発生した事例を紹介する．

事例の紹介

年齢・性別：71歳・女性

発症日時：平成8年9月9日

主訴：肩こり・腰痛

発症の経過：1時～4時まで，鍼灸やマッサージ治療を受ける．帰宅後，気分不快・呼吸困難で主治医を受診．X線にて両肺気胸を指摘される．高次元な治療が必要なため，C・D・Eの各病院を紹介するも受け入れ拒否．搬送中に容体悪化．午後8時15分にC病院に緊急搬入．搬入時は，両肺気胸による急性呼吸不全のため，すでに心肺停止状態．蘇生を行うも午後9時14分死亡．司法解剖では，胸背部刺創による両肺気胸．

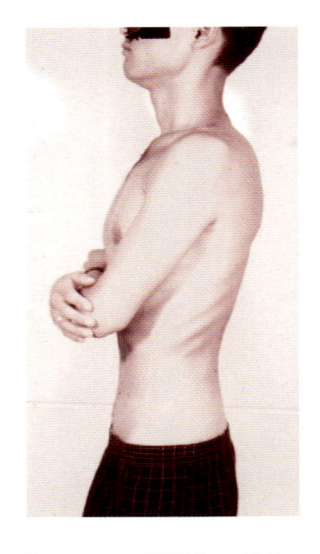

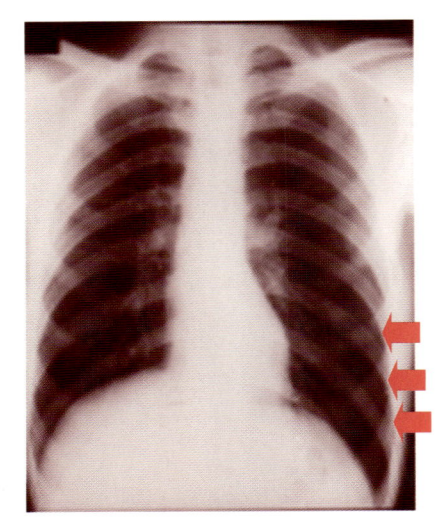

図Ⅳ-10　体型とX線像

4）腰部刺鍼中に発生した気胸（特殊な例）

本例は，肺の下縁が下降し，刺鍼で肺の下葉を穿刺した可能性は否定できないが，刺鍼中に偶然自然気胸が発生した可能性が大きい[7]．

事例の紹介

年齢：20歳・男性（学生），**身長**：175cm，**体重**：54kg，BMI 17.6（図Ⅳ-10左）

発症日時：昭和62年12月4日

主訴：腰痛

発症の経過：腰痛の鍼灸治療実習中に気胸が発生．鍼は，単回使用毫鍼・40mm20号を使用．鍼を圧痛のある左志室に，得気が得られた深さ（約25mm）で置鍼．その後，左三焦兪の反応を探るため強圧．その直後に激痛を訴える．以後，疼痛増強．5分後より，徐々に左胸部・心窩部圧迫痛・呼吸困難が出現した．

処置：内科を受診．X線検査で左肺約1/5に空気が脱却し，気胸と診断される（図Ⅳ-10右）．入院安静3日間．以後，自宅安静．2週間後に回復．

3 折鍼，埋没鍼，抜け鍼

　折鍼は，異常のある鍼の使用，施術上の不適切な行為，患者の突然の体動，咳，くしゃみなどで，誤って体内で鍼が折れるケースと，故意に鍼を体内に残す埋没鍼がある．それ以外では，体内への刺鍼中に鍼柄と鍼体の接合部がはずれ（抜け鍼），後の処置が悪く，伏鍼となることがある．

折鍼の予防対策

　異常のある鍼は使用しない．鍼は，再使用を避け，単回使用にするのが望ましい．鍼通電では，銀鍼の使用を避け，ステンレス鍼とする．粗暴な手技は行わない．抜鍼困難時は，無理に抜鍼しようとせず，しばらく筋収縮が緩解するのを待ってから抜鍼する．施術前には，刺鍼中はリラックスした状態で，なるべく体動を避け，動きたいときは事前に声をかけていただくか，合図を下さいと話しておく．

埋没鍼の予防対策

危険性が高いので，決して行ってはいけない（厳禁）．

抜け鍼の予防対策

免許取得後に，一定の臨床経験を積むと自信過剰になり，手技が荒くなり，雀啄中などに抜け鍼を起こす場合がある．また，再使用鍼は，鍼が摩耗して，鍼柄と鍼体の接合が甘くなり，抜け鍼の起こる危険性が高くなる．

再発防止で最も重要な点は，①鍼柄と鍼体の接合の甘いものは廃棄処分にする，②自分の技量に対する自信を持ちつつも理性を失わない，ことである．

折鍼，埋没鍼，抜け鍼の発生例

1）折鍼

30年程前に折鍼し，内科受診時のX線撮影で折鍼が判明した事例を紹介する．

事例の紹介

年齢・性別：83歳・男性

状況と経過：胃症状で内科を受診．胃の透視の際，偶然に折鍼が撮影された（図Ⅳ-11）．30年前に急性腰痛で，腰部への鍼を受けた際，折鍼した記憶がある．折鍼後に腰痛は軽減し，折鍼は忘れていた．長い間に，鍼が固定された例である．

2）埋没鍼

埋没鍼は，鍼灸治療として不適当であり，決して行ってはならない．以下は，自己責任において埋没鍼を体験した事例である．

事例の紹介

年齢・性別：63歳・男性

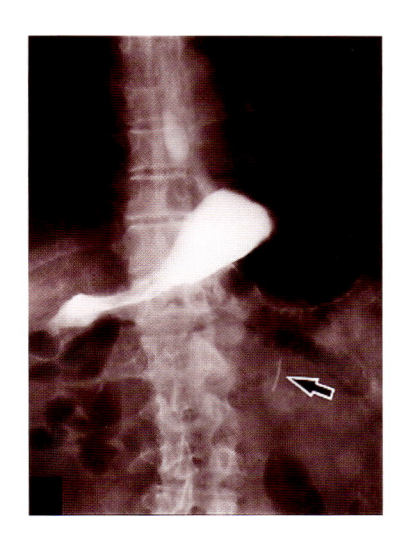

図Ⅳ-11 折鍼例-胃の透視の際- （83歳・男性）

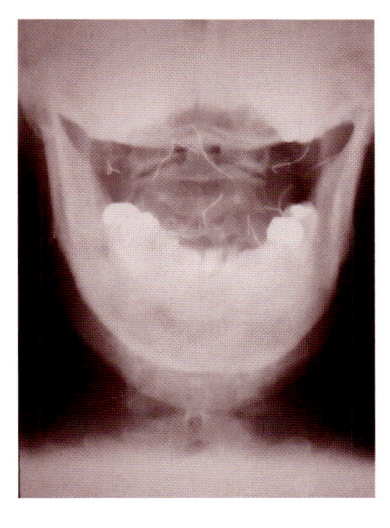

図Ⅳ-12 埋没鍼のX線開口位像 （63歳・男性）

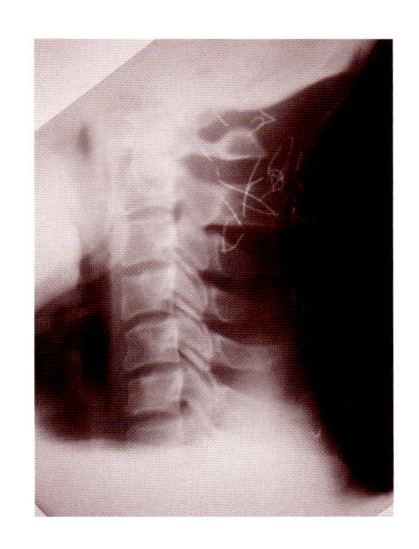

図Ⅳ-13 埋没鍼のX線側面像 （63歳・男性）

状況：35年前，鍼灸学生時に腰痛があり，従来の鍼灸治療では効果がなく，偶然埋没鍼の話を聞き，自ら埋没鍼に挑戦し，腰痛消失．そこで，全身に金・銀・サンプラ鍼などの鍼で埋没鍼を100本程度行った．頸部には，30〜50本程入れた．図IV-12（開口位），13（側面像）は，埋没鍼のX線像である．

経過：常時，上肢の疼痛やしびれがあり，過労や睡眠不足などで体調不良の際は症状が増強．急性症状は，2〜3週間で軽減する．埋没鍼後は，この繰り返しである．自己責任として，自問自答している．

3）抜け鍼

この事例[8]は，左下天柱への刺鍼で抜け鍼を起こし，半年後に耳垂から鍼が自然に排出された例である．

事例の紹介

年齢・性別：53歳・女性
職業：主婦
発症日時：昭和56年12月15日
主訴：両肩こり
病歴：20歳代より肩こり．1週間前より孫の守をしていて症状が出現
発症の状況：左天柱周辺の硬結著明．鍼響きを好むタイプ（俗称「鍼食いタイプ」）．鍼は，40mm18号ステンレス鍼を使用．雀啄後に鍼響き（得気）を得て抜鍼．患者は「右の鍼はよく応えたが，左側は感じなかった」という．免許取得後3年目で，技術にはある程度自信があり，左側にも鍼響きを与えようと焦り，手技が荒くなり，抜け鍼が起こった．

鍼は，2mm程度しか見えていない．爪での抜鍼に失敗，ピンセットで鍼を抜こうとしたが，震えのために掴み損ね，逆に鍼を押してしまい，長さ40mmの鍼が体内に入る．

経過：8日後に来院，抜け鍼に伴う症状は特にみられない．抜け鍼発生後の，半年後に肩こりで来院．会話中に，実は昨日左耳が痒く手で掻いたら，とげ様のものが手に触れ，娘さんがとげを抜くと錆ついた3cmほどの鍼が出てきた．

4 鍼の皮膚埋没や金粒・銀粒の皮膚へのくい込み，絆創膏かぶれ

円皮鍼，皮内鍼，粒鍼（金粒・銀粒）などを長期に貼ったままにしておくと，皮膚に埋没したり，くい込んだりする．円皮鍼・皮内鍼・金粒・銀粒などが埋没またはくい込みそうな場合は，早急に取り除き，消毒する．

皮膚内に鍼が完全に埋没した場合は，すみやかに医療機関に同行し，事情を説明して処置を受ける．

円皮鍼，皮内鍼，粒鍼では，絆創膏を剥がした後に絆創膏かぶれ（絆創膏皮膚炎）を起こすことがある．最近では，絆創膏の改良により，蒸れやかぶれの生じにくい製品が用いられているが，絆創膏かぶれ，絆創膏アレルギーを起こす患者もいる．

絆創膏かぶれは，粘着力の強い絆創膏などにみられやすい．粘着力の強い絆創膏は，剥がすときに表皮の角質層を多量に剥ぎとり，その部に炎症を起こす．絆創膏を剥がし

た後に出現する痒みは，この炎症部が刺激され，真皮表層の肥満細胞などからヒスタミンが放出されるのが主原因である．

鍼の皮膚埋没や金粒・銀粒の皮膚へのくい込み，絆創膏かぶれの予防対策

円皮鍼・皮内鍼・粒鍼を行うときは，「もし，来院できない場合は長期間そのままにせず，必ず自分で絆創膏を剥がして取るように…」という患者への指示を怠らないようにする注意が必要である．できれば，注意書きのパンフレットを同時に渡しておく．特に圧迫を受けやすい部位や小児，皮膚の薄い場所には注意が必要である．

円皮鍼でも，絆創膏と分離したものを長期間貼ったままでいると，鍼体が皮膚にくい込み，鍼が皮膚に埋没することもある．円皮鍼は，鍼と絆創膏が一体となり，絆創膏を剥がすと，鍼が一緒に抜け，且つ絆創膏かぶれを起こさないのが安全である．

肌が弱く，絆創膏かぶれをしやすい人には，表皮角質層の剥ぎとりの少ない絆創膏（サージカルテープ）を使用する．絆創膏かぶれを起こしたときは，痒いところを掻き壊すと，さらに痒みが増すので（痒みの悪循環），痒み止め（抗ヒスタミン軟膏）の塗布などの処置を医師に受けるように勧める．

円皮鍼の皮下埋没，粒鍼（銀粒）の皮膚へのくい込みの発生例

1）円皮鍼の皮下埋没

本例は，長期間にわたり貼られた円皮鍼が，皮下に埋没した例である．

事例の紹介

状況と経過：食欲抑制の目的で，耳珠の飢点に円皮鍼を入れ，「必ず1週間後に来て下さい．そのときに鍼を取り替えます」と言い，さらに説明書を渡した．患者は，1週間後に約束どおりに来院せず，1年近く経ってから来院した．その時点では，円皮鍼が完全に皮下に埋没した状態であった．

2）粒鍼（銀粒）の皮膚へのくい込み

本例は，粒鍼で用いた銀粒が皮膚にくい込みそうになったヒヤリ・ハット例である．

事例の紹介

状況と経過：小児鍼の後に身柱と命門に銀粒を貼り，「3日間継続治療するので，明日に再来院するように…」と指示したが，3～4日後に来院．銀粒は，皮膚にくい込みそうになっていた．

5 神経障害

刺鍼による神経障害には，刺鍼による末梢神経の損傷と，折鍼の伏鍼に伴う脊髄や神経幹の損傷がある．

鍼灸マッサージ賠償保険の対象となった過誤の報告では，刺鍼により神経を損傷し，疼痛や麻痺の神経障害が発生したのは25例であったとしている[2]．一方，鍼灸医療過誤の調査では，233文献を検索し，抽出した神経障害の文献36症例，うち31症例は伏鍼が原因であったとしている[9]．

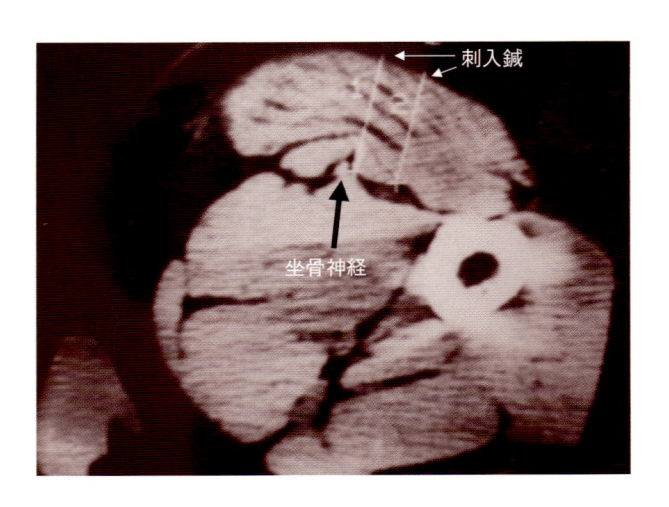

図Ⅳ-14　殷門の刺鍼（CT画像）

刺鍼による神経障害

　　　　刺鍼による神経障害は，鍼治療を行った部位の解剖学的特性や刺入深度，すなわち刺鍼部の皮下や深部の神経分布の状況，皮神経や深部の太い神経への鍼尖の到達状況に起因する．

　　　　しかし，医療の現場では浅層の皮下レベルへの注射に伴う神経障害事故の発生はあまりいわれていない．このことから，鍼治療でも浅層の皮下レベルでの神経障害による事故はあまりないと考えられる．

　　　　一方，注射針による腰椎穿刺では，脊髄神経（主に馬尾神経）の根本に穿刺針が直接接触することがある．この際は，激烈な電撃様の疼痛が神経に沿って起こる．これは，おそらく髄液中に浮遊している脊髄神経に，穿刺針が接触したものと想像される．この激烈な電撃様の疼痛は，穿刺針の方向を変えることで回避でき，可逆的に消失する．

　　　　また，鍼灸臨床では殷門や委中などへの刺鍼で，電撃様の感覚が神経に沿って惹起することを体験する．そこで，以前に刺鍼実験で行ったCTによる殷門での検討例を示す（**図Ⅳ-14**）[10]．電撃様の感覚は，鍼が神経鞘の外膜に近接した際に起こり，その感覚は神経に沿って見られる．

　　　　しかし，実際に深部にある神経に鍼尖をうまく接触させることは至難の技であり，細い径の鍼では神経の外膜を突き破る可能性も低いと考えられる．

　　　　ただし，鍼の径が一定以上に太ければ，刺鍼での神経障害は起こりやすくなる．つまり，刺鍼による神経障害は，鍼の径が太く，リスクを避ける技術が未熟であればあるほど，神経障害を起こす比率も高くなり，損傷による生体のダメージも大きくなる．

刺鍼による神経障害の予防対策

　　　　神経障害を避けるためには，皮下に太い神経が走行する部位での，太い鍼を用いた深い刺入や手技に十分注意し，刺鍼時には次の事柄に留意する．

　　① 解剖学的に，比較的太い神経が走行している部位に刺鍼する場合は，できるだけ細い径の鍼を用いる
　　② 解剖学的に，比較的太い神経が走行している部位での鍼通電治療は避ける（電気刺激は，組織の深部へ鍼を引き込む性質がある）

6 感　染

　　近年，医療や介護にまつわる院内感染事故は，社会的な問題になっている．このような社会環境の中で，鍼灸治療が不清潔に行われていれば社会的には認容されない．鍼灸医療では不衛生を払拭し，正しい感染予防を行わなければならない（適切な鍼治療操作）[11]．以下に，鍼治療による感染ならびにその対策を示す．

鍼治療による感染

　　鍼治療による感染に関する98文献を検索・検討した報告[12]では，鍼治療後に敗血症や蜂窩織炎を発症した事例が36件あったとしている．また，鍼灸マッサージ賠償保険の対象となった過失事故では，刺鍼における化膿や感染例が25件あったと報告している[2]．

　　さらに，鍼治療と感染症の因果関係は証明されていないが，「鍼治療後に発生したA群レンサ球菌による劇症型 Toxic shock-like syndrome の一例」[13]，「針治療により横断性脊髄傷害を呈した一例」[14]などの症例報告も散見される．

鍼灸治療での感染の予防対策

　　日常の鍼灸臨床では，不特定多数の者が対象であり，すべての患者が何らかの病原微生物に汚染されていると想定し，対応する．

　　使用鍼は，滅菌済みの単回使用毫鍼を用いる．また，鍼体には直接押手が触れないようにする．ディスポ手袋や指サックを使用するか，他の方法で鍼体に直接触れないように行う．適切な消毒操作，感染防止対策を行う．

　　使用後の鍼は，感染性廃棄物として適切に処理する．また，施術者は自らが感染しないようにワクチンの接種を行ったり，定期的に健康診断を受けて自らの感染を予防する．

関節内刺鍼での感染の予防対策

　　鍼灸の患者は，肩関節や膝関節などの関節症状を訴えることが多く，関節内への刺鍼も多い．鍼治療と感染に関する文献のうち，関節内への刺鍼例は少ないが，肩関節刺鍼に起因するメチシリン耐性黄色ブドウ球菌（MRSA）による化膿性肩関節炎などの報告も散見される．

　　関節内刺鍼では，感染予防の観点から，無菌状態の関節内への鍼の刺入を避ける．特に，発赤や熱感のある場合は，関節内への刺鍼は行わないことが重要である．

7 症状の増悪と鍼感の残存

　　鍼治療後に症状が悪化したり，刺鍼局所に鈍痛のような特殊な感じが残ったりする（鍼感の残存）．以下にその発生と予防対策を示す．

症状の増悪，鍼感の残存の発生

鍼灸マッサージ賠償保険の対象となった過失では，症状の増悪が61件あったと報告されている[2]．

鍼治療による症状の増悪では，痛みや炎症の増悪（悪化）の発生頻度が高い．痛みの増悪では，肋間神経痛・頸腕痛・腰痛等の悪化が目立つ．炎症の増悪では，肩関節や膝関節の炎症に多い．

鍼治療後の鍼感の残存は，症状の悪化とは考えられていない．鍼感の残存は，鍼の響きを伴うような強い刺激感覚を覚えたり，過剰な刺激後に発生をみることが多い．

症状の増悪，鍼感の残存の予防対策

関節の炎症では，症状の増悪をみることがあるので，炎症局所の刺激を極力避けるか，切皮程度の軽い刺激に止めることが望ましい．鍼感の残存では，強い鍼の響きの発生や，刺激過剰に十分注意する．

患者の状態や感受性を把握し，刺激過剰にならないように注意する．患者との早期の信頼関係の構築を行い，鍼刺激の感覚を本人から正確に聞き，感受性等を把握しておくことも重要である．

鍼感の残存については，発生しても時間の経過とともに軽減することを説明し，事前の理解と了承を得る．

8 出 血

鍼は細いので，出血が起こる可能性は少ないと短絡的に考えない．鍼が血管を刺傷すると，出血は起こる．出血の場所によっては，重篤な事態を招く（後述のクモ膜下出血の事例など）．

鍼治療による皮下出血の発生率，出血斑の消失日数を調査した報告[15]では，出血の発生率は平均約1.1％，出血斑の消失日数は平均約9日であったとしている．また，出血斑のタイプには，点状出血のⅠ型〜内出血による膨隆のⅣ型まで区分されている（図Ⅳ-15）．

以下に，刺鍼による皮下出血，太い血管の損傷，誤刺による特殊な出血，出血傾向について示す．

皮下出血

1）皮下出血の予防対策

出血性素因のある者では，止血しにくいので，出血に注意を要する．顔面部の刺鍼では，細い鍼を用い，青紫色のアザを作らないように細心の注意を払う．皮下出血は，患者ばかりでなく，施術者にとっても感染等の重要な問題を発生する．適切な感染防止対策を行う．

万一，出血が起こった場合は治療後に正しく伝えて説明する．はっきりと患者に伝え，説明することが重要である．普段の患者との良好な関係，誠実な対処・対応などはトラブルの発生を弱める．しかし，患者とのコミュニケーション不足，信頼関係の欠如

I型（点状出血：酒精綿で清拭すると跡形がなくなる）

II型（膨隆：抜鍼直後に皮膚が膨隆する）

III型（皮下の内出血：膨隆，点状出血なし）

IV型（膨隆に内出血や点状出血が伴ったもの）

V型（透見なし：抜鍼直後に形態変化がなかったもの，もしくは出血を見逃したもの）

図IV-15　出血直後の皮膚形態

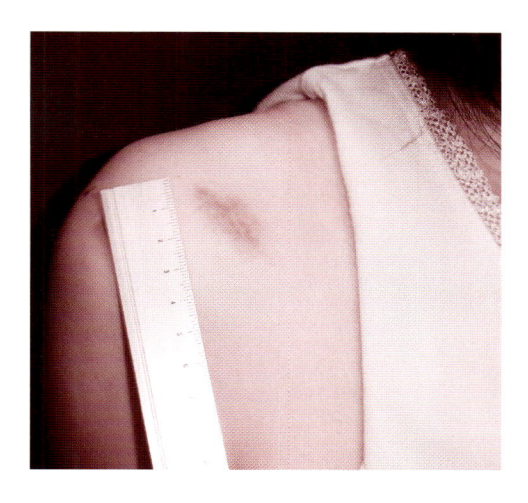

図IV-16　内出血（刺鍼後8日目）

などは皮下出血発生時のトラブルを助長することがある．

2）皮下出血の発生

事例の紹介

年齢・性別：35歳・女性

状況：右肩関節部に皮下出血を発生．図IV-16は，刺鍼8日後の皮下出血の状態である．皮下出血の吸収には個人差があるが，消失するまでに7～10日程度かかることが多い．

四肢の太い血管損傷による出血

体表の細い血管損傷に伴う微出血は，出血部の数分の圧迫で止血する．しかし，深部の四肢の比較的太い静脈と動脈の血管損傷には，注意が必要である．

1）刺鍼による四肢の太い血管損傷と出血の実験的検証

刺鍼による比較的太い四肢の血管損傷の可能性を，超音波診断装置で検討した[16～19]．被験者は，30歳の健康男子，中肉中背．走査部位は，直下に上腕動脈が存在する肘窩と，膝窩動脈が存在する膝窩とした．刺鍼時の生体組織内での鍼体の動きは，超音波画像上で追跡し，血管損傷の有無を検討した．

図IV-17の左側は，刺鍼前の肘関節の尺側の超音波画像である．直下5mmのところに黒く円く抜けた像が上腕動脈である．図IV-17の右側は，刺鍼中の超音波画像である．超音波ガイド下に鍼を刺入すると，比較的抵抗が少なく，血管内に刺入された．

図IV-18は，膝窩部（委中）の超音波像である．脛骨直上の左側に円く抜けた像が膝窩動脈である．血管壁までの深さは約17.3mmであった．膝窩動脈には，触れることはなかった．

以上の検討では，出血は認められなかった．これらのことから，万一，誤って鍼が四

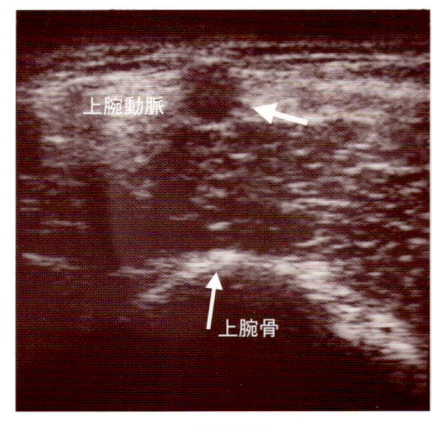

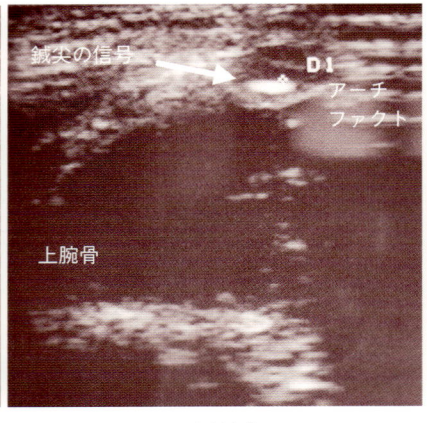

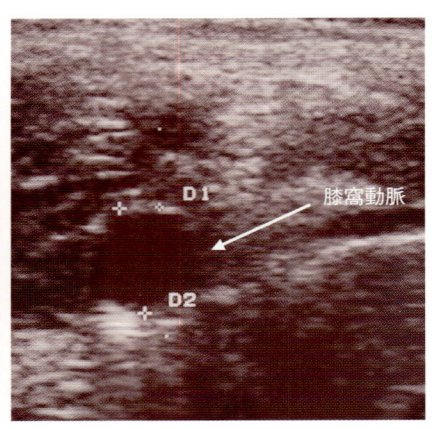

図Ⅳ-17　肘関節の尺側の超音波像

図Ⅳ-18　委中での超音波像

肢の太い血管に刺入され，出血した場合でも，鍼の径が細い場合は血管損傷も小さく，軽い圧迫で出血のリスクを回避できると考えられた．

2）四肢の太い血管損傷の予防対策

刺鍼にあたっては，①表在を走る固定された動脈が存在する部位での鍼刺入は避ける，②深部の太い血管でも比較的抵抗が少なく，鍼が血管内に入るので，刺鍼時は血管内刺入に注意を要する．

誤刺による特殊な出血

誤刺による特殊な出血例としては，クモ膜下出血がある．クモ膜下出血では，重篤な事態をみる．以下に，後頸部の天柱・風池などの深刺で起こったクモ膜下出血を対象とした予防対策，事例[2]を示す．

1）誤刺による特殊な出血（クモ膜下出血）の予防対策

瘂門・天柱などの深刺では，安全な刺入深度・刺入角度を熟知して行う．瘂門の安全な刺入深度では，鍼尖を印堂方向へ向けた場合は30mm以内[20]，天柱の安全な刺入深度は，鍼尖を天柱の対側の攅竹方向へ向けた場合は35mm以内である．

2）誤刺による特殊な出血（クモ膜下出血）の発生

事例の紹介

年齢・性別：54歳・女性
発症日：平成13年8月31日
主訴：肩こり
発症経過：長さ60mmのステンレス鍼を用い，天柱・風池に50mm刺入・置鍼．直後に，著明な頭痛，嘔気が発現．治療を直ちに中止する．翌日，病院で精査の結果，「C3～4頸髄クモ膜下腔部位に血腫，同頸髄に血腫による圧迫」を生じていること

が判明．2カ月間の入院安静，薬物治療にて症状は軽快したが，半年後に左上下肢の感覚障害・軽度知覚鈍麻を発症．

出血傾向

近年，脳梗塞，心筋梗塞などの予防治療で抗血小板凝集抑制剤，抗凝固剤等が日常的に投与されている．また，透析患者では常に抗凝固剤が使用されているので出血傾向にある．

臨床的にも，これらの患者での出血傾向は知られている．特にアスピリン，ワーファリン，チクロピジン・シロスタゾール等の出血傾向がそれである．患者の服薬内容，検査値のデータ（トロンボテスト，INRなどの値）等の情報は可能な限り豊富にしておくべきである．

9 熱傷・灸痕の化膿等

灸頭鍼による熱傷の予防対策とその発生，艾・線香・ライターならびに医療器具による熱傷の予防対策とその発生，灸痕の化膿とその予防対策等について示す．

灸頭鍼による熱傷

1）熱さを我慢し過ぎたために起きた熱傷

① 熱傷の予防対策

事前に，患者には我慢し過ぎないように説明する．患者の熱さに対する感受性は，年齢・性別・性格などによっても異なるので，必ず自分の目と手で灸頭鍼の輻射熱を確認する．

② 熱傷の発生

●**熱傷の経過**：患者が我慢強い性格で，体表と灸頭鍼の艾球が近すぎたが，本人が大丈夫というので，最後まで燃焼させたため，輻射熱で熱傷を起こした（図Ⅳ-19）．

2）艾球と皮膚の距離の目測を誤ったために起きた熱傷

① 熱傷の予防対策

鍼柄に艾球を付けるときは，目線を下げて，横から距離を再確認する（図Ⅳ-20）．灸頭鍼用の艾球の品質・大きさ・硬さにもよるが，約0.6g程度の艾球であれば，艾球と皮膚面の最短距離を2.5cm以下にはしない．

感受性は，患者により異なるので，1壮目の艾球の大きさは直径3cm程度とし，患者に口頭で熱感を確認する．また，老化や糖尿病などでは温度感覚に異常を生じ，熱感を正しく認知できず，熱傷を起こすことがあるので注意する．

② 熱傷の発生

●**熱傷の経過**：鍼柄と皮膚との最短距離の目測を誤り，艾球を燃焼させたために，水疱ができた．

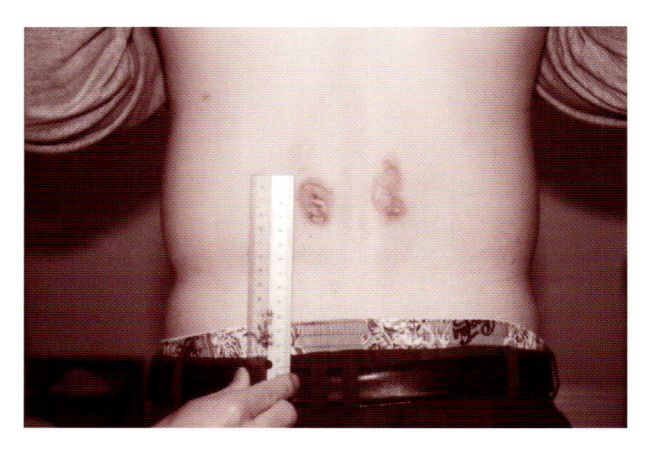

図Ⅳ-19　灸頭鍼の輻射熱による熱傷

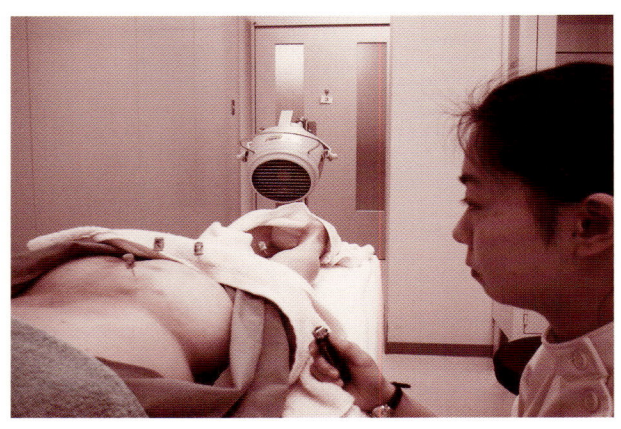

図Ⅳ-20　目線を下げて横から灸頭鍼と皮膚面との最短距離を確認

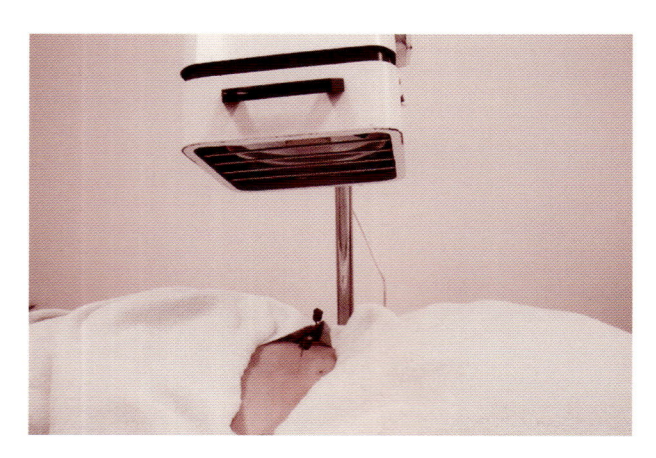

図Ⅳ-21　灸頭鍼と遠赤外線を同時に行って熱傷

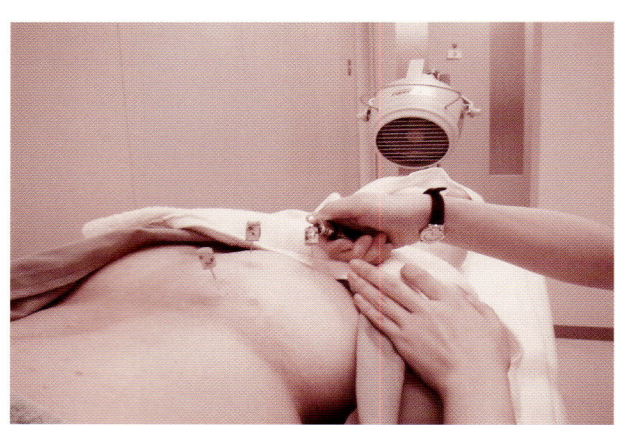

図Ⅳ-22　着火時にライターの炎が鍼体部に当たり，鍼体が曲がる

3）灸頭鍼と遠赤外線を同時に当てたために起きた熱傷

① 熱傷の予防対策
灸頭鍼と遠赤外線を同時に行うと，熱が重なる．同じ部位では，同時に併用しない．

② 熱傷の発生
●熱傷の経過：灸頭鍼と遠赤外線を同時に当てたため，異常に高温となり熱傷を起こした（図Ⅳ-21）．

4）熱い鍼柄を素手で掴んだために起きた指の熱傷

① 熱傷の予防対策と処置
燃焼後の鍼柄を触る場合は，水で濡らした綿花で鍼柄を冷やしてから触る．指先の熱傷を起こした際は，すぐに冷水で冷やす．重度の場合は，医療機関で熱傷の処置を受ける．

② 熱傷の発生
●熱傷の経過：艾球の燃焼直後に，灸頭鍼を抜鍼しようとして鍼柄に触れ，熱で指先

の皮膚が焼けて熱傷を起こした．

5）ライターの炎で鍼体が曲がった事例（ヒヤリ・ハット）

①　予防対策と処置
鍼体は高熱に弱く，すぐに曲がる．艾球への着火時には，炎が鍼体に当たらないようにする．曲がった灸頭鍼の艾球の火は，直ちに水で濡らした綿花などで消す．鍼は，抜鍼後に新しい灸頭鍼を行う．

②　熱傷を起こしそうになったヒヤリ・ハットの事例
● 着火時にライターの炎が鍼体に当たり，鍼体が曲がって熱傷を起こしそうになった（図Ⅳ-22）．

6）タオル等がずれて灸頭鍼を倒しかけた事例（ヒヤリ・ハット）

①　予防対策と処置
灸頭鍼の施術野を広く取り，衣服やタオルがずれないようにしっかり固定する．ずれた衣服やタオルが，安全にもとの位置に戻せるかどうかを迅速に判断する．安全にもとの位置に戻せる場合は，鍼を動かさないように注意し，ずれた衣服やタオルをもとの位置に戻す．戻せない場合は，水で濡らした綿花を使用して，燃焼中の艾球を消火し，取り除く．

②　熱傷を起こしそうになったヒヤリ・ハットの事例
● 衣服やタオルがずれて，燃焼中の艾と皮膚が接近し，熱傷を起こしそうになった（図Ⅳ-23）．

7）接近した2本の灸頭鍼の艾球の同時燃焼の事例（ヒヤリ・ハット）

①　予防対策と処置
2本の灸頭鍼の間隔が5cm程度以下の場合は，中間部の温度が高温になる．2本の灸頭鍼を同時に燃焼させないで，一方の艾球が燃えた後に，時間差をつけて点火する．誤って，同時に艾球を燃焼させ，中間部が高温になりそうな場合は，水で濡らした綿花で熱を遮断するか，水で濡らした綿花を使用して，燃焼中の艾球を消火する．

②　熱傷を起こしそうになったヒヤリ・ハットの事例
● 接近した2本の灸頭鍼の鍼と鍼の中間部が高温となり，熱傷を起こしそうになった（図Ⅳ-24）．

8）消毒用アルコール綿花に引火した事例（ヒヤリ・ハット）

①　予防対策と処置
艾球の消火には，必ず水で濡らした綿花などを使用する．消毒用アルコールは引火する危険がある．慌てる場合などに起こりうるので，十分に注意する．アルコール綿花に引火した場合は，慌てずに安全なところへ移し，消火する．

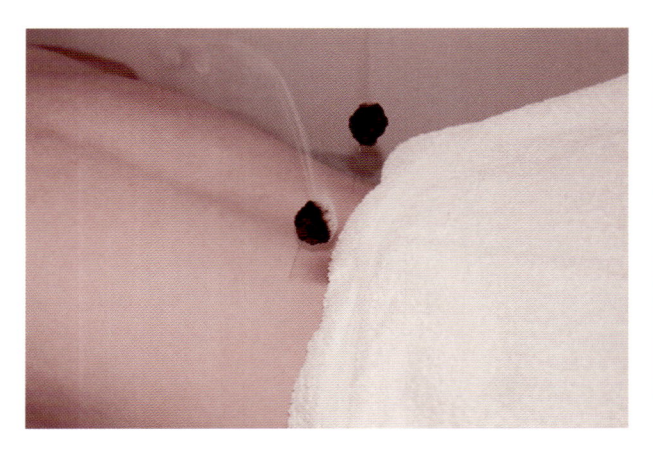

図Ⅳ-23　灸頭鍼中に，タオルケットがずれる

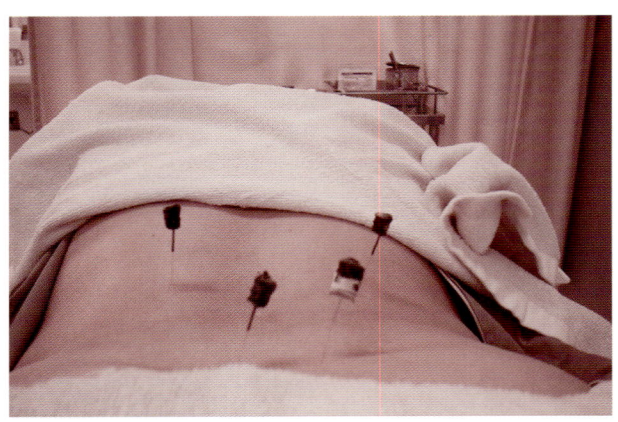

図Ⅳ-24　2本の接近した灸頭鍼の輻射熱による熱傷

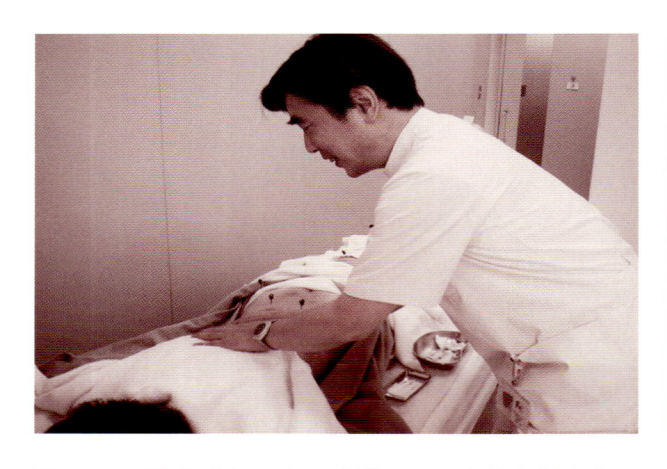

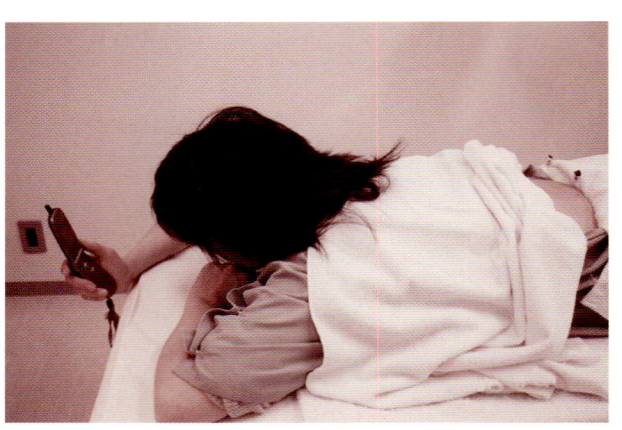

図Ⅳ-25　咳やくしゃみの出現時は，身体を押さえて振動を軽くする

図Ⅳ-26　携帯電話がかかり，手を伸ばしたため灸頭鍼が倒れて熱傷

② 熱傷を起こしそうになったヒヤリ・ハットの事例
●燃焼中の艾を消火するのに，慌てて消毒用アルコール綿花を取り，艾球を掴んだために綿花に引火した．

9）患者の身体が動き，艾球が落下しそうになった事例（ヒヤリ・ハット）

① 予防対策と処置

　患者には，事前に灸頭鍼の艾球の燃焼中の注意を十分に説明する．動きや振動で，燃焼中の艾球が落ちることがあることも事前に説明する．咳やくしゃみが出そうな場合は，灸頭鍼を避ける．患者が施術中に眠ってしまった場合，急に起き上がらないように事前に説明する．起き上がってきた場合は，身体を軽く押さえる．

　点火後に咳が出て鍼が振動した場合は，刺鍼部付近の身体を押さえて鍼の振動を弱める（図Ⅳ-25）．それでも振動が続く場合は，水で濡らした綿花で灸頭鍼の艾球を取り除く．燃焼中の艾球が落下してしまった場合は，体表上から直ちに除去する．熱傷が起きた場合は，すみやかに，医療機関に同行して説明し，処置を受ける．

② 熱傷を起こしそうになったヒヤリ・ハットの事例
- 灸頭鍼の途中に患者が大声で笑ったり，咳やくしゃみが出て，艾球が落下しそうになった．
- 患者の携帯に電話がかかり，手を伸ばし受話器をとろうとして動き，灸頭鍼が倒れて艾球が落下しそうになった（図Ⅳ-26）．
- 施灸中に頭を掻いたり，急に頸を動かしたため，艾球が落下しそうになった．
- 患者が，灸頭鍼の最中に眠ってしまい，ハッとして急に起きようとしたため，艾球が落下しそうになった．

10）身体や艾球に触れ，艾球が落下しそうになった事例（ヒヤリ・ハット）

① 予防対策と処置

燃焼中には，患者の身体に触れない．長袖の白衣の袖は折るか，袖を束ねる．

② 熱傷を起こしそうになったヒヤリ・ハットの事例
- 他の部位への施術で，患者の身体に触れたため，筋が緊張して灸頭鍼が傾き，燃焼中の艾球が落下しそうになった．
- 燃焼後の艾球を除去しようとして，白衣の袖が他の燃焼中の艾球に当たり，艾球が落下しそうになった．

11）燃焼中の輻射熱が熱すぎる場合の対策

① ピンセットで鍼柄をしっかりと摘み，距離を調整する．その際，ピンセットが艾球に触れると，艾球が落下したりするので十分に注意する．
② 水で濡らした綿花を，皮膚上に置いて熱を遮断する（図Ⅳ-27）．急に濡れた綿花を置くと患者が驚いて身体を動かすので，事前に患者に濡らした綿花を置くことを十分に説明してから行う．
③ 熱すぎる場合は，燃焼中でも水で濡らした綿花で艾球を取り去る（図Ⅳ-28）．
④ 鍼が倒れてきた場合は，水で濡らした綿花を丸めて，静かに振動を与えないように注意しながら，鍼をまっすぐに起こす（図Ⅳ-29）．

12）熱傷の事後処理

熱傷時は，すぐに水や冷水で熱傷部位を冷やす．熱傷が重度の場合は，すみやかに医療機関に同行して説明し，適切な処置を受ける．

艾炷・線香・ライターや医療器具による熱傷

1）燃焼中の艾炷を倒しそうになった事例（ヒヤリ・ハット）

① 予防対策と処置

連続施灸時に艾の灰を除去しないで，艾炷を重ねておく場合は，十分に着床を確認する．線香で着火するときに，艾炷を倒したり，艾炷を線香に付着させないように注意する．燃焼中の艾炷が倒れたり，落下した場合は，早急に取り除き，消火する．

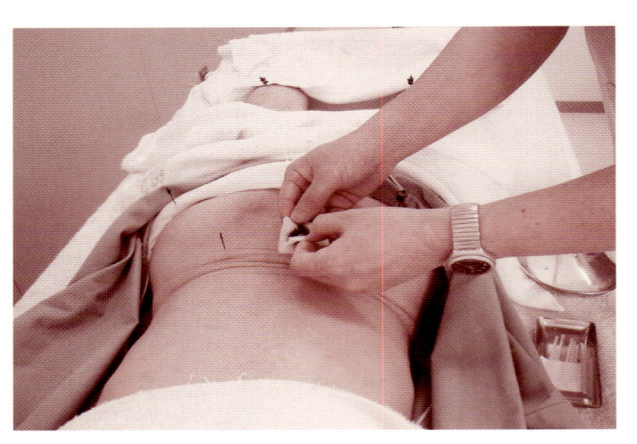

図Ⅳ-27　水で濡らした綿花を置いて，灸頭鍼による輻射熱を遮断する

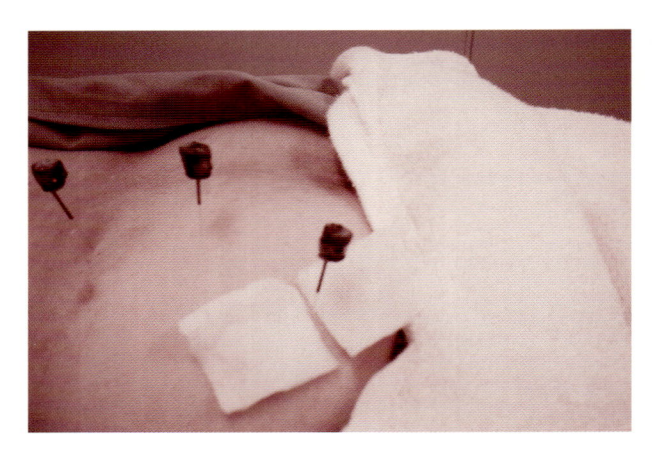

図Ⅳ-28　水で濡らした綿花で燃焼した艾を取り除く（アルコール綿花は不可）

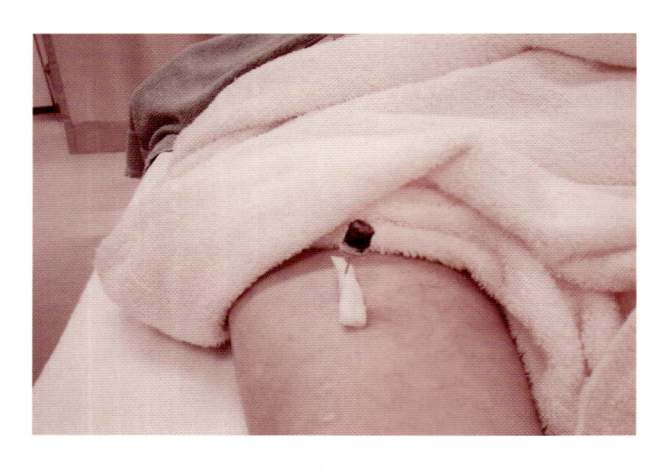

図Ⅳ-29　水で濡らした綿花を丸めて，灸頭鍼の傾きを直す

図Ⅳ-30　点灸艾による熱傷

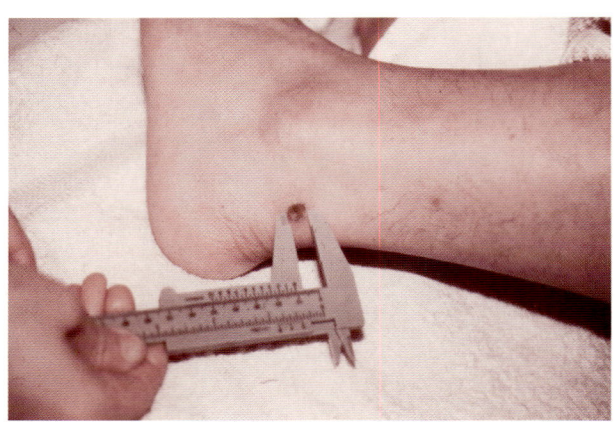

②　熱傷を起こしそうになったヒヤリ・ハットの事例
● 燃焼中の艾炷を倒しそうになったり，線香に付着した艾炷が，皮膚面上に落下しそうになった．

2）線香の火が皮膚や衣服に当たり，熱傷を起こしそうになった事例（ヒヤリ・ハット）

① 　予防対策と処置

火がついた線香の先端は，皮膚や衣服に接近しないように十分注意する．線香は，折れやすいので，取り扱いに十分注意する．

② 　熱傷を起こしそうになったヒヤリ・ハットの事例
● 火のついた線香の先端が，皮膚や衣服に直接当たり，熱傷を起こしそうになったり，衣服を焦がしそうになった．
● 火のついた線香が折れて，皮膚や衣服の上に落下し，熱傷を起こしそうになったり，衣服を焦がしそうになった．

3) ライターの金属部分が分解したり，炎が大きくなった事例（ヒヤリ・ハット）

① 予防対策と処置

使い捨てのライターは，着火したままで長時間使用しない．長時間使用すると，金属部分が熱くなり，突然分解する可能性がある．また，突然ライターの炎が大きくなることもあるので，着火後はライターの炎が皮膚面に向かないようにする．

② 熱傷を起こしそうになったヒヤリ・ハットの事例

- 使い捨てターボライターで，着火中にライターの金属部分が突然分解し，金属が飛び出して熱傷を起こしそうになった．
- 突然，ライターの炎が大きくなり，皮膚面を焼きそうになった．

4) マイクロウェーブ（極超短波）による熱傷

体内に金属が入っている場合（骨折治療のためのボルト，人工関節，ペースメーカーなど），照射により熱傷を起こす．また，発汗部に照射すると熱が集中する．ラメ（金属の糸）のセーターに照射すると，燃え上がることがあるので十分に注意する．

灸痕の化膿など

近年，透熱灸による化膿や灸痕は嫌われる傾向にある．また，焦灼灸や打膿灸では灸痕の化膿が起こりやすい．施灸にあたっては，事前に十分に説明し，患者から納得・了解を得た上で行う．

1) 灸痕の化膿

透熱灸などによる水疱が破れてできた傷口や，施灸後の痂皮が剥がれてできた傷口などから化膿菌が侵入した場合，患者の体質，病気，服用している薬物の影響などにより灸痕が化膿しやすい場合，自宅施灸や施術者の技術不足による場合，施灸部の不衛生，などにより灸痕の化膿をみることがある．

糖尿病，ステロイド剤の使用中，免疫抑制剤を服用中などでは，生体の抵抗力が低下し，熱傷を起こしやすく，治りにくいので，有痕灸（直接灸）を避ける．自宅施灸を指示する場合は，同一点に行い，灸痕が大きくならないように事前の説明を行う．

2) 腰背部の灸の瘢痕より生じた疣状癌

① 予防対策と処置

長期間に及ぶ同一部位の施灸は避ける．灸の瘢痕部が隆起してくるような場合は，皮膚科を受診する．

② 疣状癌の発生[21]

事例の紹介

年齢・性別：61歳・男性

発症の経過：20歳頃から，自宅で腰痛に対して自己施灸．初診の2，3年前より灸の瘢痕部が隆起したため，医療機関を受診．初診時，腰背部に直径12cm大の瘢痕萎縮局

面を認める．局面中央に直径28mm大の疣状隆起結節があり，その周辺の潰瘍とびらん，散在する疣状小結節も認める．生検より高分子型有棘細胞癌と判明し，瘢痕の紅色の部分より2cm以上の広範囲を切除した．

病理組織所見：腫瘍は外方，内方に増殖し，角質増生，不全角化，表皮の乳頭腫様増殖像を認めた．増殖した細胞は比較的大型の有棘細胞で，細胞異型は軽度であった．表皮と真皮の境界は明瞭であり，疣状癌（verrucous carcinoma）と診断された．

3）灸点紙を使用したにもかかわらず発生した灸痕

① 予防対策と処置

灸点紙の使用で灸痕はできないと思い込んではいけない．患者の体質や熱に対する感受性，艾炷の大小などを考慮しなければいけない．患者の言葉のみで，決して判断しないことである．

② 灸点紙を使用時の灸痕発生

事例の紹介

年齢・性別：43歳・男性
主訴：坐骨神経痛
灸痕ができた経過：崑崙に灸点紙を使用し，米粒大5壮を実習生に指示．1週間後に熱傷を発生．実習生に確認すると，患者は下肢の冷えを訴え，指示通り施灸を行った．しかし，温熱感がないというので艾炷を固めにひねり，米粒大より大きめの施灸を温感覚が起こるまでさらに10壮追加した（図Ⅳ-30）．

10 神経原性ショックによる失神（いわゆる脳貧血）

神経原性ショックによる失神（脳貧血）は，生理学的には，「疼痛などの何らかの引き金により血管迷走神経反射（vaso-vagal reflex）が起こる結果，徐脈，心収縮力の低下に起因した心拍出量の低下及び血圧低下が起き，失神が惹起される」とされている．

予防対策と処置

事前の説明を十分に行い，コミュニケーションを取りながらリラックスできるように心がける．施鍼姿勢は，臥位とする．刺激量は，軽めとする．失神の発生時は，仰臥位で衣服を緩め，足を少し高く上げる．体は，温めた方が回復は速い．足三里・合谷などへの，「返し鍼」の処置も有効である．

鍼による失神

刺鍼による失神は，有害事象の一つとされている．鍼灸を初めて受ける場合，神経質な場合，鍼に恐怖感がある場合，睡眠不足・食欲不振などで体調不良の場合，精神的緊張などでは，刺鍼により失神が起こりやすい．また，座位での刺鍼は失神を起こしやすい．

11 抜鍼困難

予防対策と処置

自分の技量と患者の感受性を絶えず考慮し，適切な刺鍼を行う．初診時は軽めの刺激とする．楽な姿勢を取らせ，リラックスさせる．無理に抜鍼しようとせず，しばらくそのままで放置し，筋収縮が緩解するのを待つ．一方向への回旋で抜鍼困難を生じた場合は，逆方向へ戻してみる．副刺激術や示指打法，迎え鍼等を試みる．

鍼による抜鍼困難

刺鍼中に旋撚，回旋や雀啄の手技ができず，刺入も抜鍼もできなくなる状態をいう．発生機序は，刺鍼局所の筋収縮，組織の鍼体への巻きつきなどによる．鍼の過度の旋撚，右または左への一方向の回旋，患者の体動，雀啄などによる強い鍼の響きなどの際に起こりやすい．

12 その他

鍼の抜き忘れ

1）予防対策と処置

日常の鍼治療での十分な注意を怠らない．初歩的なミス，たとえば刺入時や抜鍼時の使用鍼の数え違いや思い込み，勘違いを起こさないように気を配る．具体的には，次の事項に留意する．
① 原則として，鍼は刺入した者が鍼を抜く
② 置鍼した鍼の数を確認し，本数を記載する
③ 抜鍼後に，記載した鍼の本数と照合し，本数を確認する
④ 見えにくい部位での置鍼では，リボン付きクリップなどで目印を付ける
⑤ 単回使用毫鍼の使用時は，鍼管と抜鍼した鍼が同数であることを確認する

2）鍼の抜き忘れの発生

置鍼した鍼の抜き忘れは，鍼治療で起こる可能性が最も高いミスの一つである．百会（図Ⅳ-31），髀関（図Ⅳ-32），腰仙骨部等への置鍼では，毛髪や下着，タオルで，鍼が隠れ，抜き忘れをしやすい．鍼柄の色と，皮膚やタオルの色と紛らわしいときも，抜き忘れが起こりやすい．

ベッドからの転落

1）予防対策と処置

固定ベッドでは，患者の体位変換や昇降を最後まで確認する．電動ベッドでは，患者に治療終了とベッドの下降を告げ，安全に降りられる高さまで降りたことを確認する．

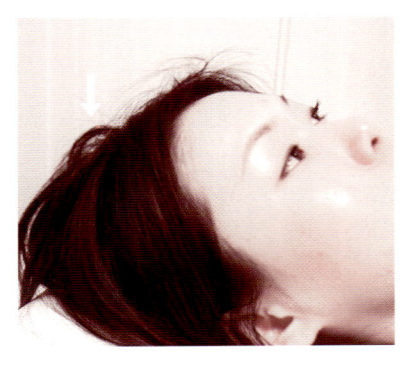

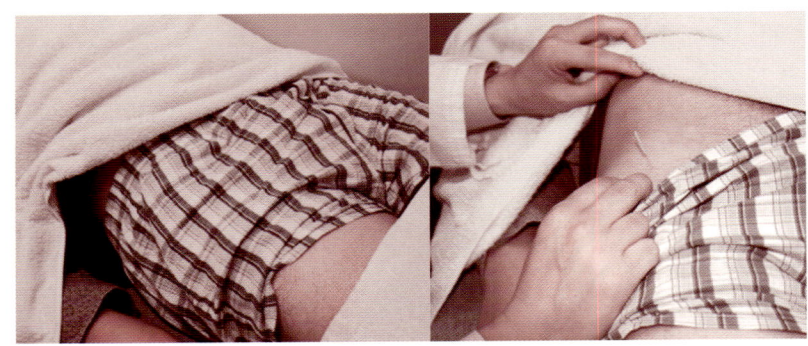

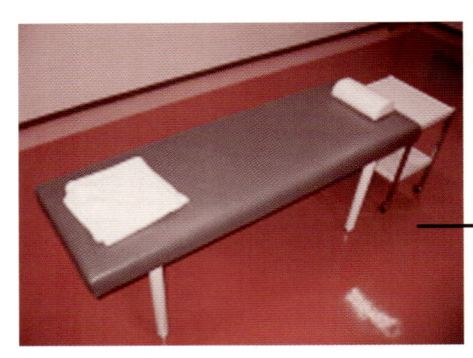

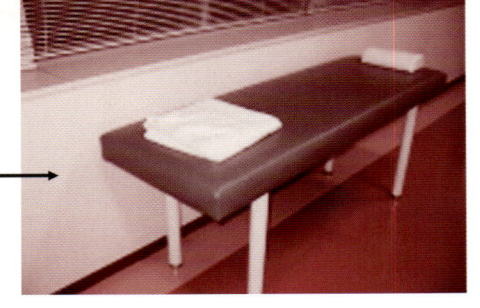

図Ⅳ-31　百会の鍼の抜き忘れ　　図Ⅳ-32　髀関の鍼の抜き忘れ

図Ⅳ-33　ベッドの位置

2）転落の発生

　図Ⅳ-33は，ベッドの位置を示す．ベッドと壁との位置関係によっても，転落の危険性は異なる．ベッドが壁に接していない場合は，体位変換時に転落の危険がある．一方，一面が壁に面していれば，体位変換時には壁に面していない面からの転落のみに気をつければよい．

　電動ベッドは，高さが自由に調整でき，患者も治療者も楽である．しかし，治療終了時に不注意，慣れ，焦りなどで，高くしたベッドの位置を元に戻し忘れたり，下げるタイミングが遅れ，患者がベッドは下がっていると錯覚し，降時にバランスを崩して転倒することもある（図Ⅳ-34）．

顔面上での操管操作中の鍼の落下

　図Ⅳ-35のように，目の上での鍼の操管操作を行うと，誤って鍼を落とした際，眼を損傷する可能性がある．目の上での鍼の操管操作は避ける．

タオルかけに起因した鍼の刺入深度の変化

　置鍼中（図Ⅳ-36）に，鍼に対してタオルを垂直方向にかけると，タオルの重みで鍼体が体内により深く刺入されることがある．重要臓器付近に置鍼した鍼の刺入深度が，さらに深くなると，事故や有害事象の発生に繋がる．肺野領域では，刺入深度がさらに深くなると，気胸を発症する可能性があり，危険である．

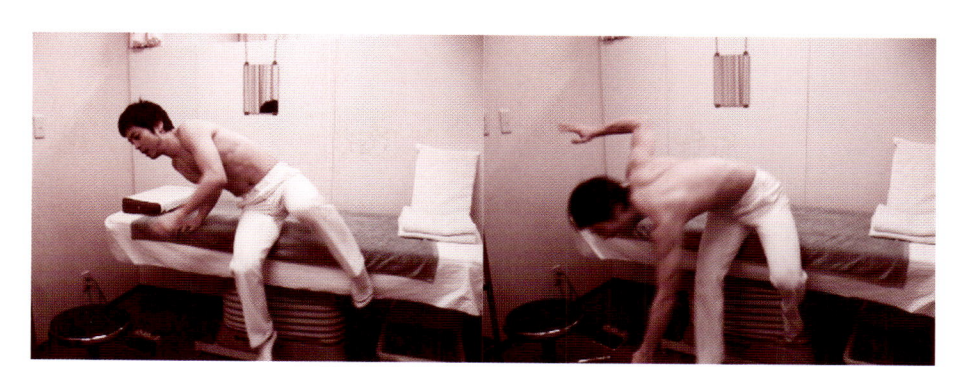

図Ⅳ-34　ベッドからの転倒（モデル）

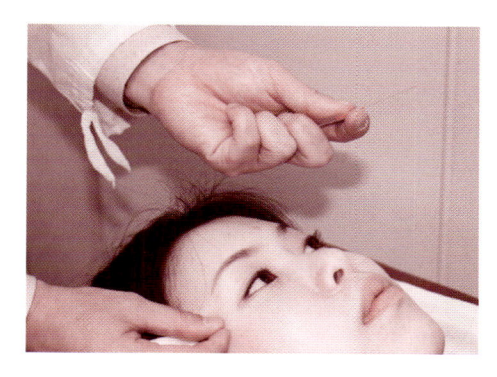

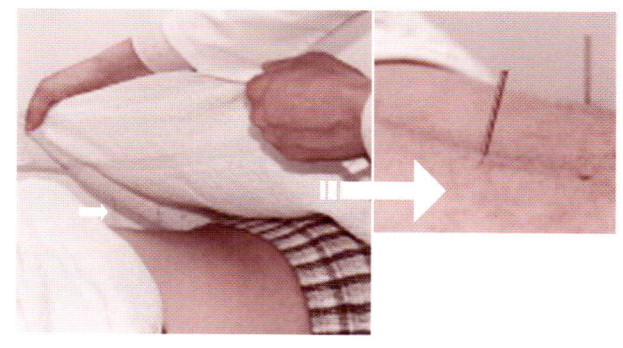

図Ⅳ-35　顔面部刺鍼での顔上での片手操管

図Ⅳ-36　置鍼中にタオルケットをかぶせたため，鍼が深く刺入した例

鍼通電時の注意

　鍼通電時には，二つの注意が必要である．一つは単回使用毫鍼でない再使用鍼の頻回使用による鍼通電は，鍼体の電蝕による金属疲労によって折鍼の原因になる可能性が高まること，もう一つはクリップで鍼柄を挟んだときに誤って鍼を押し込んだり，低周波通電に伴う筋収縮の反復等で鍼がより深く体内に進入して，気胸や臓器損傷を起こす可能性があることである．

　鍼通電時の折鍼防止には，再使用鍼での不良品をチェックし，異常の認められた鍼は，すべて廃棄する．可能な限り単回使用毫鍼を使用する．また，クリップを挟んだときの鍼の押し込みや，通電に伴う鍼の体内進入の防止では，クリップを鍼柄ではなく，鍼体の皮膚に近い部位で挟むのが有効である．

（尾﨑朋文・森　俊豪・吉備　登・米山　榮）

≪参考文献≫

1) 米山　榮：損傷刺激としての鍼刺激―組織反応の経時的観察―厚生省スモン研究班報告書（平成7年度）．pp245-249．
2) 藤原義文：鍼灸マッサージに於ける医療過誤―現場からの報告．山王商事出版部，2004．
3) 田邊政裕・他：診察と手技がみえる．MEDIC MEDIA，1：64-85，2006．
4) 山下　仁・他：鍼治療と両側性気胸．全日鍼灸会誌，54(2)：142-148，2004．
5) 岩楯公晴・他：鍼治療後に生じた両肺性緊張性気胸の1剖検例．全日鍼灸会誌，54(2)：137-141，2004．
6) 日本鍼灸マッサージ協同組合：肺気胸による死亡事故を通じた鍼灸師賠責の研究．1999，pp.2-27．

7) 尾﨑朋文：腰部刺鍼中に気胸を起こした例．鍼灸OSAKA，6(3)：20-24，1990．
8) 尾﨑朋文・他：左後頸部（左下天柱穴）刺鍼中にぬけ鍼を起こし誤って鍼が体内に入った例．医道の日本，725：45-52，2004．
9) 江川雅人・他：鍼灸の安全性に関する和文献（2）―神経傷害に関する報告―．全日鍼灸会誌，50(4)：697-704，2000．
10) 米山　榮：鍼灸治療の臨床研究の方法論について（2）．医道の日本，610：33-43，1995．
11) 米山　榮：臨床鍼灸師の心得集3 ―鍼治療によるTSLS（感染）はほんとうなのか―．医道の日本，622：76-87，1999．
12) 楳田高士・他：鍼灸の安全性に関する和文献（6）―鍼治療による感染に関する報告について―．全日鍼灸会誌，51(1)：111-121，2001．
13) 鬼塚　智・他：鍼治療後に発生したA群レンサ球菌による劇症型Toxic shock-like syndromeの1例．感染症学雑誌，70(4)：405，1996．
14) 原田香奈・他：鍼治療を契機として発症したToxic Shock-like Syndromeの1例．感染症学雑誌，71(10)：1066-1069，1997．
15) 鈴木　信・他：鍼治療の安全性に関する研究第6報―刺鍼による出血の経過について―．全日鍼灸会誌，54(3)：179，2004．
16) 米山　榮：臨床における安全な刺鍼深度とは．医道の日本，732：131-137，2004．
17) 米山　榮：鍼灸臨床学―臨床編（1）―筋硬結について（その1）―その医学的意味と臨床的意義―．医道の日本，675：9-13，2000．
18) 米山　榮：鍼灸臨床学―臨床編（2）―筋硬結について（その2）―その医学的意味と臨床的意義―．医道の日本，680：59-68，2000．
19) 米山　榮：鍼灸臨床学―臨床編（3）―筋硬結について（その3）―その医学的意味と臨床的意義―．医道の日本，687：75-84，2001．
20) 尾﨑朋文・他：刺鍼の安全性についての局所解剖学的検討（4）．遺体解剖および生体でのMRI画像よりみた瘂門・天柱穴への刺鍼の安全な方向と深度について．医道の日本，54(6)：12-23，1995．
21) 岡野昌樹・他：腰背部の灸の瘢痕より生じたverrucous carcinomaの1例．皮膚，40(6)：12，1998．

第2部　鍼灸医療事故，有害事象の防止対策

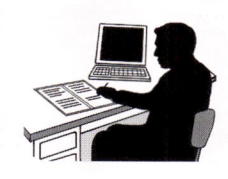

V　鍼灸カルテの意義と管理

基本 ● 鍼灸カルテの重要性を理解し，必要事項を正確，且つわかりやすく記載する．

point
- 鍼灸カルテは，単なる施術の備忘録ではない．多面性を有する重要な資料である．
- このことから，鍼灸カルテの記載にあたっては，施術内容はもとより，診察・治療中・治療後に得た種々の重要な情報を正確，且つわかりやすく記載する．

1 鍼灸カルテの記載と保存の必要性

　　　　医師や歯科医師については，法律によって診療録の記載および一定期間の保存が義務づけられている．これに対して，あん摩マッサージ指圧師，はり師，きゅう師等に関する法律には，施術に関する事項を記録しそれを保存する義務について明記されていない．しかし，鍼灸カルテを記載し保存することは，施術内容の備忘録としての意義のほか，以下に述べるような観点から重要である[1]．

重要な情報の申し送り

　　　　患者さんには，軽い鍼灸刺激で気分不良を起こしてしまったり，全身倦怠感が長く残存したり，刺鍼部に皮下出血が多発する人がいる．また，特定の消毒剤や金属に対してアレルギーがあったり，重症の糖尿病で易感染性の可能性があったり，B型肝炎ウイルスのキャリアであったりする場合もある．

　　　　さらに，体質とは関係がないものの，交通事故受傷後の医療費負担について係争中であったり，灸の受療を拒否したりしていることなどもある．

　　　　このような情報は，初診時に問診や患者自身の申告によって知ることができる．しかし，再診の際に毎回確認したり，申告を受けたりするわけではない．したがって，これらの重要な情報は入手した時点でカルテに記載し，毎回施術前に確認できるようにしておくべきである．

　　　　複数の施術者がいるような鍼灸院や医療機関などでは，誰が施術を担当することになっても必ず知っておかなければならない申し送り事項について，口頭またはカルテを介して伝達しなければならない．

　　　　しかし，たとえ一人の鍼灸師が施術する鍼灸院であったとしても，施術者自身が忘れてしまうことのないように，カルテによって重要な情報を将来の自分自身に対して申し送りすべきである．

証拠資料

　　　　カルテは，施術者が患者に施術を行うことの報酬として，施術料を受け取るという契

約が成立したことの証明と捉えることもできる．このような解釈の下では，契約の内容について記録し保存することは，鍼灸施術を業とする者にとって，当然行わなければならない行為である．

　医療過誤(あるいはその疑い)などについて，賠償問題のトラブルが生じた場合，カルテのような信憑性・客観性が高いとされる証拠資料が存在しなければ，施術の経過や症状の経過・原因について弁明をすることができない．

　従来，施術録の記載は不十分であり，証拠としての価値が乏しい場合が多いという指摘がなされている[2]．したがって，カルテは重要な証拠書類であるという認識をもって，その場で正確に記載し，また誰が施術し誰が記録したのかを明示しておくべきである．

その他の意義

　以上に述べた以外にも，研究・教育の資料として，あるいは医療サービスの質の向上のためなど，カルテを記載し保存することには様々な意義があるが[1]，本書では鍼灸における患者の安全管理に焦点を当てているので言及していない．詳細については文献[1]を参照されたい．

2 カルテ記載の際の注意事項

　医療過誤の際，時にカルテの改ざん行為が発覚して問題になることがある．一度書いた医療記録に加筆・訂正・削除などを行った場合，万一，刑事事件が生じたときは証拠隠滅罪などの罪に問われる危険性がある[3]．

　このような疑いがもたれないためにも，訂正する場合は消しゴムや修正液などを用いないで二重線で消し，後でどのような間違いを訂正したのかがわかるようにすべきである．

　カルテは，施術者だけに読めるような書き方ではなく，患者さん本人に開示することになっても読めるようにていねいに記載すべきである．略語を用いる場合は，医療界あるいは鍼灸界で一般化しているもののみに止める．一般的でない略語を記載していると，分野の違う医療従事者は別の意味に捉えるかもしれない．したがって，誤解を避けるためにも無闇に略語を用いないほうがよい．

3 医療事故が発生した際の記録事項

　医療事故が発生した場合，少なくとも次のような情報が賠償責任の手続きとして必要になる[2]．

① 事故を発見した日，および事故が発生した日時・場所
② 被害者の住所・氏名・年齢・性別・職業・電話番号
③ 事故の原因・状況(患者の主訴，施術者の所見，施術方法，使用器具など)
④ 被害者との話し合いの状況
⑤ その他の特別な事項

　上記のほかにも，施術に誰が関わったのか，事故発生後は誰が対応したのか，何時何分ごろに何が起こって何をしたのか等，把握できる事実をなるべく早いうちに記録しておく．

患者が身体に傷害を受けた場合は，なるべく早く医療機関を受診するよう勧めなければならないが，その場合も，いつ，どの医療機関を受けたのか，そこでどのような診断と処置を受けたのかについて記載する．

外傷・熱傷・変形など外観に異常が生じている場合は，承諾を得た上で写真を撮影しておくことが望ましい．その後も来診されるようであれば，その都度承諾を得て，外観の変化を経時的に撮影しておけば，被害者および施術者の両者にとって重要な客観的資料となる．

4 記録の管理と個人情報保護

あん摩マッサージ指圧師，はり師，きゅう師等に関する法律には，業務上知り得た人の秘密を漏らしてはならないことが明記されている．これに加えて，2005年4月から個人情報保護法が全面施行された．鍼灸カルテを作成・保存・管理するにあたっては，個人情報保護法および関連するガイドラインにしたがって，慎重に管理する必要がある．

患者の情報が記載されているカルテ，その他の書類は不特定多数の人がアクセスすることができない場所で，鍵のかかる書棚や保管庫に入れて管理することが望ましい．詳細については「第2部 Ⅰ 序：医療事故の防止対策，個人情報の保護」の項（p.85）を参照されたい．

(山下　仁)

≪参考文献≫
1) 山下　仁：現代鍼灸臨床試論．桜雲会出版部，2005，pp.9-16．
2) 藤原義文：鍼灸マッサージに於ける医療過誤 現場からの報告．山王商事，2004，pp.1-14．
3) 竹中郁夫：医事紛争対策マニュアル．日経メディカル，2006，1月号：167-169．

第2部 鍼灸医療事故，有害事象の防止対策

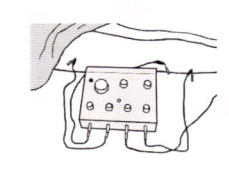

VI 鍼灸医療機器の安全管理

基本 ● 医療機器による事故の発生・再発を防止し，安全な鍼灸医療体制を構築する．

point
- 医療機器についての理解を深め，鍼灸医療の質を確保して患者中心の安全な医療を提供する．
- そのためには，医療機器や事故の防止対策に関する基本的知識を正しく持ち，「事故は必ず起こる」「人は過ちを犯す（ヒューマンエラー）」という前提に立ち，常に危機意識を持ってリスク回避に努める．
- 万一事故が発生したときは，その対応を適切に行う．

1 医療機器

　改正薬事法の施行に伴い，医療機器は副作用・機能障害が生じた場合の人体に及ぼす危険度（リスク）に応じて，高度管理医療機器（クラスⅢ，Ⅳ），管理医療機器（クラスⅡ），一般医療機器（クラスⅠ）に分類された（第1部の**表Ⅳ-1**参照）．
　さらに，保守・点検，修理，管理上の専門的知識・技能が必要な医療機器は，（保守・管理を適切に行わないと重大な不具合等を生じるので）特定保守管理医療機器として指定された．

医療機器のクラス分類と品目

　厚生労働省告示第71号（平成17年3月10日発簡．以下，厚生労働省告示）では，高度管理医療機器は1,064品目，管理医療機器は1,785品目，一般医療機器は1,195品目，総計4,044品目が指定された．
　これらの品目のうち，鍼灸医療に関わる医療機器は「はり又はきゅう用器具」「医用消毒器」「理学診療用機器」等の類別コードで分類される品目に多くみられる．**表Ⅵ-1**は，その品目の抜粋例である．
　なお，厚生労働省告示の一般的名称（医療機器名）は，今日の医療機器の名称と異なるものもみられるので注意を要す（例：煮沸滅菌器など）．「はり又はきゅう用器具」等に類別される医療機器の一般的名称で，注意を要する医療機器の定義（厚生労働省告示で示す「一般的名称定義」）を以下に示す．

1) 一般医療機器の一般的名称定義

　表Ⅵ-1の「はり又はきゅう用器具」等の一般的名称のうち，再使用可能な毫鍼，非能動型接触鍼，単回使用指保護具は，厚生労働省告示で以下のように定義されている．

表Ⅵ-1　クラス分類別の医療機器の例*

クラス分類	一般的名称
高度管理医療機器（クラスⅢ・Ⅳ）	半導体レーザー治療器，ヘリウム・ネオンレーザー治療器，など
管理医療機器（クラスⅡ）	電子体温計，自動電子血圧計，医用電子血圧計，手動式電子血圧計，容積補償式血圧計，電子聴診器，超音波聴診器，包装品用高圧蒸気滅菌器[1]，小型包装品用高圧蒸気滅菌器[1]，乾熱滅菌器，エチレンオキサイドガス滅菌器[2]，煮沸滅菌器[3]，プラズマガス滅菌器，過酸化水素ガス滅菌器，赤外線治療器，紫外線治療器，キセノン光線治療器，低周波治療器，干渉電流型低周波治療器，低周波治療器導子，マイクロ波治療器，超短波治療器，超音波治療器，乾式ホットパック装置，パラフィン浴装置，冷却療法用器具及び装置，単回使用毫鍼，滅菌済み鍼，接触鍼，鍼電極低周波治療器[4]，治療点検索測定器，鍼用器具キット，経皮末梢神経電気刺激用電極，電位治療器，低周波治療器・治療点検索測定器組合せ理学療法機器，低周波治療器・鍼電極低周波治療器・治療点検索測定器組合せ理学療法機器，単回使用はさみ，単回使用ピンセット，単回使用鉗子，天然ゴム製手術用手袋，非天然ゴム製手術用手袋，温灸器，など
一般医療機器（クラスⅠ）	アネロイド式血圧計，水銀柱式血圧計，機械式聴診器，打診器，音叉，握力計，角度計，湿式ホットパック装置，温熱用パック，冷却パック装置，冷却パック，再使用可能な毫鍼，非能動型接触鍼，はさみ，ピンセット，鉗子，舌圧子，医療脱脂綿，単回使用指保護具[5]，再使用可能な指保護具[5]，非天然ゴム製検査・検診用手袋，天然ゴム製検査・検診用手袋，など

＊表中のクラス分類，一般的名称（医療機器名）は平成17年3月の厚生労働省告示による．
● 注：1）高圧蒸気滅菌器（オートクレーブ）のこと．2）酸化エチレンガス滅菌器（EOG滅菌器）のこと．3）煮沸消毒器のこと．4）鍼通電治療器のこと．5）指サックのこと．

① 再使用可能な毫鍼

「外科的麻酔，疼痛緩和，又は他の治療効果を促進するため，末梢神経を刺激する細長く先の尖った再使用可能な器具であって，滅菌済みを除いた器具をいう（原文）」と定義している．

② 非能動型接触鍼

「外科的麻酔，疼痛緩和，又は他の治療効果を促進するため，皮膚内に挿入せず，皮膚への接触によって末梢神経を刺激する再使用可能な非能動型器具をいう（原文）」と定義している．

③ 単回使用指保護具

「損傷した指を治癒過程中の更なる外傷から保護するために用いる器具をいう．通常，プラスチック，ゴム又は強化金属等の耐久性のある素材から成る．本品は単回使用である（原文）」と定義している．

2）管理医療機器の一般的名称定義

表Ⅵ-1の「はり又はきゅう用器具」等の一般的名称のうち，鍼電極低周波治療器，治療点検索測定器，鍼用器具キットは，厚生労働省告示で以下のように定義されている．

① 鍼電極低周波治療器

「鍼治療のつぼの刺激を目的とした電気刺激装置をいう．通常，体外型の低強度低周波数（1～100パルス/秒）パルスマルチモードジェネレータと電極から構成される．電極は皮膚に置いたり，皮膚のつぼに刺した鍼に置いたりする．視覚的又は音の信号を利用してつぼを感知するプローブを備えるものもある（原文）」と定義している．

② 治療点検索測定器

「皮膚の厚さ，水分量，電気伝導等によって患者の皮膚で生じる導電率を測定及び確

表Ⅵ-2 特定保守管理医療機器の例*

	一般的名称
特定保守管理医療機器	半導体レーザ治療器，ヘリウム・ネオンレーザ治療器，エチレンオキサイドガス滅菌器[1)]，キセノン光線治療器，プラズマガス滅菌器，医用電子血圧計，乾式ホットパック装置，パラフィン浴装置，乾熱滅菌器，干渉電流型低周波治療器，治療点検索測定器，赤外線治療器，紫外線治療器，超音波治療器，マイクロ波治療器，超短波治療器，低周波治療器，低周波治療器・治療点検索測定器組合せ理学療法機器，低周波治療器・鍼電極低周波治療器・治療点検索測定器組合せ理学療法機器，電位治療器，包装品用高圧蒸気滅菌器[2)]，小型包装品用高圧蒸気滅菌器[2)]，冷却療法用器具及び装置，鍼電極低周波治療器[3)]，鍼用器具キット，など

*一般的名称（医療機器名）は，平成17年3月の厚生労働省告示による．医療機器名は，表Ⅵ-1のクラスⅡ・Ⅲ・Ⅳに掲げる機器の中で，特定保守管理医療機器に指定されるもののみを示す．
●注：1）酸化エチレンガス滅菌器（EOG滅菌器）のこと．2）高圧蒸気滅菌器（オートクレーブ）のこと．
3）鍼通電治療器のこと．

認するために用いる装置をいう（原文）」と定義している．

③ 鍼用器具キット

「鍼治療に用いるパッケージ器具及び用品のキット，トレイ又はセットをいう．通常，毫鍼及び経穴探知器が含まれる（原文）」と定義している．

特定保守管理医療機器の品目

厚生労働省告示第78号（平成17年3月11日発簡）では，1,182品目を特定保守管理医療機器として指定している．**表Ⅵ-2**の品目例は，前述の**表Ⅵ-1**のクラスⅡ・Ⅲ・Ⅳに掲げる医療機器で，特定保守管理医療機器に指定されているものである．

2 鍼灸医療機器の安全管理

鍼灸医療事故は，鍼灸師，患者，医療機器の各要因が単独または重複して起きることにより発生する．このため，リスク管理ではこれらの要因をいかにコントロールして事故の発生を未然に防止するかが問われる．

以下では，医療機器に焦点をあてた対応を示す．

医療機器に起因する事故発生の防止

物理療法機器によるトラブルには，不慣れや不注意などによる機器の操作ミス（ヒューマンエラー），機器の整備不良等による異常な誤作動，故障（警報音がでない，作動しないなど），機器の充電不足，バッテリーの劣化などがある．

したがって，事故発生を防止するためには，

① 患者の病状・体調等を正確に把握し，物理療法機器等の適応・禁忌を適切に判断する
② 病状・体質に合わせた機器の設定等を行う
③ 機器の設定条件を確認する
④ 機器の使用方法に習熟する
⑤ 事前にアラーム機能等が正常に作動していることを確認する
⑥ （日常の点検で）機器の異常を早期発見する
⑦ 電波障害等による機器への影響の有無の確認や，回避方法の理解・修得を図る

⑧ 機器の定期点検，保守管理などを実施する．特に使用頻度の少ない機器は，定期的な保守・点検を適切に行い，常に動作状況等を確認する

などに十分留意する．

また，事故発生では，治療者の体調不良等が原因になることもある．自らの健康管理を適切に行い，ヒューマンエラーの発生防止に努める．

医療機器による事故発生への対応

物理療法機器による熱傷（低温熱傷，光線熱傷など），感電事故，その他電気機器のトラブル等に起因した事故の発生防止に十分留意する．

万一事故が発生したときは，直ちに治療を中止し，患者に対する最善の処置を誠心誠意行う．同時に，病医院受診の必要性の判断，搬送依頼の要・不要の判断等を適切に行う．状況によっては，患者家族への対応も必要になるので，その連絡等の判断も適切に行う．

患者・家族への事故状況の説明を行うときは，（一段落した後日等に）十分に時間をかけて行う．事故説明は，速やか且つ誠意をもって行う．説明は，事故を起こした本人のみでなく，鍼灸院の責任者または関係者等を含めて複数で行うことが望ましい．

また，カルテの正確な記載は，万一事故が発生したときに重要な資料になる．カルテは，（経時的に）正確且つていねいに記載する習慣をつける．

③ 鍼電極低周波治療器の安全管理

鍼灸医療機器では，鍼電極低周波治療器（以下，鍼通電治療器）（図Ⅵ-1）の活用頻度がとりわけ高い．このため，以下に示す安全管理等に十分留意する．

鍼通電治療器の購入業者の選定

鍼通電治療器は，厚生労働省告知で管理医療機器（クラスⅡ）に分類されている．さらに特定保守管理医療機器にも指定されていることから，販売・賃貸等の業者は医療用具販売業（賃貸業）の届出・許可がないと販売等ができない．

販売等の許可を受けるには，営業所の構造設備に関する基準を満たすこと，営業所に管理者（高度管理医療機器等営業管理者）を置くこと，の2基準（要件）が示されている．

営業所の構造設備では，
① 採光，照明及び換気が適切であり，且つ清潔であること
② 常時居住する場所及び不潔な場所から明確に区別されていること
③ 取り扱い品目を衛生的に，且つ安全に貯蔵するために必要な設備を有すること

の基準を満たすこと，とされている．

したがって，鍼通電治療器の購入（または賃貸）業者の選定にあたっては，医療用具販売業（賃貸業）の届出・許可を受けた業者を選ぶ．

安全管理の要点

鍼灸臨床における鍼通電治療器の安全管理の要点は，機種の選定・導入，保守・点検，安全使用に分けて捉えることができる．図Ⅵ-2は，鍼灸臨床における安全管理の流れをフローチャートで示したものである．

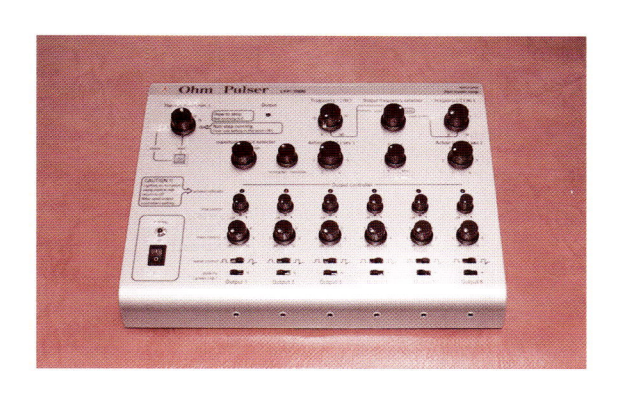

図Ⅵ-1　鍼通電治療器（鍼電極低周波治療器）の例

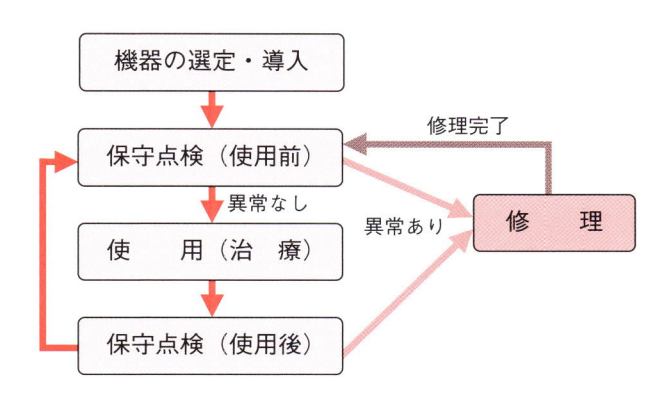

図Ⅵ-2　臨床現場における鍼通電治療器の運用サイクル（フローチャート）

1）鍼通電治療器の機種の選定・導入

　平成17年4月の改正薬事法により，市販後の医療機器の安全対策の充実が図られ，承認・許可制度が見直された．このため，管理医療機器（クラスⅡ）に分類される鍼通電治療器を製造販売する業者は，厚生労働大臣の承認または登録認証機関による認証を受けなければならないことになった．

　鍼通電治療器（電極となる鍼を含む）で認証が必要な医療機器には，指定管理医療機器（例：低周波治療器・鍼電極低周波治療器・治療点検索測定器組合せ理学療法機器，単回使用毫鍼，滅菌済み鍼）がある（厚生労働省告示第112号，平成17年3月25日の官報：号外65号）．

　指定管理医療機器の品目は，登録認証機関が定める品質・安全性・有効性等に関する認証基準（適合性認証基準，基本要件適合性チェックリスト，製造管理及び品質管理の基準など）に適合しないと製品の製造販売ができない．

　機種の選定・導入にあたっては，承認または認証を受けた機種を選定する．さらに，機器の安全性や取り扱いのしかた，治療室の電源や接地（アース）設備の状況等を十分に検討する．また，購入機種に添付する文書を確認し，安全に使用する．

2）鍼通電治療器の保守・点検

　保守・点検では，機器の性能が維持され，安全性が確保されていることを確かめることが重要である．動作の確認（較正－キャリブレーション－），電池などの消耗品の交換の要・不要の確認，機器の清掃等を適切に実施する．

　鍼通電治療器の点検・確認にあたっては，
　① 外観や各種ツマミ類の取付け状態
　② 電源，接地の状態
　③ 各部品等の接触不良（出力端子部，鍼クリップなど）の有無
　④ 出力コードの点検（変形，ひび割れ，断線など）
　⑤ 出力調整器や周波数調整器，表示器等の機能

⑥　安全回路の機能，など

をチェックする．具体的な点検項目や確認の方法は，機種によっても異なるので，添付の取扱説明書を必ず確認する．保守点検の結果は，管理記録簿（管理台帳）を作成して記録する．

3）鍼通電治療器の安全使用

　鍼灸医療で用いられる鍼通電治療器は，家庭用の低周波治療器等とは異なり，一定の基礎的知識を有する者が操作することを前提にしている．このため，鍼通電治療器の操作にあたっては，必ず取り扱い手順を確認し，機器の操作方法等を十分に理解・熟知してから治療に用いる．

　鍼通電治療器の動作中は，絶えず監視を行い，事故の発生防止に努める．以下に，鍼通電治療器の使用上の注意事項等を示す．

①　刺激量過剰の防止

　過剰な刺激強度（出力）は，生体組織の損傷を生じたり，強い筋収縮で鍼の損傷を起こす可能性がある．また，刺激量の過剰は治療後の倦怠感や主訴の増悪，脳貧血等の予想外の生体反応を起こすこともある．

　通電にあたっては，患者の体調や病状等に適した刺激強度を設定する．通電中は，監視を怠らず，（患者の）刺激感覚の聴取や通電出力のチェック等を行う．

②　鍼の電気分解（腐食）に起因する折鍼の防止

　鍼通電では，毫鍼を電極とするので，鍼の電気分解（腐食）に起因した折鍼等の危険の可能性がある．腐食は，通常，陽極（＋）側の鍼に生じやすく，その程度は通電量（強度×頻度×時間）に依存する．腐食を生じた鍼は，その部がもろくなり，折鍼の危険性が増す．

　このため，一般的な鍼通電治療器は，双極（交流）で且つ通電時間が数ミリ秒以下の刺激波形を持つように設計されている．また，一方の鍼が陽極となる時間を短くし，腐食をできるだけ防ぐ工夫なども行われている．しかし，現時点では電気分解による鍼の腐食を完全に防ぐことはできない．

　鍼の腐食に伴う折鍼事故等のリスクを軽減させるためには，腐食を起こしにくい鍼の材質を選ぶ．現在，国内で普及している鍼の材質では，銀鍼はステンレス鍼に比べて腐食しやすいとされている．鍼通電では，銀鍼を用いず，ステンレス鍼を用いる．また，鍼は太さ20号〜24号鍼（旧呼称の3〜5番）以上の単回使用毫鍼を用いることが望ましい．

③　鍼通電による感電（マクロショック，ミクロショック）の防止

　感電は，人体に電流が通過することにより，望ましくない生理学的効果（障害）が生じることをいう．感電により障害が発生する部位や程度は，電流の種類・強さ・持続時間，（人体側因子である）皮膚の電気抵抗，電流の通過部位などに依存する．

　感電には，マクロショックとミクロショックの二者がある．マクロショックは，皮膚を介して流れた電流による感電をいう（表Ⅵ-3）．ミクロショックは，心臓に直接流れた電流による感電をいう（表Ⅵ-4）．

●マクロショックの防止：鍼通電によるマクロショックは，商用交流電源や予期しない外部電流が電極を介して生体に流れてしまう，いわゆる漏れ電流によるものなどが考

表Ⅵ-3　マクロショック：皮膚を介して流れた電流による感電

電流量	生理的反応	予防策
15-100mA	痛い電撃ショック	※アースを確実に接続する ※保守点検の徹底など
100-200mA	心室細動や呼吸の停止	
200mA以上	瞬間的な熱傷や組織破壊	

表Ⅵ-4　ミクロショック：心臓に直接流れた電流による感電

電流量	生理的反応	予防策
0.1mA以上	心室細動	心臓を挟む形の通電を行わない

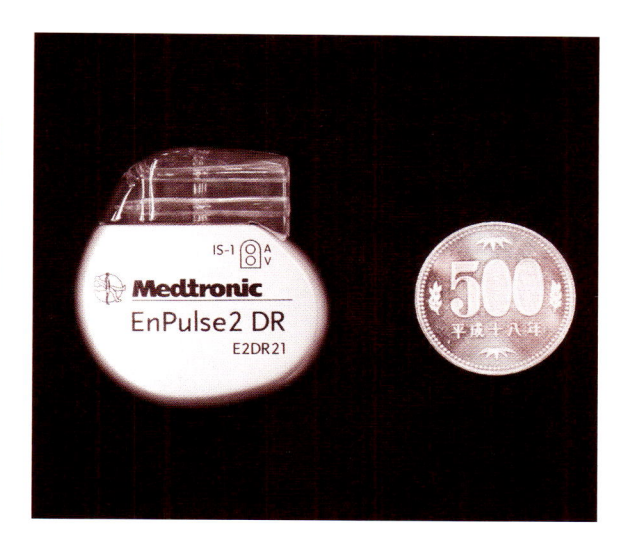

図Ⅵ-3　心臓ペースメーカーの例

えられている．

　商用交流電源を使用する鍼通電治療器では，漏れ電流を防止するための十分な対策が講じられており，万一，漏れ電流が生じても接地電極（アース）を介して電気を地表に逃がす等の工夫がなされている．このため，接地を確実に行っている場合はマクロショックのリスクも小さい．

　したがって，鍼通電治療器の使用にあたっては，マクロショック防止のための機器本来の性能を十分発揮させるため，必ず機器の接地を確実に行う．また，機器の回路内部に異常をきたすおそれが発生（たとえば，何らかの原因で装置に水がかかった場合など）したときは，直ちに機器の使用を中止し，業者に点検を依頼する．

●**ミクロショックの防止**：ミクロショックによる感電では，1mA（ミリアンペア）以下でも心室細動を引き起こす可能性がある．通常，鍼通電で用いられる電流量は数mAであることが多く，単位面積あたりの電流量（電流密度）も，電極からの距離が離れることで大きく減衰する．このため，心臓に直接電流が流れてミクロショックを引き起こす可能性は低い．

　しかし，鍼通電では鍼を直接体内に刺入して通電を行うので，（経皮的通電に比べて）過大な電流や漏れ電流などが高い効率で体内に流れてしまう可能性がある．したがって，鍼通電ではミクロショックの存在も十分に意識しておく必要がある．

　鍼通電にあたっては，心臓をはさむ形での電極配置を避け，ミクロショックを防止する．

④　心臓ペースメーカー，埋め込み型除細動器（ICD）の使用者に対する鍼通電の禁止

　重症の不整脈，徐脈等の患者の治療に用いられる心臓ペースメーカーや埋め込み型除細動器（図Ⅵ-3）には，（その動作条件を決定するために）心活動をモニターするセンサーが搭載されている．

　このため，生体に与えられる電磁波や電気刺激はこのセンサーに干渉を起こすので，装置の誤動作につながる危険が指摘されている．実際，鍼通電によりペースメーカーへ干渉が生じた例[1]，埋め込み型除細動器が誤動作した例[2]などがこれまでに報告されている．

これらのことから，心臓ペースメーカーや埋め込み型除細動器の使用者への鍼通電は避ける．また，問診では埋め込み手術の既往の有無，現在の心臓ペースメーカーや埋め込み型除細動器の使用の有無を必ず確認する．「聞き漏らし」を防ぐためには，予備問診表などを用いて，事前に情報を得るのもよい方法である．

鍼通電治療器の修理

日々の保守・点検で，故障・破損・劣化等の異常が見つかった場合は直ちに機器の使用を中止する．機器の異常については，取扱説明書に記載されたチェック項目等を確認して，正常状態への復帰状況を調べる．正常に戻らない場合には，修理を依頼する．

修理は，薬事法に基づく修理業の許可を取得している業者に委託する．自己判断での機器の分解，修理や改造は機器の安全性を損ない，事故の発生等に繋がるので絶対に行ってはならない．

（木村友昭・尾崎昭弘）

≪参考文献≫

1) Fujiwara, H. et al.：The influence of low frequency acupuncture on a demand pacemaker. *Chest*, 78(1)：96-7, 1980.
2) Lau, E.W. et al.：Acupuncture triggering inappropriate ICD shocks. *Europace*, 7(1)：85-6, 2005.

第2部　鍼灸医療事故，有害事象の防止対策

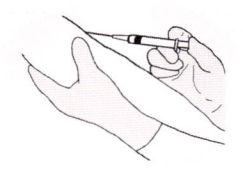

VII 施術者の定期検診と感染予防

基本 定期検診やワクチンの接種を行い，鍼（針）刺し事故対策を行って施術者自らへの感染予防や対応を適切に実施する．

point
- 施術者は自らの健康を管理し，自らが感染源にならないように予防しなければならない．また，鍼（針）刺し事故が起きたときには，迅速且つ適切に対応しなければならない．
- このためには，定期検診，ワクチンの接種，鍼（針）刺し事故などに関する基本的な知識を持ち，自らの健康管理を行い，感染源にならないための予防や対応を適切に行わなければならない．

1 定期検診

医療従事者は，日常の健康管理が基本である．1年に1回は，定期的に検診を受けることが望ましい．

定期検診の必要性

鍼灸治療を希望する患者の中には，様々な病原体に感染しているにもかかわらずいまだ顕性化していない，いわゆるキャリアと呼ばれる状態の人たちが含まれている可能性がある．近年，わが国において，キャリアに関して問題にされているのは，B型肝炎ウイルス（HBV），C型肝炎ウイルス（HCV）およびヒト免疫不全ウイルス（HIV）による感染症である．

HBVに感染してキャリアとなる例は，出生時や乳幼児期に感染した場合が多いとされ[1]，成人の感染は稀といわれている．現在，わが国では120〜140万人のHBVのキャリアがいるといわれている．

一方，HCVでは感染した年齢に関係なくキャリアとなることが多く，わが国には100〜200万人のキャリアがいると推定されている．キャリアは，40歳代以上に多く，年代が高くなるほどキャリアの率も高くなる傾向がある．

HCVに感染している可能性が高いのは，1994年以前に輸血の経験がある者，長期に透析を受けている者，大きな手術を受けた者，薬物濫用者，入れ墨やボディピアスをしている者などである[1]．

HIVでは感染後，その多くはほとんど症状もなく経過し，大部分は6〜8週間で抗HIV抗体が陽性となる．その後，無症候性キャリアとして10年程度経過した後，発熱，盗汗，リンパ節腫脹，下痢，体重減少といったエイズ関連症候群の発症をみる．

緩解再燃を繰り返し，特徴的二次的感染症であるカリニ肺炎，カポジ肉腫，重症のカ

表Ⅶ-1　定期健康診断の内容：厚生労働省で定めた健康診断項目

(1) 既往歴および業務歴の調査
(2) 自覚症状および他覚症状の有無
(3) 身長，体重，視力，色覚，および聴力
　　（身長は20歳以上省略可，聴力は35歳，40歳を除く45歳未満では省略可）
(4) 胸部X線および喀痰
　　（喀痰検査は胸部X線で病変なし等の場合は省略可）
(5) 血圧
(6) 貧血：赤血球，血色素量
(7) 肝機能：GOT，GPT，γ-GTP
　　（γ-GTPは35歳を除く40歳未満では省略可）
(8) 血中脂質：血清コレステロール，HDLコレステロール，血清トリグリセライド
　　（血清トリグリセライドは35歳を除く40歳未満では省略可）
(9) 血糖（35歳を除く40歳未満で省略可）
(10) 尿中の糖および蛋白の有無（糖については血糖実施時省略可）
(11) 心電図（35歳を除く40歳未満で省略可）

（　）内は担当医師の判断で必要なければ省略しても良いとされている場合を示す

ンジダ症，難治性ヘルペスなどが発症するとエイズと診断される．エイズ発症後の治療は，発症前からの治療に比べるとより困難となることから，早期発見，早期治療を図る必要がある．

これらの感染症は，血液あるいは体液を介して感染が成立するため，鍼灸師は患者の体内から抜去した鍼による自らの手指の誤刺や，手指の傷口への血液付着を特に注意しなければならない．

医療機関では，針刺し予防対策や，病院感染対策づくりと評価を目的とした事例情報の収集と解析（サーベイランス）が，不可欠なシステム[2]として積極的に取り入れられている．鍼灸治療においても，鍼灸師への感染防止を目的としたシステムが必要なことは言うまでもない．

定期健康診断の内容

鍼灸師は自らが感染源とならないために，また自らの健康状態に気をつけるためにも，最低でも1年1回の健康診断を受け，健康管理を行うことが大切である（**表Ⅶ-1**）．

なかでも血液検査による肝炎のスクリーニングは，肝炎の罹患頻度の観点からも重要である．とりわけ，トランスアミラーゼ（GOT，GPT），ZTT，γ-GTPは必須の検査項目である．さらに，必要に応じてHBs抗原，HBs抗体，HBc抗体，HCV抗体ならびにHIV抗体の検査を追加する（**表Ⅶ-1**）．

2 ワクチン接種による肝炎などの予防

医療従事者は，自らの健康管理と，周囲への感染を防がなければならない．患者と接する鍼灸師が，ワクチン等による予防処置を行うのは，自身の健康保持および鍼灸師から周囲への感染を防止するためである．

HBワクチン

刺傷事故時の感染率は，HBVが約30％（HBe抗原陽性血）であり（**表Ⅶ-2**），かなり高率である．一般にHBVの感染後の検査で，HBe抗原が陽性（＋）のときは血中に多量

表Ⅶ-2 刺傷事故時の感染率

感染症	感染率
HBV　HBe抗原（＋）	約30%
HBe抗原（－）	約3%
HCV	約3%
HIV	約0.3%

表Ⅶ-3 HBワクチンの接種[1]

| 初回接種（1回目）10μg（0.5ml）皮下または筋肉内 |
| 1カ月後（2回目）同量 |
| 6カ月後（3回目）同量 |

のHBVが存在し，感染性が強いことを示す．HBe抗原が陰性（－）のときは血中にHBV量が少なく，感染性が弱いことを示す．

B型肝炎の原因となるHBVの感染に有効な予防手段として，「HBワクチン」が開発されている．現在のところ，ウイルス性肝炎に対するワクチンが開発されているのは，HBVに対してだけである．

HBワクチンが市販されて15年以上が経過したことから，原則として30歳以下の比較的若い医療従事者はHBワクチン接種者[3]と考えても良い．HBワクチン接種によるHBs抗体の獲得率は比較的高いが，ワクチン接種によって獲得したHBs抗体は時間の経過とともに低下するため，ワクチンの追加接種の必要性も検討[4]されている．

HBワクチン接種は，1回目を行った後，1カ月後に2回目を行い，6カ月後に3回目を行う（表Ⅶ-3）．HBs抗体を獲得したかどうかの確認は，HBワクチンの3回目接種の1カ月後にHBs抗体を測定する．HBワクチンの副反応は，ワクチン接種後の数日間に一過性の微熱，筋肉痛，局所変化，全身倦怠感などが10%程度認められるが，激しい副反応ではないため，比較的安全性も確立されていると考えられる．

HCV，HIVへの対応

刺傷事故時のHCVの感染率は約3%であり，HIVの感染率は約0.3%である（表Ⅶ-2）．HCV，HIVの感染予防のためのワクチンは，現在のところ開発されていない．

したがって，感染の可能性がある場合にはすみやかに血液検査を受ける．HCVでは，その後に月1回の血液検査を受け，肝機能をチェックする．時には，C型肝炎ウイルスRNA（定性）を加えて経過を観察する．HIVの保健所での検査は，無料匿名で行っているが，利便性の問題から受検者は伸びていない．

HCV，HIVの感染予防対策は，特異的な予防策がないため，いわゆる標準予防策（standard precaution）[5]によって感染を防ぐことが最大の予防になる．

例を挙げると，①鍼の刺入および抜去操作時には，ゴム手袋もしくは指サックを装着する，②血液が付着した場合には流水でよく洗浄する，などである．

インフルエンザワクチン

毎年猛威をふるうインフルエンザに対してのワクチン接種は，医療に従事するものとしては必須事項と考えられる．鍼灸治療においても，受療する人の中には高齢者も多く含まれるため，特に重要な措置である．

A型インフルエンザ[6]に対しては，HAワクチンによる発症防止，重症化防止効果などの有効性が確認されている[6]．接種回数は，1回もしくは2回が行われており，副反応は注射部位の腫脹，発熱や微熱程度であり，重篤な症状が出現することは少ない．

3 針（鍼）刺し事故の対策

　針（鍼）刺し事故は，医療行為の中で常に起こる可能性があることを認識する．「鍼治療で肝炎は感染しない」といった誤った知識を是正する．ここでは，注射針による「針刺し事故」と，鍼による「鍼刺し事故」の両者の対策を示す．

注射針による針刺し事故

　針刺し事故とは，医療従事者が日常の診療中に患者の血液が付着した器具によって外傷を受けることを示す言葉である．なかでも注射針のような中空構造では，その中の血液が創傷面に直接触れるため，血液を介して感染するHBV，HCVおよびHIV等の感染が問題とされてきた．

　しかし，患者や病原体を特定した予防対策，もしくは事故対策には限度がある．このため，その代わりとして，すべての血液は感染源であるという認識で対応することが提唱されるようになった．したがって，日常の業務において事故は常に起こる可能性があることを認識し，万一事故が発生した場合においても，すみやかな対応がとれるように準備をすることが必要である．

鍼治療での鍼刺し事故

　鍼刺し事故では，接触した血液の量が問題となるのではなく，たとえわずかな血液量であっても，接触したことで感染が成立する可能性があることを認識しなくてはならない．鍼治療で用いる鍼を患者の体内から抜去した際には，当然のことながら，ウイルスをはじめとする病原体が鍼体に付着していると考え，鍼による感染の危険性を防止しなければならない．

　ベテラン鍼灸師が感染症の教育を受けた時代は，感染症の危険性に対する認識と対策が十分でなかったことから，「鍼治療で肝炎は感染しない」といった誤った認識があったように思われる．また，東洋医学には「未病治」の概念があり，鍼治療や灸治療は免疫力を上げ，病気になりにくい体をつくるといったことから，感染症に対しても過信が生まれたものと推察する．

　HBV，HCVおよびHIV等の血液を介した感染の知見は比較的新しいものであり，それらに対する治療法の進歩が，鍼灸師の生涯教育にどの程度活用されているのかなども問題である．

　また，鍼治療はその操作方法の特徴として，毫鍼を患者の体内から抜去したときに押手の母指と示指に患者の血液や体液が触れ，さらに押手による後揉法は小出血に直接触れる可能性が高い．このような状況であるにもかかわらず，手袋や指サックの装着による血液汚染予防が行われないまま，素手による抜去操作が行われているのが現状である．

　今後は鍼治療においても，その危険性は中空の注射器と同様であるという認識のもとで，医療従事者が直面している針刺し事故を身近なものと捉え，その要因や原因を行動科学的に分析[7]して，鍼治療における感染症対策の具体化を図らなければならない．

　以下では，医療機関で起こる針刺し事故対策を述べ，鍼治療で発生した「鍼刺し事故対策」はこれに準拠するものとする．

一般的な注意事項

感染を予防するため、すべての患者に対して標準予防策を行う。標準予防策[5]は、「感染症であるか否かに関わらず、すべての患者ケアのために作成された感染予防対策」である。

これは、エイズの病原体であるHIVによる感染症が増加した1980年代半ばから、急速にその必要性が強調されはじめ、1996年にCDC（centers for disease control and prevention：米国疾病予防管理センター）が出版した「病院における隔離予防策のためのガイドライン」において提案[8,9]されたものである。

針刺し事故に限らず、血液や体液はすべて感染源となるため、これらに接触する機会を徹底的に減らすことが防止対策の最重要課題である。わが国では、血液を介した感染症に対する一般的な事故防止対策が、1982年に厚生省（当時）肝炎研究班による院内感染対策ガイドラインで示され、これを基に医療従事者に対する教育が行われてきた。

さらに、CDCガイドライン[10]で手洗い、手袋、マスク、ゴーグル、予防衣等など、観血的な医療行為を行うときの標準予防策が述べられ、針や刃物を廃棄するには専用の容器に入れ、一定の方法に従って行うことなどが挙げられている。

針刺し事故が起こってしまったときの対応

針刺し事故では、迅速な対応が迫られる。針刺し事故が起こってしまったときは、創傷部を石けんと流水で洗浄する。HBs抗体を有していない場合には、B型肝炎用グロブリン製剤やHBVワクチンを接種する。HCVでは推奨される予防策はないため、早期に発見して治療する。HIVでは、できるだけすみやかに抗HIV薬の2剤もしくは3剤プログラムを行う。

1）直後の対応

針刺し事故が発生した場合には、創傷部位への迅速な対応と感染源となる患者および事故を起こした医療従事者の危険度の評価をしなくてはならない（表Ⅶ-4）[11]。すなわち、患者が有する病原体の特定と、それに対する医療従事者が有する抗体の有無を確認することである。

この評価によって、その後の対応が異なってくる。しかし、事故が発生した直後は、まず創部を石けんと流水で洗い流し、血液を搾り出すことを基本とする。ただし、危険度によってはその後の対応を優先させることもある。

2）HBVへの対応

HBVの感染が疑われる場合には、医療従事者の生命に関わる危険をはらんでいるため、できるだけすみやかにHBs抗体を調べ、抗体を有していない場合にはB型肝炎用グロブリン製剤（HBIG）やHBVワクチンを組み合わせて使用する。

HBIGもしくはHBVワクチンのどちらか一方、もしくは両方が必要な場合には、事故の発生後24時間以内に投与を開始するべきである。表Ⅶ-5に、HBV暴露後の治療を示す。

表Ⅶ-4 針刺し事故後の対応[5]

創部の迅速なケア 　創部および皮膚を石けんと水で洗う
暴露源の人の評価 　入手可能な情報を用いて感染のリスクを評価する 　暴露源の人が判明すればHBs抗原，HCV抗体，HIV抗体を検査する 　暴露源の人が判明しなければHBV，HCV，HIV感染の暴露リスクを評価する 　廃棄針や注射器を対象としたウイルス汚染のための検査をしない
暴露した人の評価 　HBV感染についての免疫状態を評価する 　（HBVワクチンやワクチンへの反応の既往など）
感染伝搬の危険性のある暴露に対する暴露後予防の実行 HBV；表Ⅶ-5参照 HCV；暴露後予防は推奨されない HIV；できるだけ早く暴露後予防を開始する 　暴露後数時間以内が望ましい 　妊娠しているか否か，不明のすべての妊娠可能年齢の女性に妊娠検査を行う 　耐性ウイルスが疑われれば専門的な相談を求める 　暴露後予防は耐えられれば4週間行う

表Ⅶ-5 HBVの暴露後の予防[5]

暴露したスタッフのワクチン接種と抗体産生状況	治療		
	患者がHBs抗原陽性	患者がHBs抗原陰性	患者が不明または患者への検査ができない
ワクチン未接種	HBIGを1回接種し，HBVワクチン接種コースを開始する	HBVワクチン接種コースを開始する	HBVワクチン接種コースを開始する．
ワクチン接種者 抗体が産生されている場合 抗体が産生されていない場合	暴露後予防は不要 HBIGを1回投与して，再度ワクチンを接種するか，HBIGを2回投与する	暴露後予防は不要 暴露後予防は不要	暴露後予防は不要 患者がハイリスク者であればHBs抗原陽性として治療する
抗体産生について不明な場合	HBs抗体を測定し，十分な抗体があれば予防治療は不要である．抗体が不十分であればHBIGを1回投与して，ワクチンを追加接種する	暴露後予防は不要	暴露した人のHBs抗体を測定して十分な抗体があれば予防治療は不要である．抗体産生が不十分であればワクチンを追加接種し，1～2カ月後に抗体を再検査する

3) HCVへの対応

　HCVに接触した場合には，残念ながら現在のところ特に推奨される予防処置はない．したがって，感染を早期に発見するために血液検査を実施して，肝炎の発症が確認されれば，すみやかに治療を開始する．

　現在，用いられている治療薬[1]としてインターフェロンがある．平成13年にはリバビリンの承認，平成14年にはインターフェロンの医療保険上の使用方法が緩和，平成15年にはペグインターフェロンが承認されるなど，治療方法の選択の幅も増え始めている．

表Ⅶ-6　HIVの暴露後の予防

暴露の種類	患者の感染状況					
	HIV陽性クラス1	HIV陽性クラス2	HIVの状況が不明の患者	患者が不明	HIV陰性
重症度が低い	2剤による基本暴露後予防を推奨する	2剤による基本暴露後予防を推奨する	一般的に暴露後予防は不要であるが，HIV危険因子のある患者においては2剤による基本暴露後予防を検討する	一般的に暴露後予防は不要であるが，HIV危険因子のある患者においては2剤による基本暴露後予防を検討する	暴露後予防は不要
重症度が高い	3剤による拡大暴露後予防を推奨する	3剤による拡大暴露後予防を推奨する	一般的に暴露後予防は不要であるが，HIV危険因子のある患者においては2剤による基本暴露後予防を検討する	一般的に暴露後予防は不要であるが，HIV危険因子のある患者においては2剤による基本暴露後予防を検討する	暴露後予防は不要

4）HIVへの対応

　HIVの感染が疑われる場合には，できるだけすみやかに抗HIV薬の使用を検討する．あわせて内服が必要な場合には，使用する薬剤を選択する．感染予防を目的として行う場合には，可能な限りすみやかに基本2剤プログラム，もしくは伝搬の危険性が高い場合には3剤プログラムのどちらかを選択して投与を開始する（**表Ⅶ-6**）．

　この予防処置は4週間，継続して行われることが望ましいとされている．また，適時血液検査を実施し，HIV陰性が確定したら，予防処置はすみやかに中止する．

（坂本　歩・古屋英治）

≪参考文献≫

1) 厚生統計協会・編：国民衛生の動向—厚生の指標 臨時増刊—．(財)厚生統計協会，52(9)：122-125，2005．
2) 木戸内清・他：医療現場における人権課題．医学のあゆみ，170：163-165，1994．
3) 飯野四郎：針刺し事故の予防と対策．日本医師会雑誌，127(3)：367-370，2003．
4) 飯野四郎・他：薬理と治療．ライフサイエンス出版，18：4741-4751，1990．
5) 厚生省保険医療局・エイズ結核感染症課・監修：ウイルス肝炎感染対策ガイドライン—医療機関内—．改訂第3版，1995．
6) 稲松孝思：高齢者におけるインフルエンザワクチン．日本医師会雑誌，124(9)：1161-1163，2000．
7) 横山　隆：特集 サーベイランスの実際．INFECTION CONTROL，10(6)：18-71，2001．
8) Garner, JS：Hospital Infection Control Practices Advisory Commitee；Guideline for isolation precautions in hospitals. *Infect. Control*, *Hosp. Epidemiol*., 17：53-80, 1996.
9) 向野賢治・訳：小林寛伊・監修：病院における隔離予防策のためのCDC最新ガイドライン．INFECTION CONTROL，メディカ出版，1996，pp.88．
10) 矢野邦夫・訳編：CDC最新ガイドラインエッセンス集2—手指衛生—．メディカ出版，2003，pp.13-71．
11) CDC. Update U.S.：Public Health Service for the Management of Occupational Exposure to HBV, HCV, and HIV and Recommendations for Postexposure Prophylaxis. *MMWR*, 50(RR-11)：1-52, 2001.

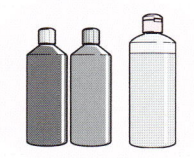

付録 消毒剤の選択と適応

第3部

　鍼灸治療の安全性を保つためには，感染予防が重要である．このため，消毒剤は手洗い・手指消毒，施術野の消毒，鍼や器具・機器の洗浄・消毒・滅菌，環境の清潔保持，廃棄物の処理などで使用される．

　消毒剤には，多くの種類がある．消毒剤を使用する場合は，消毒対象物および消毒しようとする微生物などを考慮して，適切な消毒剤を選択する．スポルディング（Spaulding）は，消毒剤を高水準，中水準，低水準に分類して適応の指針としている（**付表1，2，付図1**）．この消毒剤の分類は，CDC[1]の消毒レベルの定義と，各消毒剤の微生物に対する有効性を示すものである．

　高水準消毒剤は，殺菌力は強いが刺激性が強いため人体には使用できない．そのため，器具専用に用いられる．芽胞菌やB型肝炎ウイルスを含むほぼすべての微生物に有効であり，グルタラールや過酢酸は化学的滅菌薬剤として認可されている．

　中水準に分類される消毒剤は，芽胞菌やB型肝炎ウイルスには効果を認めないものの，一般細菌をはじめ結核菌，真菌，ウイルスなどにも効果がある．次亜塩素酸ナトリウムは，金属腐食性があるため，金属以外の器具消毒に用いられる．人体に使用できるものとできないものがあり，注意が必要である．

　低水準消毒剤は，一般細菌には有効であるが，芽胞菌，結核菌，ウイルスに無効である．また，院内感染起因菌であるMRSA，緑膿菌，セラチア，セパシアなどに十分な効果が得られない場合もある．人体に対して安全性が高く，手指・皮膚・器具・環境の消毒に広く用いられている．

　付表1に示した消毒剤の効果で，十分な効果が得られないことがある△印の消毒剤は文献によっても評価が異なる．消毒剤は濃度，温度，時間の3つの条件が揃わないと十分に効果が発揮できない．また，菌種によっても有効，無効が異なるので注意する必要がある．

付表1　消毒レベルと消毒効果

○：有効　△：一部有効または効果が劣る　×：無効

分類			微生物例	滅菌 sterilization	高水準消毒 disinfection (high-level)	中水準消毒 disinfection (intermediate-level)	低水準消毒 disinfection (low-level)
細菌	グラム陽性	一般細菌	黄色ブドウ球菌，MRSA，VRE	○	○	○	○
		芽胞菌	枯草菌，炭疽菌	○	△	×	×
	グラム陰性	一般細菌	大腸菌，緑膿菌セラチア，サルモネラ	○	○	○	○
		抗酸菌	結核菌	○	○	○	×
真菌			カンジダ アスペルギルス	○	○	○	△
ウイルス	エンベロープ有		HBV	○	○	△	×
			HCV	○	○	○*	×
	エンベロープ無		HIV	○	○	○	×
			ノロウイルス	○	○	△	×
CDCが示した消毒の水準				いかなる形態の微生物の生命をも，完全に排除または死滅させる．	芽胞が多数存在する場合を除き，すべての微生物を死滅させる．	芽胞以外の結核菌，栄養型細菌，多くのウイルス，真菌を殺滅する．	ほとんどの細菌，ある種のウイルス，真菌は殺滅する．しかし，結核菌や芽胞などは殺滅しない．
使用薬剤例（一般的所要時間）				グルタラール（3～6時間）過酢酸（10分以上）	グルタラール（30～1時間）過酢酸（5分以上）フタラール（5分以上）	塩素系 ヨウ素系 アルコール系 フェノール系	グルコン酸クロルヘキシジン 塩化ベンゼトニウム 塩化ベンザルコニウム 両性界面活性剤

*注：文献により判定が異なる．付録の文献1，2では○，文献3では△となっている．文献2では中水準消毒剤のうち，アルデヒド系，塩素系の消毒剤についてのみ○になっている．

消毒剤の効果と使用条件

　　消毒剤は，上述に示した濃度，温度，時間の3つの条件が効果発現に大きな影響を与える．

　　濃度は，一般的に高いほど消毒効果が高くなる．しかし，実際の使用では様々な因子（血液・体液の付着など）が重なり，濃度が低下する可能性があり，消毒終了時に規定濃度を保っていることが必要である．使用時には，希釈倍率に十分注意して，規定濃度の消毒液を作製し，指定の濃度で使用する．なお，塩素系消毒剤では濃度表示にppmを用いる場合がある．1,000ppmは，0.1％に該当する．

　　温度は，一般に高くなれば消毒効果が高くなる．20℃以上での使用が望ましい．

　　時間は，消毒剤と微生物が接触している時間のことである．殺菌効果が出現するまでには，消毒剤と微生物が一定の時間接触する作用時間が必要である．この作用時間は，微生物の消毒剤に対する抵抗性，微生物の数，有機物付着や吸着物質の有無，pHなどによっても異なる．器具や環境が，血液などで汚染されていると，消毒効力が減弱するので，十分な前洗浄が必要である．

付録 消毒剤の選択と適応—157

付表2 消毒剤の種類と使用法[1]

分類		一般名	商品名（濃度）	使用濃度	用途	備考
高水準	アルデヒド系	グルタラール	ステリハイド（2%・20%） ステリハイドL（2%・20%） サイデックス（2.25%） サイデックスプラス28（3.5%）	2～3.5%液はそのまま，20%液は精製水で2%に調製後，緩衝化剤を加える．	器具	化学的滅菌・消毒剤 調製後1～2週間以内に使用 体液等が付着した器具は1時間以上，付着していないものは30分以上浸漬する．皮膚や粘膜への付着，蒸気の吸入については要注意
		フタラール	ディスオーパ（0.55%）	原液使用	器具	化学的殺菌・消毒剤 5分以上浸漬
	過酸化物系	過酢酸	アセサイド（6%）	0.3%溶液（第1剤50mLと第2剤50mLおよび精製水900mL）	器具	化学的滅菌・殺菌消毒剤 10分で芽胞菌が死滅（滅菌レベル）
中水準	アルデヒド系	ホルムアルデヒド	ホルマリン（35～38%）	1～5倍溶液による浸漬	室内・家具器具	強い刺激臭 ガス消毒12時間以上
	塩素系	次亜塩素酸ナトリウム	ミルトン（1%） テキサント（6%） ミルクポン（1%） ピューラックス（6%）	医療用具 0.02～0.05%溶液に1分以上浸漬 200～10,000ppm（0.02～1%）	器具	金属を腐食 有機物により効果減弱 粘膜刺激性 漂白作用がある 作用時間 1～2時間
	アルコール類	エタノール	消毒用エタノール（76.9～81.4%）	76.9～81.4%	手指 皮膚 器具	即効性，作用時間30秒～1分 芽胞菌と一部のウイルスを除く微生物に有効 引火性がある 残留性がない 厚生省のガイドラインでは，HBウイルスには無効
		イソプロパノール	イソプロパノール（50%・70%）	50～70%		
		合剤 エタノール＋クロルヘキシジングルコン酸塩	ヘキザックアルコール（0.5%） マスキンRエタノール（0.5%）	原液使用		
			ウエルアップ（0.2%） ヒビソフト（0.2%） ヒビスコールSジェル（0.2%）	原液使用	手指	適量を手掌に取り，摩擦する．乾燥するまで待つ
		合剤 エタノール＋ベンザルコニウム塩化物	ウエルパス（0.2%） ヒビスコールA（0.2%） オスバンラビング（0.2%）			
	ヨウ素系	ポビドンヨード	イソジン液（10%） ポビドン液（10%） イソジンスクラブ（7.5%） ポピヨドンスクラブ（7.5%） イソジンフィールド（10%）	7.5～10% スクラブは手指消毒に適量を用い，流水を加えて摩擦して泡立てる．イソジンフィールドはポビドンヨード＋エタノール（合剤）	皮膚 手指 粘膜	有機物の存在下で効力が著しく減弱 一般細菌，結核菌，真菌に有効 一般細菌は60秒以内に死滅 芽胞菌，一部のウイルスに無効
		ヨウ素，ヨウ化カリウム，エタノール	ヨードチンキ（6%） 希ヨードチンキ（3%）	ヨードチンキは，皮膚消毒には5～10倍に希釈して使用．希ヨードは，2～5倍に希釈して使用する	皮膚 創傷	人体に対する刺激は，ヨードホールより強い 作用時間 1～2分
	フェノール系	クレゾール	クレゾール石けん液（42～52%）	手指・皮膚，医療用具，家具，器具の消毒 0.5～1% 排泄物の消毒 1.5%	器具 排泄物	有機物の存在下でも，殺菌効果低下は少ない．排泄物での作用時間は2時間以上 器物30分以上，手指1～2分以上，手指消毒にはあまり勧められない 排水規制あり
		イルガサン（トリクロサンDP300）	グリンス（0.3%） イルガサンDP300	手指消毒 0.3% 器具 0.3～0.5%	手指 器具	低毒性 一般細菌に有効
	酸化剤	過酸化水素	オキシフル（2.5～3.5%） オキシドール（2.5～3.5%）	創傷については原液のまま，あるいは2～3倍希釈	創傷 口腔	カタラーゼにより分解され，酸素が発生する．創傷消毒時気泡が発生する
低水準	ビグアナイド系	クロルヘキシジングルコン酸塩	マスキン水（0.05・0.1・0.5%） マスキン液（5%・20%） ヒビテングルコネート液（20%） ヘキザック水（0.05・0.1・0.5%） ヘキザック液（5%） ヒビテン（5%） ヒビスクラブ（4%） マスキンスクラブ（4%）	手指・皮膚消毒 0.1～0.5% 家具・器具・物品消毒 0.05%	手指 皮膚 器具 室内	粘膜への使用は禁忌 一般細菌と酵母様真菌に有効 一部のグラム陰性桿菌は抵抗性あり 有機物や石けん類の存在下では効力が低下 スクラブ（4%）は医療施設における医療従事者の手指消毒に用いる
	四級アンモニウム塩系	ベンザルコニウム塩化物	ベンザルコニウム塩化物（10・50%） オスバン（0.05・0.1・10%） チアミトール（0.025・0.05・0.1・0.2・10・50%）	手指・皮膚 0.05～0.1% 医療用具 0.1%に10分浸漬 家具・器具・物品の塗布・清拭 0.05～0.2% 創傷粘膜 0.01～0.025% 感染皮膚面の消毒 0.01%	手指 器具 室内	一般細菌と酵母様真菌に有効 石けんや洗剤で効力低下 有機物の存在下でも効力が低下 低毒性 アルコールと併用で効果増強 繊維類に吸着される 作用時間 皮膚で1～2分 皮膚に対する刺激が少ない
		ベンゼトニウム塩化物	ハイアミン（10%） ハイアミンT（10%）			
	両性界面活性剤	塩酸アルキジアミノエチルグリシン	テゴ-51（10%・30%） ハイジール（0.05・0.1・0.2・0.5・10%）	医療用具 0.05～0.2%溶液に10～15分間浸漬 家具・器具・病室など 0.05～0.2%溶液で清拭 結核領域では 0.2～0.5%	室内 器具 手指 皮膚	一般細菌，酵母様真菌，結核菌に有効 有機物や石けん類の存在で効力が低下
その他	色素系	アクリノール	アクリノール（0.1，0.2，0.5%）	0.05～0.2%	皮膚 創傷	有機物の存在下でも効力の低下が少ない 皮膚に対する刺激が少ない

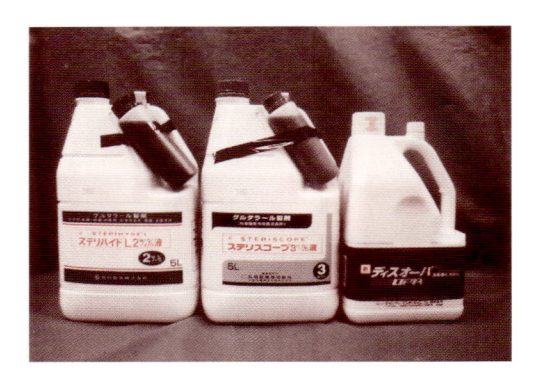

158 — 第3部 消毒剤の選択と適応

① 高水準消毒剤：グルタラール，フタラール

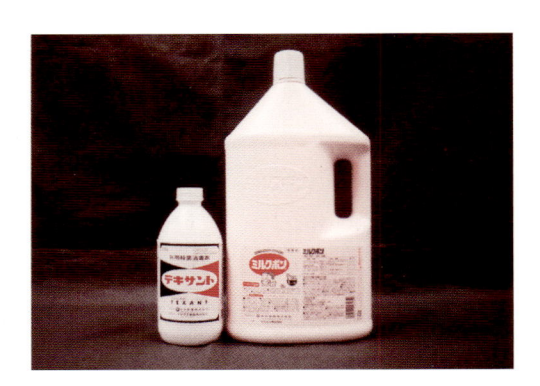

② 中水準消毒剤：次亜塩素酸ナトリウム

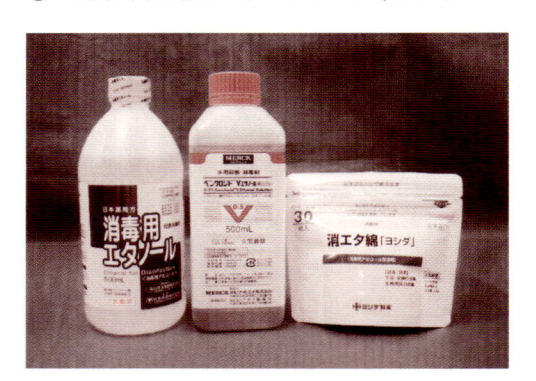

③ 中水準消毒剤：エタノール（合剤，含有綿花を含む）
消毒用エタノール，クロルヘキシジン含有エタノール（合剤），パック式消毒綿花

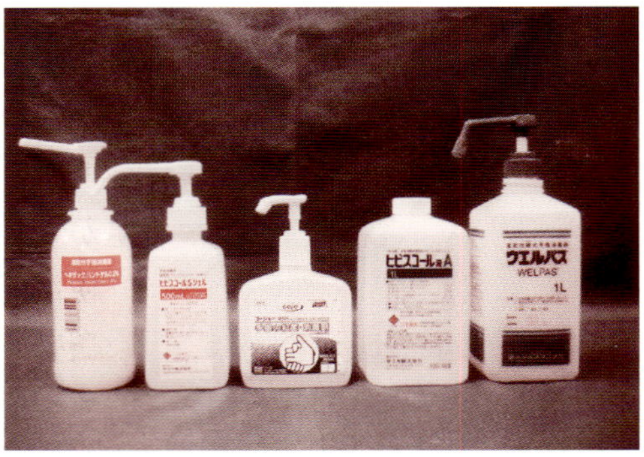

④ 中水準消毒剤の合剤：速乾性擦式消毒剤（エタノール含有の合剤）

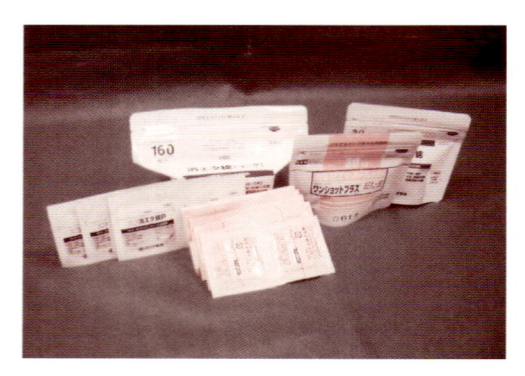

⑤ 中水準消毒剤の含有綿花：エタノール綿花（パック式，単包式）

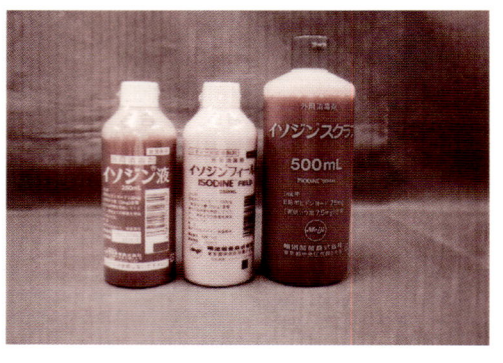

⑥ 中水準消毒剤：ポビドンヨード（スクラブを含む；写真の右端）

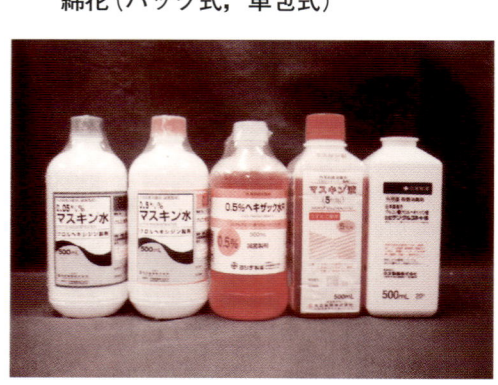

⑦ 低水準消毒剤：クロルヘキシジングルコン酸塩

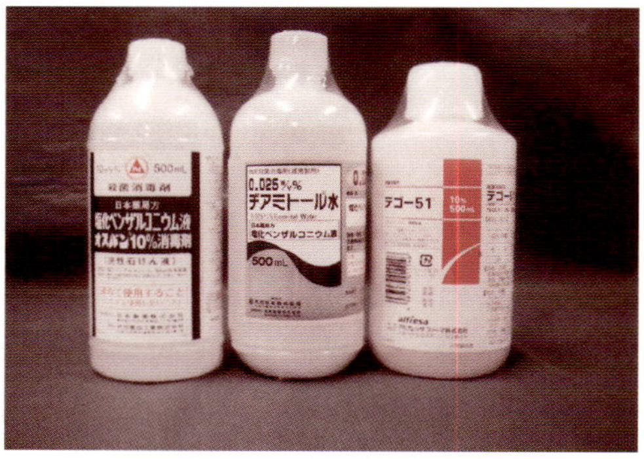

⑧ 低水準消毒剤：ベンザルコニウム塩化物，両性界面活性剤

付図1　主な消毒剤（合剤，スクラブ，消毒剤の含有綿花を含む）

消毒剤の副作用・毒性

　　消毒剤は毒性を持つ化学物質であり，高水準消毒剤では薬液が皮膚に付着すると皮膚炎を起こしたり，蒸散ガス吸入により呼吸器粘膜が刺激される．臭気の強い消毒剤，吸入毒性の強い消毒剤もある．

　　このため，取り扱い時には手袋，マスク，エプロン等を装着する．

　　患者や医療従事者に，消毒剤使用による接触性皮膚炎，手荒れなどの副作用を認めることがある．消毒剤に過敏な患者も存在する．消毒剤の使用時には，適切な消毒剤を選択し，使用濃度についても十分注意する．

消毒剤の保管・廃棄

　　消毒剤には，化学的に不安定なものがあり，熱や直射日光を避けて保存する．エタノールなどのアルコール類は，火気に注意して保管する．消毒剤の保管では，冷所保存，遮光保存などの指定がある消毒剤もある．指定された保管方法に従う．保存した消毒剤を使用するときは，使用期限を確認して使用する．

　　消毒剤の廃棄は，「水質汚濁防止法」「下水道法」による規制がある．廃棄では，フェノールとクレゾール石けん，ホルムアルデヒド及びこれを含有する製剤が問題となる．これらの消毒剤の廃棄にあたっては，適切に廃棄する．また，排水基準では，フェノール類は5ppm以下とする必要がある．このため，廃棄には十分な注意が必要である．

　　　　　　　　　　　　　　　　　　　　　　　　　　　　　　　　　　（楳田高士）

≪参考文献≫
1) 大阪府病院薬剤師会・編：医薬品要覧．第6版，じほう，2006，pp.1324-1332，1332-1336．
2) 感染防止のための消毒剤使用マニュアル　消毒剤の分類と適用一覧．丸石製薬株式会社，2005，pp.4-5．
3) Y's Guide消毒薬ガイドブック　消毒薬の使用用途．吉田製薬株式会社，2003，pp.16-17．
4) 医療衛生用品総合　各消毒レベルにおける消毒薬．サラヤ株式会社，2005，p.8．

索　　引

欧文

B型肝炎ウイルス ………… 147
BI …………………………… 53
BMI ………………………… 110
C型肝炎ウイルス ………… 147
CI …………………………… 53
EA …………………………… 93
EOG滅菌 …………………… 56
FLR ………………………… 68
HAワクチン ……………… 149
HBV ………………………… 147
　――の暴露後の予防 …… 152
　――への対応 …………… 151
HBワクチン ……………… 148
　――接種 ………………… 149
　――の副反応 …………… 149
HCV ………………………… 147
　――への対応 ……… 149,152
HIV ………………………… 147
　――の暴露後の予防 …… 153
　――への対応 ……… 149,153
ISO ………………………… 72
LED照明器具 ……………… 68
Spaulding …………… 47,155
VOC ………………………… 59

あ行

アクシデント ……………… 90
アクシデントレポート …… 90
アスベスト ………………… 59
アスペルギルス感染症 …… 60
アルコール綿花 …………… 24
アルコール類 ……………… 24
　――，使用上の注意 …… 24
　――，使用濃度 ………… 24
痤門の安全深度 …………… 104
熱い鍼柄を素手で掴んだために
　起きた指の熱傷 ………… 124
熱さを我慢し過ぎたために起き
　た熱傷 …………………… 123
安全使用 …………………… 144
安全深度 …………………… 100

安全深度の目安 …………… 107
　――，刺鍼の …………… 107
　――，主要経穴の ……… 100
安定器 ……………………… 68
イソプロパノール ………… 24
インジケータ ……………… 52
インシデント ……………… 90
インシデントレポート … 90,91
インテグレーティング・インジ
　ケータ（クラス5） ……… 53
インバータ式 ……………… 68
インフォームド・コンセント … 83
インフルエンザワクチン … 149
医師が届け出る感染症 …… 13
医師の届け出事項 ………… 13
医師の届け出の期間 ……… 12
医療過誤 …………………… 89
　――の心理学的分類 …… 88
医療関係機関等 …………… 76
医療機器 …………………… 139
　――に起因する事故発生の防
　　止 ……………………… 141
　――のクラス分類 ……… 34
　――の添付文書 ………… 35
　――の無菌性保証水準 … 36
医療事故 …………………… 89
　――，発生の際の記録事項 … 136
　――，発生につながる要因 … 86
医療従事者 ……………… 8,9
委託契約の締結 …………… 80
易感染性宿主 ……………… 5
椅子 ………………………… 64
一次洗浄 …………………… 49
一処置一手洗い …………… 17
一類感染症 ………………… 10
　――の入院または入院勧告 … 11
一般医療機器 ………… 34,139
　――の一般的名称定義 … 139
一般感染症 ………………… 5
一般照明器具の適正交換の目安
　 …………………………… 67
一般清潔区域 ……………… 67
一般的な注意事項 ………… 151

一般廃棄物 ………………… 75
一般媒介物感染 …………… 5
一般リネン類の処理 ……… 70
院内感染 …………………… 5
　――を起こしやすいウイルス … 5
　――を起こしやすい細菌 … 5
　――を起こしやすい真菌 … 5
院内環境の清掃 …………… 69
院内廃棄物の分別 ………… 78
殷門の刺鍼 ………………… 118
陰都の安全深度 …………… 101
ウイルス …………………… 1
　――の増殖 ……………… 1
ウォッシャーディスインフェク
　ター ……………………… 49
うっかりミス ……………… 88
受付 ………………………… 63
移し替え …………………… 79
エアータオル ……………… 66
エアレーション …………… 56
エコマーク ………………… 72
エネルギー消費効率 ……… 73
エミュレータ・インジケーティ
　ング（クラス6） ………… 53
衛生的手洗い ……………… 16
　――のしかた …………… 19
液体石けん ………………… 66
円皮鍼の皮下埋没 ………… 117
塩化ベンザルコニウム …… 24
塩化ベンゼトニウム ……… 24
オートクレーブ …………… 53
オープン受付カウンター … 63
オープンハイカウンター … 63
オープンローカウンター … 63
汚染リネン類の処理 ……… 70
黄色ブドウ球菌 …………… 2
押手の感染リスク ………… 39
主な消毒剤 ………………… 158
温室効果ガス ……………… 71
温度 …………………… 67,156

か行

カーテン …………………… 69

索引

カーペット······················62, 69
カルテ················85, 86, 135, 136
カルテ記載の際の注意事項···136
化学的インジケータ··········53
化学的滅菌法······················48
化学物質過敏症··················59
家庭廃棄物··························75
過酸化水素低温ガスプラズマ滅菌器······························56
外因性感染症························5
外傷性気胸························109
　──の発生例················111
　──を回避する対策······110
　──を回避するための注意点································110
艾球が落下しそうになった事例······························126, 127
艾球と皮膚の距離の目測を誤ったために起きた熱傷······123
拡散防止区域······················67
片手挿管法の感染リスク······39
片肺気胸····························112
壁（照明設備を含む）········69
肝臓などの傷害事故の防止···101
乾熱滅菌器··························57
患者··8
　──の隔離···················8, 9
　──の個人情報の管理······86
　──の自由意思による選択···84
　──の病室からの移動・移送···8, 9
　──を収容する病室············8
患者中心の医療··················83
患者用の椅子······················64
感染··5
　──の成立························3
　──の予防対策················6
感染経路·································3
感染経路別予防策············6, 8
感染症·····································5
　──の種類の観点············77
　──の類型と対象疾患····10
感染症新法··························10
感染症法·································9
　──の一部改正················10
感染性の消失······················78
感染性廃棄物······················76
　──の院内処理················78

──の具体的な判断基準···77
管理医療機器·············34, 139
　──の一般的名称定義···140
関節内刺鍼での感染の予防対策······························119
環境表面汚染時の清掃······70
環境表面の清掃··················69
環境ラベル····················71, 72
顔面上での操管操作中の鍼の落下······························132
顔面部の刺鍼ならびに間接灸の注意······························97
キャリア····························147
気胸·······················100, 109
既滅菌物の保管··················57
記録の管理························137
揮発性有機化合物··············59
器具の点検··························52
器材の一次洗浄··················49
機器等の操作上の注意······94
技術的隔離····························8
逆性石けん··························24
吸角カップ··························57
灸痕の化膿························129
灸治療で注意すべき病態···96
灸点紙を使用時の灸痕発生···130
灸点紙を使用したにもかかわらず発生した灸痕··········130
灸頭鍼と遠赤外線を同時に当てたために起きた熱傷······124
灸頭鍼による熱傷············123
灸頭鍼を倒しかけた事例···125
給水管··································66
共用スリッパ······················61
京都議定書··························71
強間の安全深度················104
金粒・銀粒の皮膚へのくい込み······························116
　──の予防対策············117
クモ膜下出血····················122
クリーンニードル··············44
クリーンニードルテクニック···38
クリーンメンテナンス······69
クリティカル器具··············47
クロルヘキシジン··············25
グースネックタイプの自動水栓································65

グリーン購入······················71
　──の特定調達品目········72
グリーン調達······················71
グルコン酸クロルヘキシジン································25
空気の清浄度······················67
空気感染·································4
空気感染予防策····················8
空気置換······························56
形状の観点··························77
蛍光灯の寿命······················67
蛍光灯照明器具の省エネルギー································68
蛍光ランプの省エネルギー···68
血液······································70
肩井の安全深度················100
建築材料······························59
健康診断の勧告··················12
玄関······································60
　──の構造と設備・備品···61
　──の扉··························61
玄関ポーチ··························60
現場への評価結果のフィードバック··························90
コロニー·································2
ゴミの回収··························70
ゴミ箱··································66
個人情報······························85
　──の利用禁止，使用目的以外での··························86
個人情報の保護··········85, 137
　──に関する掲示文書····87
個別包装式··························28
五類感染症··························10
誤刺による特殊な出血······122
　──（クモ膜下出血）の予防対策···························122
　──（クモ膜下出血）の発生································122
誤認識··································88
抗菌スリッパ······················61
高圧蒸気滅菌器··················53
高周波点灯式······················68
高水準消毒剤····················155
高低併設の受付カウンター···63
高度管理医療機器·······34, 139
膏肓の安全深度················100

毫鍼····················36
　　──の構造···············36
　　──の抜去操作···········44
毫鍼以外の刺鍼操作の注意点
　　····················42
国際標準化機構の環境ラベル
　　····················72
好ましくない副作用·········84
昆虫媒介感染···············5
梱包·····················78

さ行

作用時間················156
再使用可能な毫鍼·········140
細菌······················2
　　──の世代交代時間········2
　　──の増殖···············2
最終処分業者···········80,82
擦式手指消毒··············15
　　──，使用上の注意·······20
　　──のしかた············19
擦式手指消毒法············16
三類感染症···············10
産業廃棄物···············75
産業廃棄物管理票··········81
酸化エチレンガス滅菌器····56
システムとしての事故防止の取
　り組み···················92
システム要因··············88
シックハウス症候群········59
シックハウス対策··········59
シックビルディング症候群
　　····················59
シャーレの代替え品········44
シングルパラメータ・インジ
　ケータ（クラス3）········53
四肢の太い血管損傷·······121
　　──，刺鍼による·······121
　　──による出血·········121
　　──の予防対策·········122
使用鍼···················94
刺傷事故時の感染率······148
刺鍼····················96
　　──，安全深度の目安···107
　　──，外傷性気胸の発生例··111
　　──，片肺気胸·········112
　　──，四肢の太い血管損傷··121

　　──，傷害事故の防止······99
刺鍼による神経障害·······118
　　──の予防対策··········118
刺鍼による両肺気胸·······112
　　──（死亡例）··········113
刺鍼を避ける部位··········96
刺鍼後の消毒操作··········30
刺鍼前の施術野の消毒操作··29
指定感染症················10
指定届出機関の管理者······12
　　──の届け出る感染症····13
　　──の届け出事項········13
　　──の届け出の期間······12
紫外線殺菌保管庫··········58
事業系一般廃棄物··········75
事故発生に対する対応·····142
事象依存型無菌性維持······58
事前の説明と体位··········94
時間····················156
時間依存型無菌性維持······58
失神····················130
室内空気の清浄化··········67
湿式清掃·················69
湿度····················67
蛇口····················65
手指衛生·················15
手指消毒·················15
　　──のしかた············19
手指消毒法················16
手術時手洗い··············17
主要経穴の安全深度の目安···100
収集・運搬容器の設置·····82
収集運搬業者···········80,82
修理····················146
就業の制限···············12
集団隔離··················8
集落·····················2
重要な情報の申し送り······135
宿主への侵入のしかた······3
出血傾向·················123
出血時の処置··············46
出血斑のタイプ···········120
出力ツマミの操作··········94
処理方法··················47
省エネ····················71
省エネ基準達成率··········73
省エネ性能················73

省エネ性マーク············73
省エネ対象の特定機器······72
省エネラベリング制度······72
省エネラベル··········71,72
　　──の表示··············73
　　──の表示対象の製品····73
省エネルギー··············71
消毒液····················66
消毒剤···················155
　　──の効果と使用条件···156
　　──の種類と使用法·····157
　　──の副作用・毒性·····159
　　──の噴霧··············69
　　──の保管・廃棄·······159
消毒の三要素··············24
消毒綿花··················26
　　──，保管，その他の注意
　　····················28
　　──の作製··············27
消毒用アルコール綿花に引火し
　た事例··················125
消毒用エタノール··········24
消毒レベルと消毒効果·····156
症状の増悪···············120
　　──の予防対策·········120
証拠資料·················135
照射の中止···············95
照度の推奨値··············68
照明····················67
　　──による快適環境······68
照明器具·················67
　　──の安全性············67
　　──の使用限界··········67
衝門の安全深度···········105
情報の共有化··············92
心臓の傷害事故の防止·····101
顬会の安全深度···········104
神経障害·················117
診察・治療室··············64
診察用の椅子··············64
新感染症·················10
鍼感の残存···············120
　　──の予防対策·········120
鍼灸医療·················83
　　──，インフォームド・コン
　セント··················85
　　──，事故防止の取り組み····91

──，リスクの把握‥‥‥‥90
──，リスクへの対応‥‥‥90
──，リスクの分析‥‥‥‥90
鍼灸医療機器の安全管理‥‥141
鍼灸医療事故‥‥‥‥‥‥‥109
鍼灸院の省エネルギー‥‥‥‥70
鍼灸院の新築‥‥‥‥‥‥‥‥59
鍼灸院のリフォーム‥‥‥‥‥59
鍼灸カルテの記載と保存‥‥135
鍼灸関係団体での研修会の実施
‥‥‥‥‥‥‥‥‥‥‥‥‥92
鍼灸教育機関での研修会の実施
‥‥‥‥‥‥‥‥‥‥‥‥‥92
鍼灸治療‥‥‥‥‥‥‥‥‥‥93
──，注意すべき病態‥‥‥95
──，感染の予防対策‥‥119
鍼灸におけるリスクマネジメント
‥‥‥‥‥‥‥‥‥‥‥‥‥89
鍼灸臨床でのアクシデントレ
ポート‥‥‥‥‥‥‥‥‥‥91
鍼灸臨床でのリスクマネジメント
‥‥‥‥‥‥‥‥‥‥‥‥‥91
人的要因‥‥‥‥‥‥‥‥‥‥88
腎臓の傷害事故の防止‥‥‥104
腎兪・志室の安全深度‥‥‥104
スポルディング‥‥‥‥‥‥155
──の分類‥‥‥‥‥‥‥47
スリッパ殺菌ディスペンサー
‥‥‥‥‥‥‥‥‥‥‥‥‥62
水栓金具‥‥‥‥‥‥‥‥‥‥65
──（蛇口）による吐水・止水
‥‥‥‥‥‥‥‥‥‥‥‥‥17
セミクリティカル器具‥‥‥‥47
施灸を避ける部位‥‥‥‥‥‥97
施灸後の消毒操作‥‥‥‥‥‥31
施灸前の消毒操作‥‥‥‥‥‥31
施術者側の十分な説明‥‥‥‥84
施術点‥‥‥‥‥‥‥‥‥‥‥29
施術部‥‥‥‥‥‥‥‥‥‥‥29
施術野‥‥‥‥‥‥‥‥‥‥‥29
──の再消毒‥‥‥‥‥‥38
──の消毒‥‥‥‥‥‥‥23
──の消毒のしかた‥‥‥29
──の清拭消毒‥‥‥‥‥29
──の清拭操作‥‥‥‥‥29
──の皮膚消毒‥‥‥‥‥26
生物学的インジケータ‥‥‥‥53

星状神経節刺鍼‥‥‥‥‥‥105
清拭圧‥‥‥‥‥‥‥‥‥‥‥29
清拭回数‥‥‥‥‥‥‥‥‥‥29
清拭方向‥‥‥‥‥‥‥‥‥‥29
清浄度クラス‥‥‥‥‥‥‥‥67
清掃‥‥‥‥‥‥‥‥‥‥‥‥69
製造販売後安全管理基準‥‥‥35
石綿‥‥‥‥‥‥‥‥‥‥‥‥59
折鍼‥‥‥‥‥‥‥‥‥114,115
──の発生例‥‥‥‥‥115
──の予防対策‥‥‥‥114
接近した2本の灸頭鍼の艾球の
同時燃焼の事例‥‥‥‥‥125
接触感染‥‥‥‥‥‥‥‥‥‥4
接触感染予防策‥‥‥‥‥‥‥9
専用廃棄容器‥‥‥‥‥‥‥‥80
洗浄器‥‥‥‥‥‥‥‥‥‥‥49
全数把握対象疾患‥‥‥12,13
その他の産業廃棄物‥‥‥‥‥75
装飾品の取りはずし‥‥‥‥‥95
装身具‥‥‥‥‥‥‥‥‥‥‥17
臓器の刺傷の禁止‥‥‥‥‥‥96
速乾性擦式消毒用アルコール製
剤‥‥‥‥‥‥‥‥‥‥‥‥19
速乾性擦式擦り込み式手指消毒
剤‥‥‥‥‥‥‥‥‥‥‥‥19

た行

タイプⅠの環境ラベル‥‥‥‥72
タイプⅡの環境ラベル‥‥‥‥72
タイプⅢの環境ラベル‥‥‥‥72
タオルかけに起因した鍼の刺入
深度の変化‥‥‥‥‥‥‥132
タオル等がずれて灸頭鍼を倒し
かけた事例‥‥‥‥‥‥‥125
多段階評価基準‥‥‥‥‥‥‥73
体液‥‥‥‥‥‥‥‥‥‥‥‥70
体格指数‥‥‥‥‥‥‥‥‥110
対象の予防対策‥‥‥‥‥‥‥7
耐用限界‥‥‥‥‥‥‥‥‥‥67
大腿動脈‥‥‥‥‥‥‥‥‥105
台座‥‥‥‥‥‥‥‥‥‥‥‥44
卓上型器具洗浄器‥‥‥‥‥‥49
単回使用ごうしん（毫鍼）‥33,36
──の物理的特性‥‥‥‥36
──の未滅菌鍼の滅菌‥‥57
──の無菌性の保証‥‥‥36

──のリスク分類‥‥‥‥34
単回使用毫鍼の滅菌済み鍼
‥‥‥‥‥‥‥‥‥‥‥33,37
──に対する品質保証‥‥36
──の表示‥‥‥‥‥‥‥37
単回使用指保護具‥‥‥‥‥140
膻中の安全深度‥‥‥‥‥‥101
地球温暖化防止‥‥‥‥‥‥‥71
治療点検索測定器‥‥‥‥‥140
中間処理業者‥‥‥‥‥‥80,82
中脘の安全深度‥‥‥‥‥‥101
中水準消毒剤‥‥‥‥‥‥‥155
中枢神経の傷害事故の防止‥104
注射針による針刺し事故‥‥150
超音波洗浄‥‥‥‥‥‥‥‥‥49
超音波洗浄器‥‥‥‥‥‥‥‥49
継ぎ足し補給の禁止‥‥‥‥‥66
椎骨動脈‥‥‥‥‥‥‥‥‥105
通電機器等の操作‥‥‥‥‥‥94
通電時間・通電量‥‥‥‥‥‥94
通電中の監視‥‥‥‥‥‥‥‥94
通電中の刺激条件の変更‥‥‥94
使い捨てタイプのアルコール綿
花‥‥‥‥‥‥‥‥‥‥‥‥28
ディスポスリッパ‥‥‥‥‥‥62
手荒れ‥‥‥‥‥‥‥‥‥‥‥20
──の原因‥‥‥‥‥‥‥20
──の症状‥‥‥‥‥‥‥20
──の対策‥‥‥‥‥‥‥20
手洗い‥‥‥‥‥‥‥‥‥‥‥15
手洗い・手指消毒上の注意
‥‥‥‥‥‥‥‥‥‥‥‥‥17
手洗い・手指消毒の分類‥‥‥15
手洗いシンク‥‥‥‥‥‥‥‥65
手洗いミス‥‥‥‥‥‥‥‥‥18
手洗い消毒‥‥‥‥‥‥‥‥‥15
手洗い消毒法‥‥‥‥‥‥‥‥16
手洗い設備‥‥‥‥‥‥‥‥‥65
──，付近の床材‥‥‥‥66
手洗い用流し‥‥‥‥‥‥‥‥65
低水準消毒剤‥‥‥‥‥‥‥155
定格寿命‥‥‥‥‥‥‥‥‥‥67
定期健康診断の内容‥‥‥‥148
定期検診‥‥‥‥‥‥‥‥‥147
──の必要性‥‥‥‥‥147
定期点検と修理‥‥‥‥‥‥‥94
定着‥‥‥‥‥‥‥‥‥‥‥‥5

定点把握対象疾患·········· 12,13
適正交換時期················67
天井（照明設備を含む）······69
天柱の安全深度············ 105
転落の発生·················· 132
電気鍼······················93
電極配置····················94
電子マニフェスト············81
トイレ······················66
トップランナー基準··········72
吐水管の形状················66
都道府県知事に届ける基準・様
　式等の変更················13
統一省エネラベルの表示······73
特殊な鍼や器具などの滅菌
　··························57
特定保守管理医療機器······· 141
特別管理一般廃棄物··········75
特別管理産業廃棄物··········75
度忘れ······················88

な行

内因性感染症·················5
内装材······················59
ニアミス報告書··············90
二酸化炭素··················71
二次洗浄····················49
二者契約····················80
二重防御····················8
二段階構造··················8
二類感染症·················10
日常手洗い··················15
　──のしかた··············18
抜け鍼·················· 114,116
　──の発生例·············· 115
　──の予防対策············ 115
熱傷······················· 123
　──，熱い鍼柄を素手で掴んだ
　·························· 124
　──，熱さを我慢し過ぎた
　·························· 123
　──，艾球と皮膚の距離の目
　　測を誤った············ 123
　──，灸頭鍼と遠赤外線を同
　　時に当てた············ 124
　──，事例··············· 128
　──，ヒヤリ・ハットの事例
　·········· 125,126,127,128,129
　──，マイクロウェーブ（極
　　超短波）による········ 129
　──の事後処理··········· 127
　──の発生··········· 123,124
熱傷の予防対策········ 123,124
　──と処置··········· 124,125
熱水························49
熱水洗濯処理················70
熱水洗濯機··················70
燃焼中の艾炷を倒しそうになっ
　た事例··················· 127
燃焼中の輻射熱が熱すぎる場合
　の対策··················· 127
ノンクリティカル器具········47
脳貧血····················· 130
濃度······················· 156

は行

ハンドラップ················28
バイオハザードマーク········79
　──の表示················79
バリアフリー················60
パック式····················28
背部の安全刺入方向········· 111
肺および胸膜の傷害事故（主に
　気胸）の防止············ 100
肺境界····················· 110
肺聴診····················· 110
排水管······················66
排出場所の観点··············77
廃棄物······················75
　──，保管················80
　──の適正処理············75
　──の分類················76
廃棄物処理業者への委託······80
発症時の対策··············· 111
抜去操作の注意点············43
抜鍼困難··················· 131
鍼························33
　──による医療過誤の内訳
　··························99
　──による失神··········· 130
　──による抜鍼困難······· 131
　──の局所性の副作用······85
　──の全身性の副作用······84
　──の電気分解··········· 144
鍼の抜き忘れ··············· 131
　──の発生··············· 131
鍼の廃棄····················80
鍼の皮膚埋没··············· 116
　──の予防対策··········· 117
針（鍼）刺し事故········ 150,151
　──，直後の対応········· 151
　──，鍼治療での········· 150
　──が起こってしまったとき
　　の対応················· 151
針刺し事故後の対応········· 152
鍼刺し事故対策············· 150
鍼立て······················44
鍼治療······················95
　──で行う標準予防策······40
　──で注意すべき病態······95
鍼治療による感染··········· 119
　──リスク················39
鍼治療前の対策············· 110
鍼治療中の対策············· 111
鍼通電······················93
　──に用いる鍼············94
　──の一般的注意··········93
　──の禁忌················93
　──の禁止··············· 145
　──を行う際の施術上の注意
　··························94
鍼通電時の注意············· 133
鍼通電治療器··············· 142
　──の機種の選定・導入··· 143
　──の購入業者の選定····· 142
　──の保守・点検········· 143
鍼電極低周波治療器········· 140
　──の安全管理··········· 142
鍼用器具キット············· 141
絆創膏かぶれ··············· 116
　──の予防対策··········· 117
ヒト免疫不全ウイルス······· 147
ヒヤリ・ハットの事例，熱傷を
　起こしそうになった
　·········· 125,126,127,128,129
ヒヤリ・ハット報告書········90
ヒューマンエラー············89
ビグアナイド系··············25
　──，使用上の注意········26
　──，使用濃度············26
ビニル床シート··············62

日和見感染症··················5
　　——の病原体···············5
皮下出血··················120
　　——の発生··············121
　　——の予防対策··········120
皮膚消毒に用いられる消毒剤
　　·······················23
非感染性廃棄物···············76
　　——の判断···············78
非感染性廃棄物ラベル·········80
非常用照明器具···············68
非能動型接触鍼·············140
飛沫························4
飛沫核······················4
飛沫感染····················4
飛沫感染予防策···············8
標準予防策················6,7
病原体······················1
　　——の種類と大きさ········1
　　——の宿主への侵入門戸····3
品質保証基準················35
品質マネジメントシステム····35
プラズマ滅菌器··············56
プロセス・インジケータ（クラス1）··················53
風除室·····················60
副作用の発生頻度············84
ベッド·····················64
　　——からの転落··········131
ペーパータオル··············66
　　——の使用···············18
ポビドンヨード··············26
補助器具···················43
包装····················37,52
防護メガネの装着············95

ま行

マイクロウェーブ（極超短波）による熱傷················129
マクロショック·············144
マニフェスト················81
マネジメント················89

マルチパラメータ・インジケータ（クラス4）············53
埋没鍼················114,115
　　——の禁止···············95
　　——の発生例············115
　　——の予防対策··········115
待合室·····················64
　　——の椅子···············64
ミクロショック············145
未滅菌鍼の滅菌··············57
無菌性の有効期間············58
無菌性保証レベル············53
滅菌·······················47
　　——，化学的方法·········48
　　——，物理的方法·········48
　　——の確認···············54
　　——のための包装·········52
滅菌器·····················53
滅菌時間···················53
滅菌処理···················47
　　——のフローチャート····48
滅菌装置の管理··············54
滅菌バッグ··················52
滅菌法·····················48
モップ·····················69
目標年度···················73

や行

有害事象··················109
疣状癌····················130
　　——，腰背部の灸の瘢痕より生じた················129
　　——の発生··············129
誘導灯·····················68
床·························62
　　——のコード類···········63
床材·······················62
指サック装着の手順··········41
指サック等の使用············40
指サック等の使用上の注意····42
指サックの保管··············42
ヨウ素系···················26

　　——，使用上の注意·······26
　　——，使用濃度···········26
予防対策，刺鍼による神経障害
　　······················118
予防対策と処置
　　······126,127,128,129,130,131
洋式便器···················66
容器·······················78
　　——への収納·············78
陽綱の安全深度············101
腰背部の灸の瘢痕より生じた疣状癌··················129
腰部刺鍼中に発生した気胸（特殊な例）················114
四級アンモニウム塩系········24
　　——，使用上の注意·······25
　　——，使用濃度···········25
四類感染症·················10

ら行

ライターの金属部分が分解したり炎が大きくなった事例····129
ライターの炎で鍼体が曲がった事例····················125
ラピッド式の蛍光ランプ·····68
ラビング法··················19
リスク·····················89
リスクコントロール··········90
リスクマネジメント··········89
リネン類の処理··············70
流水の使用··················17
粒鍼（銀粒）の皮膚へのくい込み
　　······················117
両肺気胸··············112,113
梁門の安全深度············101
レーザー鍼··················94
　　——の一般的注意·········95
　　——の禁忌···············95

わ行

ワクチン接種による肝炎などの予防····················148

鍼灸医療安全ガイドライン	ISBN978-4-263-24211-7

2007年 1月20日　第1版第1刷発行
2018年 1月10日　第1版第10刷発行

編　集　尾　崎　昭　弘
　　　　坂　本　　　歩
　　　　鍼灸安全性委員会
発行者　白　石　泰　夫
発行所　医歯薬出版株式会社

〒113-8612　東京都文京区本駒込1-7-10
TEL.(03) 5395-7641(編集)・7616(販売)
FAX.(03) 5395-7624(編集)・8563(販売)
https://www.ishiyaku.co.jp/
郵便振替番号 00190-5-13816

乱丁，落丁の際はお取り替えいたします．　　　　　　　印刷・真興社／製本・明光社
© Ishiyaku Publishers, Inc., 2007. Printed in Japan

本書の複製権・翻訳権・翻案権・上映権・譲渡権・貸与権・公衆送信権(送信可能化権を含む)・口述権は，医歯薬出版(株)が保有します．
本書を無断で複製する行為(コピー，スキャン，デジタルデータ化など)は，「私的使用のための複製」などの著作権法上の限られた例外を除き禁じられています．また私的使用に該当する場合であっても，請負業者等の第三者に依頼し上記の行為を行うことは違法となります．

JCOPY ＜(社)出版者著作権管理機構 委託出版物＞
本書をコピーやスキャン等により複製される場合は，そのつど事前に(社)出版者著作権管理機構(電話03-3513-6969，FAX 03-3513-6979，e-mail:info@jcopy.or.jp)の許諾を得てください．

医歯薬出版の好評鍼灸臨床図書紹介

ISBN978-4-263-24048-9

カラー版 経穴マップ 第2版
イラストで学ぶ十四経穴・奇穴・耳穴・頭鍼

王 暁明 著

WHO/WPRO標準経穴部位をナビゲートした経穴アトラスの決定版．経絡経穴の基礎知識から，気血流注，経穴の部位，取穴の技をわかりやすく解説．十四経絡の経穴を縦軸に，身体部位別の経穴を横軸として，局所解剖学的見地から経穴と筋肉，血管と神経との関連性など明解に示している．鍼灸師を目指す学生に最適な書である．

● A4判　240頁　定価（本体3,800円＋税）

ISBN978-4-263-24271-1

カラーアトラス 取穴法 第3版

形井秀一 編

2008年発行のWHO／WPRO標準経穴部位に対応した改訂版で，頭部のカラー写真を補充した．体表に経絡経穴を直接書き込んだカラー撮影のため，三次元表現が可能となり，現実感がある．著者永年の臨床から生み出された生きた取穴法も随所に取り入れて，臨床に有益な示唆を得ることができる．

● A4判　104頁　定価（本体3,300円＋税）

ISBN978-4-263-24243-8

お灸入門

中村辰三 著

灸についてわかりやすい図表を多用して解説した入門書．基礎編では灸の基本手技をわかりやすく示し，臨床編は100疾患について，疾患概要，取穴，適応・禁忌など注意事項を簡潔にまとめた．鍼灸師を目指す学生に最適な灸の教科書．

● A4判　162頁　定価（本体3,200円＋税）

ISBN978-4-263-24289-6

脈診習得法（MAM）
だれでも脈診ができるようになる

木戸正雄 編著

脈診習得の「具体的な練習法」がまとめられた書籍や報告書がこれまでなかった．そこで本書では，初心者でも短期間に習得できるよう系統立て，具体的に，懇切丁寧にその習得法を多数の図，写真を用いて解説した．まさにこれまでになかった一冊．

● B5判　216頁　定価（本体4,200円＋税）

ISBN978-4-263-24053-3

高齢鍼灸学
高齢者の保健・福祉と鍼灸医療

松本 勅 編著

虚弱高齢者や要介護高齢者に対する鍼灸治療が近年増加している．本書では，臨床において必要な高齢者鍼灸医療および保健福祉・介護に関する「知識と技術」をわかりやすくまとめ，学生ならびに現場鍼灸師のためのテキストブックとして編集された．

● B5判　226頁　定価（本体4,200円＋税）

ISBN978-4-263-24064-9

鍼灸臨床最新科学
メカニズムとエビデンス

川喜田健司・矢野 忠 編著

本書はこれまでの基礎研究，臨床研究を俯瞰し，医師をはじめとする医療者に鍼灸の有効性（科学的根拠，作用機序等）を解説するとともに，鍼灸教育の現場において，鍼灸理論と鍼灸臨床を結ぶ最新テキストである．

● B5判　322頁　定価（本体7,500円＋税）

ISBN978-4-263-24060-1

緩和ケア鍼灸マニュアル

糸井啓純・篠原昭二 編著

本書は多くの鍼灸師が緩和ケアチームに加わり，活躍するために必要な知識をコンパクトにまとめた入門書であり，身近な症例を通して今後鍼灸師がより深く緩和医療を理解し，実践する第一歩になる一冊．

● A6判　296頁　定価（本体3,400円＋税）

ISBN978-4-263-24067-0

鍼灸医学電子辞書 Ver.1
シャープ電子辞書＋SDカード

医歯薬出版 編

鍼灸師，その学生のためのわが国初の電子辞書．学習・研究・日常診療をこれ1台でサポート．SDカード（4GB）に5コンテンツを収録：「最新医学大辞典」，「医学略語コンパクト」，「鍼灸医学大辞典」，「経穴臨床解剖マップ」，「はり師・きゅう師・あん摩マッサージ指圧師国家試験快速マスター」．

● 価格（本体48,000円＋税）

ISBN978-4-263-24062-5
CD-ROM版

東洋医学変換辞書 Ver.1

医歯薬出版 編

東洋医学用語変換ツールとして作成されたソフト．厳選5万語を収載している．難解な専門用語を一度で変換でき，文書作成時のストレスから解放され，効率よいweb検索や処方箋の作成が可能．ユニコード文字にも対応し，複数の漢字表記から変換を選択可能にしている．

● 価格（本体6,000円＋税）

医歯薬出版株式会社　〒113-8612 東京都文京区本駒込1-7-10　TEL03-5395-7610　FAX03-5395-7611　https://www.ishiyaku.co.jp/